国医大师张大宁简介

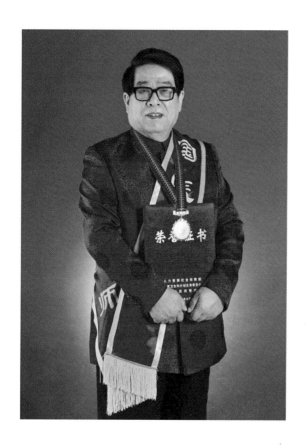

　　张大宁，生于 1944 年，天津人，国医大师、中央文史馆馆员、国际欧亚科学院院士、优秀中央保健医生。

　　现任天津市中医药研究院名誉院长、首席专家、天津市中医肾病研究所所长。主任医师、教授、博导、博士后导师、中医肾病学国家授衔专家，首批享受国务院特殊津贴专家，国家卫生和计划生育委员会公共政策专家咨询委员会委员，国家中医药管理局中医药改革发展专家咨询委员会委员。

　　又任中华中医学会副会长、肾病分会主任委员、中国中医药研究促进会会长、天津中医药学会会长。

　　曾任第九届、第十届、第十一届全国政协常委，第七届、第八届全国政协委员，第十一届全国政协教科文卫体委员会副主任，第十二届、第十三届、第十四届中国农工民主党中央副主席，第十二届天津市政协副主席，农工党天津市第八届、第九届主委。

作为中医肾病学的奠基人之一，20世纪80年代，张大宁主编了我国第一部《实用中医肾病学》和《中医肾病学大词典》，提出"肾为人体生命之本"、"心-肾轴心系统学说"、"补肾活血法"等理论，并以高超的临床疗效赢得广大患者们的赞誉。

多年来，张大宁著述及论文颇丰。出版了我国第一部中医肾病学专著《实用中医肾病学》和《中医肾病学大辞典》，还有其他如《中医补肾活血法研究》、《补肾活血法与肾脏疾病》、《古今肾病医案精华》、《张大宁医学论文集》、《中医基础学》、《常用中成药》等十余部学术专著，以及发表在国内外重要学术刊物上的百余篇论文，都在中西医学术界产生重要影响，其中有些著作被国外翻译成外文并在国外出版发行。

作为中国中医肾病学的学术带头人，张大宁曾多次主持国际及全国肾脏病学术会议，包括海峡两岸的一些高级学术会议。并应邀赴美国、英国、日本、德国、法国、韩国、澳大利亚以及东南亚等国家著名大学讲学、会诊，广受好评，并为不少外国元首、政要会诊，广受赞誉。

1990年8月，张大宁教授作为中国大陆首位杰出学者应邀赴台湾讲学，半个多月的时间，他走进了台大、荣民总医院、阳明医学院等机构讲学与会诊，广受赞誉，在台湾宝岛引起轰动，使两千多万台湾同胞第一次目睹了大陆学者的风采，架起了隔绝四十多年的海峡两岸的第一座桥梁，受到中央领导好评。以后又多次赴台讲学、会诊，深受中国台湾中西医界以及社会上下层的欢迎。

1998年8月，经中国科学院提名，国际天文联合会批准，将中国科学院发现的8311号小行星命名为"张大宁星"，这是世界上第一颗以医学家命名的小行星。

2014年，由人力资源和社会保障部、卫生部和国家中医药管理局三部门共同组织评选，张大宁教授入选第二届国医大师。

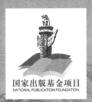

国家出版基金项目
NATIONAL PUBLICATION FOUNDATION

"十二五"国家重点图书出版规划项目

国医大师临床研究

中华中医药学会 组织编写

张大宁医学论文集

张大宁医学丛书

张勉之 范玉强 总主编

樊威伟 张敏英 徐英 主编

科学出版社
北京

内 容 简 介

本书是"十二五"国家重点图书出版规划项目《国医大师临床研究·张大宁医学丛书》分册之一,获得国家出版基金项目资助。全书收录了张大宁教授关于中医理论研究、临床研究、流行病学及其他四方面的论文。内容前沿实用,适用性较强。

本书可供中医临床、科研工作人员阅读参考。

图书在版编目(CIP)数据

张大宁医学论文集 / 徐英,张敏英,樊威伟主编 . —北京:科学出版社,2015.12

(国医大师临床研究·张大宁医学丛书)

国家出版基金项目·"十二五"国家重点图书出版规划项目

ISBN 978-7-03-046511-5

Ⅰ. ①张… Ⅱ. ①徐… ②张… ③樊… Ⅲ. ①中医学–文集 Ⅳ. ①R2–53

中国版本图书馆 CIP 数据核字(2015)第 286054 号

责任编辑:郭海燕 / 责任校对:张怡君
责任印制:赵 博 / 封面设计:黄华斌 陈 敬

斜 学 出 版 社 出版
北京东黄城根北街 16 号
邮政编码:100717
http://www.sciencep.com

北京中科印刷有限公司印刷
科学出版社发行 各地新华书店经销
*
2016 年 1 月第 一 版 开本:787×1092 1/16
2024 年 4 月第二次印刷 印张:17 1/2 插页:1
字数:470 000

定价:88.00 元
(如有印装质量问题,我社负责调换)

《国医大师临床研究》丛书编辑委员会

《国医大师临床研究》丛书序

2009 年 6 月 19 日，人力资源和社会保障部、卫生部和国家中医药管理局在京联合举办了首届"国医大师"表彰暨座谈会。30 位从事中医临床工作（包括民族医药）的老专家获得了"国医大师"荣誉称号。这是新中国成立以来，中国政府部门第一次在全国范围内评选国家级中医大师。国医大师是我国中医药事业发展宝贵的智力资源和知识财富，在中医药的继承创新中发挥着不可替代的重要作用。将他们的学术思想、临床经验、医德医风传承下来，并不断加以发展创新，发扬光大，是继承发展中医药学，培养造就高层次中医药人才，提升中医药软实力与核心竞争力的重要途径。

为了弘扬中华民族文化，广泛传播和充分利用中医药文化资源，满足中医药人才队伍建设的需要；进一步完善中医药传承制度，将国医大师的学术思想、经验、技能更好地发扬光大。科学出版社精心组织策划了"国医大师临床研究"丛书的选题项目，这个选题首先被新闻出版总署批准为"十二五"国家重点图书出版规划项目，后经科学出版社遴选后申报国家出版基金项目，并在 2012 年获得了基金的支持。这是国家重视中医药事业发展的重要体现，同时也为中医药学术传承提供良好契机。国家出版基金是国家重大常设基金，是继国家自然科学基金、国家社会科学基金之后的第三大基金，旨在资助"突出体现国家意志，着力打造传世精品"的重大出版工程，在"弘扬中华文化，建设中华民族共有精神家园"方面与中医药事业有着本质和天然的相通性。国家出版基金设立六年以来，对中医药事业给予了持续的关注和支持。

作为我国成立最早、规模最大的中医药学术团体，中华中医药学会长期以来为弘扬优秀民族医药文化、促进中医药科学技术的繁荣、发展、普及推广发挥了重要作用。本丛书编辑出版工作得到了中华中医药学会大力支持。国家卫生和计划生育委员会副主任、国家中医药管理局局长、中华中医药学会会长王国强亲自出任丛书主编。

作为中国最大的综合性科技出版机构，60 年来科学出版社为中国科技优秀成果的传播发挥了重要作用。科学出版社为本丛书的策划立项、稿件组织、编辑出版倾注了大量心血，为丛书高水平出版起到重要保障作用。

本丛书同时还得到了各位国医大师及国医大师传承工作室和所在单位的大力支持，并得到各位中医药界院士的支持。在此，一并表示感谢！

本丛书从重要论著、临床经验等方面对国医大师临床经验发掘整理，涵盖了中医原创思维与个性诊疗经验两个方面。并专设《国医大师临床研究概览》分册，总括国医大师临床研究成果，从成才之路、治学方法、学术思想、技术经验、科研成果、学术传承等方面疏理国医大师临床经验和传承研究情况。这既是对国医大师临床研究成果的概览，又是研究国医大师临床经验的文献通鉴，具有永久的收藏和使用价值。

文以载道，以道育人。丛书将带您走进"国医大师"的学术殿堂，领略他们深邃的理论造诣，卓越的学术成就，精湛的临床经验；丛书愿带您开启中医药文化传承创新的智慧之门。

《国医大师临床研究》丛书编辑委员会

2013 年 5 月

陈　序

中国医药学是一个伟大的宝库，是中华民族传统文化的重要组成部分。几千年来，对中华民族的繁衍昌盛和世界医学的发展都作出了巨大的贡献，是世界医学宝库中的一块璀璨的瑰宝。

中医学之所以称之为"伟大的宝库"，一方面它有着独立的系统完整的理论体系；另一方面还有着极其丰富、行之有效的临床实践经验。而这些理论和经验，除了记载在《黄帝内经》、《伤寒论》、《金匮要略》、《神农本草经》四部经典和历代不少名家的医学著作中，还存在于众多的老中医的经验之中，所以完整地继承、整理、研究、发扬他们卓有成效的临床经验和理论，实是当务之急。

国医大师张大宁是我国著名中医学大家、中央文史馆馆员、国际欧亚科学院院士，学术功底深厚，临床经验丰富，尤其在中医肾病学的理论和实践方面造诣颇深。他曾在 20 世纪 80 年代主编了我国第一部《实用中医肾病学》和《中医肾病学大辞典》，科学严谨地规范了"中医肾病"的概念、范围及辨证论治的基本规律，并提出"肾为人体生命之本"、"心—肾轴心系统学说"、"补肾活血法"等理论，被誉为中医肾病学的奠基人之一，是一位被医学界和社会公认的、有着高超医术的中医大家。

大宁教授医德高尚，严格律己，善待病人。无论是高官政要、亿万富翁，还是平民布衣、贫困百姓，他都一视同仁，奉为至亲。他经常以孙思邈的《大医精诚论》来要求自己和教育学生，这种崇高的医德在医界和社会上传为佳话。

大宁教授是中国农工民主党党员，曾担任过第十二届、第十三届、第十四届农工党中央副主席，第九届、第十届、第十一届全国政协常委，第七届、第八届全国政协委员，并担任过第十一届全国政协教科文卫体委员会副主任，以及农工党天津市主委、天津市政协副主席等职务。作为担任过中央及地方领导的参政党党员，多年来他不仅努力敬业，做好自己的本职工作，而且积极参政议政，为中央及地方提出很多有价值、有建设性的意见和建议，受到中央领导的多次表扬。

　　大宁教授有很多名誉，但他从不自傲，总是谦虚待人，礼贤下士。此次《国医大师临床研究·张大宁医学丛书》的出版，凝聚了他及传承弟子的心血，我衷心地祝贺他，愿我们的医学同道及广大农工党员学习他的高尚医德和敬业精神，为我国医学卫生事业的发展做出新的贡献。

　　即将付梓，是为序。

全国人大常委会副委员长

中国农工民主党中央主席　　陈竺

中华医学会会长

2015 年 11 月

继承好中医 发展好中医

——写在《张大宁医学丛书》出版的时候

《张大宁医学丛书》即将付梓了，丛书编者请我写序，我想了想，写点想法，取名"继承好中医 发展好中医"，放在丛书正文的前面，算是一点感悟吧。

时间真快，我现在已经是一位七十多岁的老人了，可以说干了一辈子中医，几乎每一天都没闲着，看病、看书、写书、学习，医、教、研忙个不停，看过的病人可以说"以数十万计"，在长期、大量的临床实践中，总结了一些行之有效的经验，也悟出了一些有关中医理论上的问题，学生们整理起来，编套丛书，算作为一次总结，和同道们的交流吧。

我们常说："中医药学有着几千年的悠久历史，长期以来，在中华民族的繁衍昌盛上作出了巨大的贡献"，我想这是无疑的。但如何看待这门学科，如何评价这门学科，人们看法上却不尽相同。与此，我在 2007 年 3 月，在向时任中共中央总书记、国家主席胡锦涛汇报中医工作时，有过这样一段话："中医学，从学科的属性来讲，属于自然科学中应用科学的范畴，即属于医学的范畴。但由于它在形成和发展的漫长历史过程中，所具有的特殊历史背景和条件，使其具有浓厚的中华民族传统文化的底蕴和内涵"。意思是说，中医学具有"医学"和"文化"的双重属性，我想这是西医所不具备的。正是因为如此，所以中医学算作"国学"的一部分，可以申请世界的"非遗"；也正是如此，中医学要讲继承，要带徒，要评大师，要读经典。纯属自然科学的学科，是"新的代替老的"，"读最新的、学最新的、用最新的"，而"文化"则不然，"文化"是讲经典，讲"新的老的并存，百花齐放"，《诗经》是诗歌的经典，但没有人分析"唐诗是超过了诗经，还是不如诗经"，没有人分析"现代诗是超过了唐诗，还是不如唐诗"，"文化"需要的是"新的继承老的、发展老的，但新的老的都要存在，要讲传承"，这也许能回答一些西医经常问的问题："为什么中医总是要读古书？"

当然，我要说的一点是，中医学虽然是具有传统文化属性，但它根本的属性是"医学"，换言之，是一门防病、治病的科学。我常讲："广义的临床疗效，包括防病、治病、康复、养生、延年益寿等，是任何一门医学的根本宗旨与归宿，离开了这点，作为一门医学将不复存在"，中医学也是如此。两千多年来，中医学之所以产生、所以发展，其根本的原因在于它的"疗效"，在于它能防病治病，能养生，能益寿，如果没有这些，它也就早已灭亡了。但由于前面所说的中医学的特点，中医学的双重属性，所以中医学作为世界医学宝库的一部分，它的"宝"不仅仅在于当代的医疗实践中，而更多的在于中医学的四大经典，在于中医学的历代医学著作，在于现代老中医的经验之中。

不久前，中国中医科学院85岁的屠呦呦研究员荣获2015年诺贝尔生理学和医学奖，作为中国大陆第一位诺贝尔自然科学奖的获得者，像是一声惊雷，震动整个神州大地，中国人期盼百余年的梦想变成了现实，除了兴奋、激动、高兴之余，又会带来哪些思考呢？我想会很多、很多，但无疑，其中一条重要的思考是：这第一个诺贝尔奖来自于中医，来自于中药，来自于晋代葛洪的《肘后备急方》，一本看起来不显眼的小册子，"肘后"即放在袖子里，"备急"是医生、老百姓都可以"备急"，"方"即中药方剂、药物，《肘后备急方》充其量不过是一本"可以放在袖子里"的"简明内科急救手册"，传承下来，发展出去，却成了每年可以救活数百万人生命的无价之宝，要知道，这只是数以千计、数以万计的中医药著作中的"一本小书"，沧海之一粟，能量竟然如此之大，那整个中医药学的宝库中该有多少"宝"呢？该在世界医学的发展中作出多大的贡献呢？我想，再往大处想，再往远处想，再大也不为大，再远也不为远，真正的宝库啊！

我常和学生们讲："读经典、读历代医学著作，学老中医经验，多临床、多实践、多总结"，这是学中医、用中医、传承中医、发展中医的必由之路，要系统完整的继承好中医，才能科学创新的发展好中医，我们鼓励西医学中医，鼓励中西医结合，鼓励多学科的专家们加入到研究中医、发展中医的队伍中来。

中共中央总书记、国家主席、中央军委主席习近平非常重视中华民族传统文化的继承与发扬，重视作为中华民族传统文化一部分的中医药的传承与发展，习主席指出："中医药学凝聚着深邃的哲学智慧和中华民族几千年的健康养生理念及其实践经验，是中国古代科学的瑰宝，也是打开中华文明宝库的钥匙"。这是总书记站在非常高的高度，对中医药学所做的最科学、最准确的评价，也是对中医药学最重要的指示。

2014年10月30日，中共中央政治局委员、国务院副总理刘延东在人民大会堂接见第二届国医大师时，曾做过一段中医学整体定位与发展的重要指示："要把中医药这一独特的卫生资源发展好，潜力巨大的经济资源利用好，具有原创优势的科技资源挖掘好，优秀的文化资源弘扬好，重要的生态资源维护好"，这一段精彩的论述，不仅给悠久的中医药学以科学、完整地定位，而且又以简练、准确的语言对中医药学的发展予以高度的概括。所以后来国家中医药管理局让我代表30位国医大师发言时，我以四个"非常"表达了大家的感想和体会，即"非常科学、非常全面、非常严谨、非常准确地表明了中医药学的特色和优势，表明了中医药学在我国医疗卫生事业中的重要作用，表明了中医药学作为原创医学在人体生命科学中的重要内涵，表明了中医药学在中华民族传统文化中的重要位置，表明了中医药学在我国经济、文化、科教，乃至整个社会发展中所作出的，和将进一步做出的更大更重要的贡献"。

在这篇感悟文章的最后，我愿以下面一段发自内心的话，与同道们共勉：

　　我们生活在条件最好的年代里，有这么好的民族，这么好的国家，这么好的制度，这么好的领导，这么好的传统文化，这么好的中医遗产，这么好的老中青结合的队伍，让我们团结起来，"坐下来，安下心，念好书，实好践，多看书、多临床、多研究、多总结"，把我们中华民族传统文化中的瑰宝中医学，系统完整地继承下来、传承下去，科学创新地发展开来，为中国人民、世界人民的健康事业作出贡献，为世界医学宝库增添一份绚丽多彩的礼物。

　　谢谢大家。

张大宁

2015 年 11 月

总　前　言

张大宁，我国著名的中医学大家、中医临床家、中医教育家、中医肾病学专家、国医大师、中央文史馆馆员、国际欧亚科学院院士。从20世纪90年代至今，张大宁连续担任中央保健医生，负责中央领导的医疗保健工作，被中央授予优秀中央保健医生，予以表彰。张大宁现任天津市中医药研究院名誉院长、首席专家，天津市中医肾病研究所所长。主任医师、教授、博导、博士后导师、中医肾病学国家授衔专家、首批享受国务院特贴专家、国家卫生和计划生育委员会公共政策专家咨询委员会委员、国家中医药管理局中医药改革发展专家咨询委员会委员。同时，还兼任中华中医药学会副会长、肾病分会主任委员、中国中医药研究促进会会长、天津市中医药学会会长、天津市老卫生科技工作者协会会长，以及《中医杂志》、《中华中医药杂志》等十余种专业学术期刊的编委会主任、副主任。

作为中医肾病学奠基人之一的张大宁教授，在20世纪80年代，就主编了我国第一部《实用中医肾病学》和《中医肾病学大辞典》，科学、严谨地规范了"中医肾病"的概念、范围，及辨证论治的基本规律，从而"中医肾病学"从中医内科学中科学地分离出来，形成一门独立的，系统完整的中医临床学科。其中，他提出的"肾为人体生命之本"、"心—肾轴心系统学说"、"肾虚血瘀论和补肾活血法"等理论，已被中西医学术界所公认。尤其是"补肾活血法"的理论，经过三十余年中西医多学科的共同研究，现已在100多种病症中得到广泛使用，获得满意的效果。为此，经全国科协、国家中医药管理局、民政部批准，中华中医药学会于2011年成立了全国自然科学二级学会——中医补肾活血法分会，这是第一个以"个人提出的治法"命名的医学会。张大宁治疗各种肾脏疾病，如慢性肾炎、慢性肾盂肾炎、肾病综合征、糖尿病肾病、慢性肾衰竭等，有着卓著的疗效，在全国乃至国际上都享有盛名。几十年来，经他治愈的患者数以万计，不少国家元首政要都慕名求诊。他医德高尚，严格律己，对待病人，都一视同仁，奉为至亲。门诊看病时，他经常从早上八点看到半夜，仔细认真、一丝不苟，病人感动万分。几十年来，他几乎每天不离病人，有求必应。用他自己的话说："从个体上、现象上看，是病人求医生；但从整体上、本质上看，是医生求病人。脱离了病人，医生就失去了存在的价值"。

科研方面，张大宁多年从事中医药治疗肾脏疾病的临床与基础研究，他强调"在临床实践有效的基础上，从事基础研究"。作为首席专家，负责国家"十五"、"十一五"、"十二五"、"十三五"的课题多项，其研究成果证实，中医药对于肾小球硬化、间质纤维化、小管萎缩以及血管病变等，都有着良好的效果，从而打破了西医"不可逆"的理论，也为其他脏器硬化和纤维化的治疗提供了新的思路。其领衔研究的

"肾衰系列方治疗慢性肾衰竭的临床与实验研究"、"TNF-α 对肾间质纤维化细胞表型变化的影响及补肾活血法对 TEMT 的抑制作用"、"补肾活血法在肾间质纤维化上的应用研究"、"补肾活血法治疗系膜增生性肾小球肾炎的临床与基础研究"等，先后荣获国家各级科技进步一等奖、二等奖等十余项科技成果奖及多项发明专利。他研制的"肾康宁胶囊"、"补肾扶正胶囊"、"活血化瘀胶囊"、"补肾止血胶囊"、"肾衰排毒胶囊"、"糖肾康胶囊"等二十余种成药，疗效显著，驰名国内外。其他如"碳类药"在慢性肾衰中的应用；中药"脱钾"技术在高血钾患者中的应用等，都堪称国内外一流水平。

1993 年，张大宁用个人款项建立了"张大宁传统医学基金会"，以弘扬祖国传统医学，发扬中医肾病事业。张大宁积极培养接班人，作为博士生导师、博士后导师和全国名老中医，多年来培养了一批又一批的学术接班人，形成完整的学术梯队。

此外，张大宁作为国学大师，对中华民族的传统文化，对国学，尤其是"经学"，有着深厚的功底和研究，他有自己撰写的 96 字的治家格言和各种教人诲人的警句名言，使后学者，包括子女和学生，都能"做人正，做事强，人忠厚，人包容"，以下仅将张大宁的《治家格言》摘录于下，作为本书总前言的结束语以自勉。

治家格言

书香门第，诗礼传家
孝悌为首，忠厚为佳
实力立足，事业为重
勤奋好学，若谷为大
人生挑战，笑而相迎
难得糊涂，粗犷儒雅
宏观人世，似与非似
业绩昭昭，为本中华
女子贤惠，端庄规范
敬老爱夫，教子淑达
家庭和睦，老幼各宜
代代相传，兴旺发达

《张大宁医学丛书》编委会

2015 年 11 月

前　言

2014年11月张大宁教授被授予"国医大师"的荣誉称号。为全面了解张大宁教授的学术思想、理论特点，加强交流与推广，让更多的人得惠于此，特出版本论文集。

《张大宁医学论文集》包括：临床研究、理论研究、实验研究及张大宁教授关于中医药卫生事业发展等方面的论述四部分。论文集围绕国医大师张大宁教授提出的"肾虚血瘀理论"、"补肾活血法"及"心-肾轴心系统学说"，收集了张大宁教授在1970～2014年发表的部分论文96篇，其中临床研究29篇、理论研究38篇、实验研究14篇及中医卫生事业发展15篇，在这里既可以看到其在肾与肾病研究方面的学说、观点、成果，又可以看到其关于卫生事业特别是中医药发展方面积极的建言献策。

论文集跨越40余年，从"肾"的研究到肾的保健、从"心-肾轴心系统学说"的提出到"肾虚血瘀论"与"补肾活血法"的确立，经过40余年来中西医多学科的共同研究，反映了张大宁教授"肾虚血瘀论"、"补肾活血法"的学术思想体系，体现了张大宁教授丰富的临床、理论研究经验，为全面深刻地理解其学术思想提供依据；特别说明一下：论文篇末均已标注原论文发表者名，但全书由整个编委会重新整理编辑而成，在此，向原著者致以感谢！

本书的出版得到国家出版基金项目与科学出版社的大力支持，对帮助和支持论文集出版的人士表示感谢。由于时间仓促，加之篇幅有限，还有许多张大宁教授的论文未及收录，是为憾！

编　者

2015年9月

目　录

理 论 研 究

临床研究

流行病学

其 他 论 文

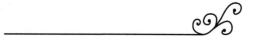

理 论 研 究

张大宁教授作为中医肾病学的奠基人，不仅在肾病领域研究成果显著，而且在老年病学、预防医学、经典理论的研究及对中医学发展的认识等方面亦有独到的见解。在本论文集中涉及理论研究的论文共38篇，从20世纪70年代末至今，跨越40余年，"肾"的研究及肾的保健、"心-肾轴心系统学说"的提出及"肾虚血瘀论"与"补肾活血法"自确立以来，经过40年来中西医多学科的共同研究，其见解现已在100多种病症中得到广泛的应用。

张教授是一位从事中医学"肾"研究的著名学者，对于中医学的"肾"，他是这样讲的："肾不仅是先天之本，而且是人体生命之本，这就如同一棵大树一样，肾是树根，只有根深、根充，才能枝盛叶茂，才能开花结果，所以肾的重要性可见一斑。"说明肾在人体中的重要地位。张教授将肾脏的功能、肾虚的病因、肾虚的辨证论治及肾保健作了详细的论述，从而牢固地确立了"肾为人体生命之本"的特殊地位。在"肾"的系统研究基础上，提出了"心-肾轴心系统学说"，张教授认为，中医将心置于人体中最高主导的地位，调节着体内一切生理活动，为思维意识的中心。肾为先天之本，其重要性前已论及。二脏固然重要，而两者关系的正常更为重要。张教授提出"心-肾轴心系统学说"的概念，即"心-肾系统"表示在心为主导的条件下，心肾之间相互促进、相互制约的相对平衡关系；"轴心"表示此系统在人体的生理活动与病理变化中起着重要的轴心作用。

"肾虚血瘀论"与"补肾活血法"是张大宁教授在20世纪80年代初率先提出并广泛运用于肾病临床实践的两大理论，"肾虚"与"血瘀"几千年来一直作为独立的病因指导着中医临床，张大宁教授从长期大量的临床实践中认识到肾虚和血瘀不是孤立存在的，肾虚必兼血瘀，而血瘀亦会加重肾虚，临床上往往肾虚是本，血瘀是标；肾虚为因，血瘀是果；反过来血瘀又构成了新的致病因素，从多方面加重肾虚的程度，形成恶性循环。此理论在临床实践中不断加以完善补充，形成了对临床极富指导意义的"肾虚血瘀论"。"补肾活血法"正是针对"肾虚血瘀"的病理基础而产生的一种"异病同治"的非特异性治疗大法。补肾活血法是补肾法与活血法的有机结合及高度统一，通过补肾促进活血，应用活血益于补肾，两者相互协同，达到改善肾虚血瘀的病理变化，是使机体阴阳平衡、邪祛正存的一种新的治疗大法。

张教授的"肾虚血瘀论"与"补肾活血法"贯穿于临床各种肾病研究与治疗的始终。特别是在慢性肾炎、糖尿病肾病、慢性肾衰竭三大肾脏常见疾病的诊治中起着非常重要的作用。张教授继提出"补肾活血法"为治疗肾病基本大法之后，又确立了"升清降浊"的特色疗法，张教授常用"言之有理，行之有效"来形容此法，此法治疗慢性肾脏病能够明显降低尿蛋白，减少血尿，改善肾功能。张教授临证用药经验颇丰，善用药对，巧妙灵活配伍，取得疗效的突破。

张教授不仅在中医肾病领域的研究成果显著，在老年病学、预防医学、经典理论的研究及对中医学发展的认识等方面亦有独到的见解。在老年病学方面，张教授从人体衰老特征的研究、衰老原因的探讨、中药抗衰老、延年益寿的研究等几方面对中医老年病学做了深入探讨，并进一步探讨肾虚血瘀在老年病过程中的理论及实验基础，结果发现肾虚血瘀理论既有传统理论的痕迹，又具有现代医学的创新点，是老年病的病理基础。对中医学"预防医学"，张教授确立"上工治未病"、"重视正气"预防为主的指导思想，"天人合一"重视自然环境对人的影响，中医传染病学从《伤寒论》、《温疫论》到《温病学》的逐渐确立和最早的预防接种"种痘术"几个方面分别论述。并对非典、肺癌的早期发现与治疗起着重要的指导作用。对于中医学"四大经典"命名的探讨，张大宁教授提出自己的看法，认为中医学的"四大经典"应该是《黄帝内经》简称《内经》、《伤寒杂病论》、《金匮要略》和《神农本草经》，并进行了详细的论述。此外，对于中医学发展的认识，张教授提出"全面完整地继承中医学，系统科学地发展中医学"。

祖国医学关于"肾"的研究

"肾"是祖国医学关于脏象学说中的一个重要内容，补肾常用于各科常见病，有助于提高、巩固疗效，改善体质。近年来，各地对肾和补肾机理做了很多工作，出现了一些可喜的苗头。近年来有关资料择要综述如下。

一、祖国医学中肾的生理功能

祖国医学认为肾是"先天之本"，分为肾阴和肾阳，肾阴又称肾水或肾精；肾阳又称为命门火或相火，肾阴是肾阳的物质基础，肾阳是肾阴补充的重要动力，其功能如下所述。

1. 肾与生长发育的关系　人的生长发育老衰过程，都源于肾气的盛衰，《内经》对此有详细的论述。临床对未老先衰的患者，使用补肾方法往往获效。

2. 肾与人体呼吸的关系　人体的呼吸要靠肺肾两脏完成。"肾主纳气"，肾虚"不能纳气"时，则易出现呼多吸少的喘证。肺气肿、肺源性心脏病的患者，出现肾虚喘促时，可用补肾纳气的治法。

3. 肾与消化的关系　人的消化主要靠脾胃，而肾阳可以蒸化水谷，促其消化。命门火衰时，则消化不利，可出现因脾肾阳虚引起的"五更泻"。

4. 肾与生殖的关系　性的成熟、衰退受肾的直接影响；故如男子阳痿、遗精、早泄，女子不孕等，从肾论治，多可获效。

5. 肾与水液代谢　水液代谢主要赖于脾肺肾，肾以气化调节水液代谢，"肾主水"。肾阳主开，肾阴主阖，两者健全时，小便开阖，水液代谢正常。肾受损常易致开阖失常。如慢性肾炎、尿崩症、糖尿病、慢性肾衰竭等之尿量变化、浮肿、腹水等。

6. 肾与骨、髓、脑、齿、发、腰、耳及二阴　肾主骨，肾气足则骨坚，反之则易发育异常。

肾生髓，包括骨髓、脑髓，"脑为髓之海"，肾气充，则脑髓健而聪；肾气虚，则髓海不足，健忘失眠。神经衰弱多源于肾。

"齿为骨之余"，"发为血之余"，故肾虚时则易出现牙齿浮动、发白易脱等症。

肾虚对腰、耳及二阴多表现腰酸腰痛、耳鸣耳聋，补肾治疗常可获效。

由于肾与人体各部常直接或间接有关，故肾虚证，多见全身症状，补肾后，亦常均见改善。

肾与命门为一为二，中医界多年有所争论。笔者认为临床均以命门为"阳"为"火"。有人把命门分为阴阳，实即肾阴肾阳。古人提出命门概念，仅为突出肾阳的作用而已。

二、关于肾的研究

赵氏曾提出命门即交感神经节，认为肾阴与肾阳颇似交感神经与副交感神经的作用。周氏通过对"养阴"机理的探讨，认为阴虚的多种临床症状，多可用间脑功能失调解释。这两种看法，仅属推论，尚无实验证实。当前比较一致的看法多认为其系属垂体-皮质、垂体-性腺的作用。1956 年，李氏提出命门类似肾上腺皮质。1960 年，沈氏总结中医治疗经验，发现功能性子宫出血、支气管哮喘、妊娠毒血症、红斑性狼疮、冠心病、神经衰弱等发展到一定阶段时，都可用补肾、调整阴阳的方法获效。经对肾虚患者查24小时尿17-羟皮质类固醇含量，发现肾阳虚者，无论属于何病，均较正常人显著降低，经补肾治疗后，均有提高。1962年，顾氏采用促肾上腺皮质激素两日静脉滴注法，发现肾阳虚者静脉滴注后仅显示肾上腺皮质反应延迟，并无器质性损坏，推测肾阳虚可能系属垂体-肾上腺皮质系统兴奋性低下。

通过防治慢性气管炎的工作，对肾及肾虚的机理做了许多研究。中国人民解放军第一五五中心医院对17例老年慢性气管炎的肾阳虚患者与28例老年健康人注射ACTH后，观察嗜酸粒细胞变化，认为肾阳虚主要系属肾上腺皮质反应低下。广州军区总医院对53例慢性细菌性痢疾患者的自主神经功能、基础代谢率、肠运动功能、胃液分析、尿17-酮皮质类固醇等测定，认为肾阳虚的病机主要在垂体。但均仍属初步工作，还待深入。笔者认为"肾"所包含的内容，下视丘-垂体-肾上腺皮质系统和下视丘-垂体-性腺系统固很重要，但绝非全部。我们曾用滋阴补肾治疗10余例甲状腺功能亢进的患者，获效较满意。重庆医科大学曾进行慢性纤维空洞型肺结核病、椎骨结合、肺癌、营养不良性水肿等肾虚表现的24例尸检，发现其脑垂体前叶、甲状腺、肾上腺皮质及睾丸、卵巢等腺体均有较明显的退行性病变。所以"肾"还应包括部分自主神经系统、甲状腺及泌尿系统。邝氏、易氏的动物实验也部分证实了这种看法。

三、关于导致肾虚的原因

导致人体肾虚的原因有以下几种。

1. 先天不足　在儿科尤为重要。"人之生，先成精"，父母肾精不足，可致子女肾虚。明绮石曾云："因先天者，指受气之初，父母或年已衰老，或乘劳入房……精血不旺，致令所生之子夭弱。"一般小儿遗尿、佝偻病等，均可用补肾治疗。先天不足亦可造成成人肾虚。

2. 老年人　老衰常为肾虚的原因。首乌延寿丹，对滋补老人肾虚，延长寿命有一定作用。我们曾检查58名50岁以上的老年人，其中有肾虚证者45名。中国人民解放军第一五五中心医院曾测青年、壮年、老年（健康者）的尿17-酮皮质类固醇含量，结果显示青年组>壮年组>老年组，说明垂体-肾上腺皮质系统和垂体-性腺的功能随年龄增长而逐渐衰退。天津市第一中心医院等在研究老年慢性气管炎的病因时，曾比较老年大白鼠和摘除睾丸或肾上腺的青壮年大白鼠的呼吸道细菌清除能力，两组均明显减弱，说明老年性腺、肾上腺功能均衰退，对外界刺激防御能力亦降低。浜口荣祐发现睾丸中褐色色素颗粒的出现与年龄有关，并多在60岁以后。

3. 房劳过度　房劳过度，肾精流失过多，肾阴、肾阳因之亏损，多可致肾虚。Pearse曾研究性交后兔的脑垂体前叶细胞改变，发现嗜碱粒细胞与嗜酸粒细胞染色均显示脑垂体前叶功能的减低。

4. 精神因素　情欲太过邪火妄动耗伤真阴，虽无房室亦可致肾虚。朱丹溪说："心动则相火亦动，动则精自走，相火翕然而起，虽不交会，亦暗流而疏泄已矣。"情志活动太过久之亦可肾虚，所谓"先伤其气者，气伤必及于精"。

5. 久病及肾　久病多肾虚。天津市防治慢性气管炎中西医结合诊断分型协作组，曾观察慢性气管炎患者病程与肾虚的关系，病程在5年内者，肾虚占58.3%，6～10年者占67.8%，21年以上达84.4%。我们曾检查120例病程8年以上之慢性气管炎、支气管哮喘、高血压、冠心病、慢性肝炎、慢性泄泻、慢性肾炎等的患者有肾虚证者占92%，补肾治疗后，85%不同程度好转。

四、关于肾阴虚和肾阳虚的研究

邝氏采用大剂量皮质素或甲状腺素，制成两组"肾阳虚"小白鼠模型，使用助阳药后有显著效果。正常动物使用助阳药则出现抵抗削弱趋向。江西医学院测定慢性气管炎肾阳虚患者尿17-羟皮质类固醇和17-酮皮质类固醇，单纯性慢性气管炎者两项均较低，喘息性者则显著增高，估计可能由于呼吸困难，肺内感受器的反射影响，及缺氧而致垂体–肾上腺皮质系统功能改变之故。与上述结论并不矛盾。肾阴虚的作用机理较复杂，尚乏一致结论，何氏等测肾虚患者血红细胞糖酵解与氧化程度，肾阴虚组值较正常组显著增高。易氏的动物实验，也发现肾阴虚有神经系统、性及肾功能改变。我们临床也看到，肾阴虚患者神经系统及内分泌腺的兴奋。但师氏研究发现服养阴药的患者及动物的尿17-酮皮质类固醇和外周血液嗜伊红细胞有减少趋势，推测肾阴虚与肾上腺皮质功能低下有关。

五、关于肾虚诊断方法的研究

（1）肾虚体表压痛点　王氏根据日人松冈伯的研究，对30例健康成年人，30例肾虚组患者对比其体表压痛点，发现右侧肩胛骨第三区的阳性反应。检查方法：用右手拇指从肩胛骨脊柱缘2.5～3.0cm外侧，沿脊柱方向用力均匀上下移动，拇指以外的4指轻轻放在肩上，阳性者，在肩胛骨第三区（将肩胛骨划个十字，平分4份，左下角即是），有压痛、酸麻，重者向前臂发散，据云对肾虚诊断有一定参考意义。

（2）根据血液中嗜酸粒细胞与肾上腺皮质功能呈相反反应的原理，间接测定肾上腺皮质的功能。有人用之作为诊断肾阳虚的参考，肾阳虚者嗜酸粒细胞数多高于正常。此种方法干扰较多，未臻满意。

（3）24小时尿17-羟皮质类固醇和17-酮皮质类固醇含量测定较精确，肾阳虚者尿17-羟皮质类固醇和17-酮皮质类固醇的含量均低于正常。肾阴虚者尚未找出规律。

（4）何氏通过肾虚患者血红细胞糖酵解与氧化程度的测定发现，肾阴虚者较正常值高，肾阳虚者较正常值低，但方法较复杂，可作诊断参考。也有人试图从基础代谢、脑电图、手足心温度测定等方面寻求肾虚的客观指标，尚未找出其规律。

六、一些补肾药物和方剂的研究

本文选择几种代表性药物和方剂以反证内分泌紊乱在肾虚发病中的作用，就其提供一点线索。

1. 具有脑垂体激素作用的药物　紫河车其中含有向生殖腺激素、动情素、助孕素等，并有催进阵缩及能使母体乳腺发育的泌乳素及生长激素等。

2. 具有肾上腺皮质激素类作用的药物　甘草对轻度肾上腺皮质机能减退有较好疗效，小剂量甘草呈糖皮质固醇样作用。小剂量甘草可能对肾上腺皮质或脑垂体ACTH的分泌有刺激作用。地黄除作为补肾首选药外，芦氏用地黄治疗风湿性关节炎及类风湿关节炎，疗效较好。用药后可能出现轻度腹泻、恶心、头晕、心悸及类似皮质激素的轻度水肿等不良反应。笔者曾在芦氏用法的基础上少佐茯苓，将地黄用量由小逐渐增大，似可减少不良反应。

3. 具有性激素类作用的药物　有人发现长期服用人参可增强体力，智力活动亦较持久。Sugihara和Kin在去势白鼠服人参后看到性冲动。查氏在动物病危时，使用人参，可延长或挽救生命。巴氏曾用鹿茸提出鹿茸精，系一种雄性内泌素。长泽佳熊证实其中含有雌酮。黄芪，据长泽、高桥的研究，可使白鼠动情期从1日延长至10日，认为其具有类性激素作用。淫羊藿，据宗定、渡边研究，给动物口服其水浸膏，交尾力亢进，淫羊藿苷可促犬分泌精液。令据宫崎报告，该品的催淫作用，系因精液分泌亢进，刺激知觉神经，有间接兴奋作用。蛇床子亦证明对正常及去势小白鼠有类性激素作用。

4. 地黄丸及附桂合剂　地黄丸为各科滋阴补肾主方。邝氏通过动物实验，发现其对肾血管狭窄型高血压能降低血压并改善肾功能。易氏证实其并能改善动物神经系统、性腺及肾脏本身的功能障碍。邝氏还着重实验了附子、肉桂的药理作用，发现可改善皮质素型小白鼠的肾虚状态，加强抵抗力，且对皮质烧伤性高血压有效。注射甲状腺素造成实验性甲状腺过多和灌服甲基硫脲嘧啶造成实验性机能低下时灌服该药，前者肾上腺重量增加，垂体减轻，耗氧率升高；后者相反。两种不同的肾虚证，实用附桂合剂后，均可恢复。推测附桂合剂似对一些内分泌腺体功能有调节作用。但对正常动物则有削弱抵抗力倾向。同时证明夏季不宜使用。

七、结　束　语

关于肾的研究目前尚欠成熟，但已为内分泌学打开一条思路。从当前研究结果来看，补肾治疗主要是通过调节内分泌功能使疾病向好的方面转化，起着"扶正培本"的作用。设想对各种疾病时内分泌活动腺体的研究，根据轻重缓急，灵活使用补肾药物，或可提高疗效。

中医认为心是调节生理活动和思维的中心，类似神经和大脑皮质。心与肾有密切关系，中医喻为"心肾相交、水火既济"，维持其相对平衡以保证人体健康。我们设想可能即属大脑皮质通过下视丘对垂体及各内分泌腺的作用，也就是神经-体液调节机制。

肾的研究也给药物学增添了新的内容。进一步对祖国医学心、肾的研究，将可能对中西医结合、创立新医学派有所贡献。

怎样保护你的肾

一、肾在肌体中的重要作用

"肾为先天之本"。具体讲有两个含义:一是指"肾为人体生命活动之本",二是指"肾为先天之本"。说明肾在人体中的重要作用,它与人体生长发育,与人体的呼吸,与人体的消化功能,与人体水分代谢,与生殖功能,与骨、髓、脑、齿、发、腰、耳及二阴等职能有着密切的不可分割的联系。

首先肾与人体生长发育有着密切的关系,从中医学的观点来看,人体的生长发育主要靠肾来维持。一个人从出生到老年这样一个成长过程,实际上是一个肾的精气盛衰的过程。我们常说的"未老先衰"就是因为肾中的精气早衰,而"延年益寿"则是精气比正常值更加旺盛。所以自古以来,长寿的秘诀基本上是从肾这个角度出发的,也就是说"肾是长寿的基础"。

其次是肾与呼吸的关系。中医学讲,肾主纳气。纳气就是摄纳,在练气功、练太极拳时所谈到的"气入丹田",这就是练肾主纳气的功能。

第三是肾与人体消化功能的关系。明代著名医学家张景岳在形容脾、胃、肾三者对消化功能的关系时说:一个人要把物质消化吸收,主要靠脾、胃、肾三者的密切配合,如果肾虚了,脾胃的消化功能必然减弱。

第四,肾与人体水分代谢的关系。肾与人体水分代谢的关系很密切,肾担负着人体中有毒物质过滤工作,当肾一出现问题,即出现水肿、尿少或尿频等现象,很可能患糖尿病、急慢性肾炎、慢性肾衰竭和前列腺等疾病。

第五,肾与生殖功能的关系。性的成熟与衰退直接受肾的影响。生殖系统的病变往往也发之于肾。如阳痿、遗精、早泄、不孕症的出现都与肾的强弱有着直接的关系。

第六,肾与骨、髓、脑、齿、发、腰、耳的关系。"肾主骨",肾足则骨坚。"肾生髓","脑为位之源",肾脏充盛,则脑髓健。"齿为骨之余","发为血之余",肾虚就会出现牙齿浮动,发白易落。"肾为腰之府","肾开窍于耳",出现腰酸腿痛、耳鸣耳聋等疾病往往与肾出现问题有关。

二、肾疾病及其病因

肾作为人体的重要器官,有着极其重要的作用,也就不可避免地会出现与肾有着直接或间接相关的各种疾病。常见的与肾有直接关系的疾病主要有:水肿、尿少、尿频、糖尿病、再生性障碍贫血、急慢性肾炎、慢性肾衰竭,前列腺疾病、阳痿、遗精、早泄、不孕症、更年期综合征等,与肾有间接关系的疾病主要有:慢性气管炎、支气管哮喘、高血压、慢性肝炎、慢性腹泻、慢性肠炎、腰酸腿痛、耳鸣耳聋、牙齿松动、发白易落、失眠健忘、四肢发冷、脾胃不和、神经衰弱等。

肾虚的病因主要有以下六种。

1. 先天不足　先天不足是导致肾虚，尤其是儿科病症中肾虚的重要原因，"人之生、先生精"，父母肾精不足，可致子女肾虚。

2. 年龄因素　垂体–肾上腺皮质系统和垂体–性腺系统的功能随年龄的增长而降低，肾脏的功能同时也随着年龄的变化而变化，肾虚的症状十分明显。妇女更年期综合征便是典型的病例。

3. 房劳过度　中医历来重视房劳过度对肾的影响，认为这是导致肾虚的重要因素。房劳过度，肾精流失过多，肾阴、肾阳因之亏损而致肾虚。

4. 精神因素　精神因素的影响一是指情欲太过，致使邪火妄动、损耗其阴，虽无房事，亦可致肾虚。二是指各种神志活动太过，久之也可导致肾虚。情绪易激动，大喜、大悲、大怒，长期过度紧张，即所谓"先伤其气者，气伤必及于精"。

5. 寒邪伤肾　寒邪在中医称为"六淫之一"，六淫邪气伤及脏病，寒喜伤肾，为临床所多见。寒分为外寒和内寒，但无论外寒、内寒均易伤肾。寒邪外中于肾，当以肾阳不足为内因。寒邪伤阳，阳虚之人，更易生寒。

6. 久病及肾　各种慢性病随着病程的延长，肾虚症的出现亦会增多，所谓"久病及肾"。我们对病程 8 年以上的 120 例患者，辨证分析发现肾虚占 92%，补肾治疗后，有 85% 的患者均获不同程度的疗效，说明了久病及肾的规律性。

三、肾疾病的预防与治疗

肾疾病的预防也叫肾脏的日常维护，是指在肾脏健康状态下对肾脏的维护和保养，它包括日常生活维护和药物保养两个方面。日常生活中起居有规律性。长时间的站立、坐、跪、卧姿时，要经常变换姿势，使腰部和肾脏得到锻炼，避免血瘀和经络阻塞。房事要有规律，房事次数多、少都不利于肾的健康。饮食上要注意粗精搭配，要戒烟忌酒，不要过食刺激食物，减轻肾脏的负担。要加强锻炼，保持周身血液充盈，经络通畅，促进肾脏的新陈代谢，保持肾脏的活力。

药物保养是指日常根据身体状况服用一些不含激素的保健药物加强对肾的保护，从而使人的肾脏保持在健康状态，保证人体的健康。

中医老年医学的研究与探讨

一、人体衰老特征的研究

中医学由于它特殊的历史条件，即长期在封建社会中形成、发展，所以"精于观察而略于解剖"。但其对于人体衰老特征的观察分析，却较精细。近年来的研究，使之更加细腻和完善。

1. 古人以"皮肤、面、齿、发、目、肌肉、筋骨、言语、情志、动作、饮食、性的变化"等表现，作为衡量人体衰老的特征 《素问·上古天真论》上记载了不同年龄的特征变化："女子七岁肾气盛，齿更发长；二七而天癸至，任脉通，太冲脉盛，月事以时下，故有子；三七肾气平均，故真牙生而长极；四七筋骨坚，发长极，身体盛壮；五七阳明脉衰，面始焦，发始堕；六七三阳脉衰于上，面皆焦，发始白；七七任脉虚，太冲脉衰少，天癸竭，地道不通，故形坏而无子也。丈夫八岁，肾气实，发长齿更；二八，肾气盛，天癸至，精气溢泻，阴阳和，故能有子；三八，肾气平均，筋骨劲强，故真牙生而长极；四八，筋骨隆盛，肌肉满壮；五八，肾气衰，发堕齿槁；六八，阳气衰竭于上，面焦，发鬓颁白；七八，肝气衰，筋不能动，天癸竭，精少，肾脏衰，形体皆极；八八，则齿发去。"

《灵枢·天年》云："人生十岁，五藏始定，血气已通，其气在下，故好走；二十岁，血气始盛，肌肉方长，故好趋；三十岁，五脏大定，肌肉坚固，血脉盛满，故好步；四十岁，五脏六腑十二经脉，皆大盛以平定，腠理始疏，荣化颓落，发颇斑白，平盛不摇，故好坐；五十岁，肝气始衰，肝叶始薄，胆汁始灭，目始不明；六十岁，心气始衰，苦忧悲，血气懈堕，故好卧；七十岁，脾气虚，皮肤枯；八十岁，肺气衰，魄离，故言善误；九十岁，肾气焦，四脏经脉空虚；百岁，五脏皆空，神气皆去，形骸独居而终矣。"

后世医家在《内经》论述的基础上，加以发展，把饮食、睡眠等补充进去，如唐·孙思邈说过："人年五十以上，阳气日衰，损与日至，心力渐退，忘前失后，兴居怠惰，计授皆不称心，视听不稳，多退少进，日月不等，万事零落，心无聊赖，健忘嗔怒，情性变异，食饮无妙，寝处不安……"宋·陈直亦言"老有肠胃虚薄，不能消纳"等都说明了这点。总之古人明确地认识到，人老之后诸脏皆损，表现为一派衰老、衰退的征象。

2. 近年研究明确地提出人体衰老的十大特征 近年来，我们在综合古人论述的基础上，通过对 500 例 60～105 岁老年人的调查、分析、研究、总结出人体衰老的十大外在特征，即外形、体重、皮肤、牙齿、头发、目、耳、智力、精神言语动作和性的变化。

(1) 外形：包括身高、脂肪和其他三方面。从 45～90 岁，人体身高可下降 4～9cm，个别有下降 11cm 者。男子在 50 岁以后、女子在 45 岁以后多出现脂肪垫，前者为下腹部脂肪垫，后者则为腰部脂肪的增多。此外还可出现老年性驼背、瘪咀等。

(2) 体重：我们的调查证实，70 岁以后的老人 70% 体重下降。

(3) 皮肤：包括出现皮肤干枯、皱纹、老年斑和老年疣等。中医所说的"面焦肤槁"即指皮肤干枯和面部皱纹的出现。据统计，面部以眼角皱纹出现最早，以后是耳前、颐部至整个面部，额部皱纹价值不大。老年斑、老年疣多在 70 岁以后出现，可表现在面部、手背、足背等处。

（4）齿：指牙齿的松动和脱落。我们调查的 100 名 80 岁以上的老人中，留有 24 颗以上的仅有 12 人，剩余 10~15 颗的 32 人，全部脱落的 21 人。

（5）发：指发白、脱发等。从颜色上看，老年人有白发、黑白相兼和黑发几种。其中以黑白相兼者最多，白发次之，黑发极少。脱发有全脱与部分脱落之别，其中女性脱发较男性为迟。此外，男性眉毛、鼻毛、耳毛、女性上唇毛等的过度生长也系衰老的一种表现。

（6）耳：包括耳鸣、耳聋和耳外形的变化。耳鸣轻者如蝉鸣、重者似潮水声。耳聋经常出现在 65 岁以上者，且右耳为重，男性为多。这里还要提出的是耳外形变化，"肾气通于耳"。人老肾虚之后，耳郭的长度、软骨长、耳垂长均增加，七十岁后更明显。其中似乎越大者衰老越重。

（7）目：目的变化主要是指视力减退和老年环的出现多在 75 岁以后。

（8）智力：包括记忆力和理解力减退。70 岁之前主要是记忆力的减退，75 岁之后表现为理解力的减退。我们曾自行设计一"记忆测定器"，满分 45 分，在 220 名 60~70 岁老人中，15~25 分者占 28%。

（9）精神言语动作：老年人精神状态发生变化多在 65 岁之后，往往表现为对周围事物不感兴趣，表情淡漠，注意力不集中等。

言语重复啰嗦，有时语无伦次，或自语。动作迟钝，易于疲劳。

（10）性的变化：男性 60 岁以后，女性 55 岁以后，性欲大为减退，每月一次性生活者只占 20%，两月一次者 20%，余下为数月一次或更少。且男子阳痿、女子阴道萎缩。另外，男性睾丸褐色色素沉着有随年龄增长的趋势。

二、衰老原因的探讨

中医学认为，人体衰老是一复杂过程，根本原因还是阴阳平衡的失调。但具体地讲，主要有以下五种学说。

1. "五脏皆虚"说 这种学说以《内经》为代表。前已论及，《内经》在论述人体衰老的原因时明确地指出"肾气虚"、"肝气衰"、"心气弱"、"脾气虚"、"肺气虚"五脏皆虚的观点。正如《灵枢·天年》篇所载："其不能终寿而死者，何如？岐伯曰：其五脏皆不坚……"，"五脏皆虚，神气皆去，形骸独居而终矣"。

2. "肾虚为主"说 认为人体衰老的主要原因在于肾虚，也就是在"五脏皆虚"中突出了肾虚，该学说以朱丹溪、张景岳为代表。这里所讲的肾虚，包括先天禀赋不足和后天导致的肾虚。

3. "脾虚为主"说 金元医学大家之一的李东垣首创补土派，他根据内经中"五脏六腑皆秉气于胃"的理论，提倡"诸病多由脾虚"的观点，这种观点同样也反映到对衰老的认识上。《脾胃论》上说："动止饮食各得其所，必清必净，不令损胃之元气……则亦合于天数耳。"各地在探讨脾的实质时，通过临床观察与实验，证实脾是具有消化系统及与能量代谢、水液代谢有关的一切器官、系统的一种综合功能。此外研究还证实，脾的功能应包括免疫和造血功能。正是由于脾虚，人体的上述有关功能降低，方表现为衰老的现象。

4. "精血衰耗"说 上海中医药大学附属龙华医院根据《内经》有关论述，认为人体衰老的有关机理在于随着年龄的推延，首先是精血的不断衰耗，继之才是气虚、神败、形亦坏。他们在对 235 例 20 岁以上的人群进行了辨证分析后发现，随着年龄的递增，其"精血衰耗"人数亦呈递增趋势，40 岁以上组竟达 70% 以上，符合《素问·阴阳应象大论》中"年四十，阴气自半也"的说法。

5. "肾虚血瘀"说 我们在老年医学的研究中，曾对随机抽样的 300 多例不同年龄组患有冠心病、原发性高血压、慢性气管炎、支气管扩张、消化性溃疡、慢性肝炎、慢性肾炎及无明显病症的老年人，进行了中医辨证及脑血流图、甲皱微循环等现代医学客观指标的分析，发现不同病症的老人，尽管病种不同，症状有异，但都具有不同程度的肾虚和血瘀的表现，通过近 200 例的补肾活血法治疗，对恢复具体的病症及减少十大衰老特征，都起了显著作用，从而提出"肾虚血瘀"导致衰老的观点。

三、中药抗衰老、延龄益寿的研究

在数以千计的中医古典医籍中，具有延年益寿、预防衰老的方剂浩如烟海，比比皆是。近代著名医学家朱颜氏曾提出七个原则作为重点研究的标准，计：①有益无毒；②易得价廉；③制法简单；④不难吃，不碍消化；⑤不含金石药；⑥服用量不大；⑦容易贮备，不易变坏。据此可作研究者参考。

四、其他有关抗衰老的研究

1. 气功防老研究　首先气功可使人体发生低代谢生理状态。有人证实，久练功者的基础代谢率降低 16%，呼吸频率、肺通气量和心率均减少，皮肤电阻明显增加，皮肤温度比练功前平均增加 60.1±1.8℃，红外热象图辉度逐渐增强，红外辐射增强。练功者 5-羟色胺代谢水平却只有常人的 60% 左右。

其次气功可借助意识活动使机体的调控中心——大脑细胞的电活动高度有序化，使自身调节系统的噪声水平大大降低，调节信息增强，从而对全身的调控功能提示，使整个机体内部由无序向有序转化，为健康、长寿提供良好的生理、生化条件。

此外，大量研究证实，气功对于各种老年病，如高血压、冠心病、脑血管病，甚至于肿瘤，都有预防和治疗作用，无疑这也是延龄长寿的重要途径。

2. 太极拳　有人报道，经常打太极拳的人，其血清胆固醇的含量比一般人明显减低。长期锻炼，其心脏的毛细血管数增加，有使冠状动脉狭窄和阻塞的两侧小血管分支扩张，互相接通，建立侧支循环的作用，使心脏的血液供应得到改善。

还有人证实，打太极拳对防治高血压有效，起着一种双向调节作用，这些都为防治老年病、延年益寿发挥作用。

3. 保健灸　灸是中医医学的重要内容。早在宋·窦材所著《扁鹊心书》中就曾明确指出灸对防治老年病的重要作用。他说："余年五十，常灸点元五百壮……每年常灸，遂待老年健康。"近年徐明良氏曾介绍他的家庭每代都有长寿老人的秘诀，就在于坚持保健灸，即灸足三里。日本江间式在《身心锻炼法》中提到："每月必有十日灸三里寿至 200 余。"另外代田文老也曾提出欲使人长寿，可使小儿灸身柱，18 岁灸风门，24 岁灸三阴交，30 岁灸足三里，老年人灸足三里、曲池等。魏稼氏亦提出老年保健灸可灸足三里和关元，前者补脾胃，后者助肾阳。

有人亦对保健灸的作用进行了研究，一般认为，可使人体白细胞、红细胞数增加，血红蛋白与血糖量上升，补体增加等。也有人认为可增加网状内皮系统的吞噬作用。

总之，中医老年医学是一门内容丰富、系统完善的学科，加强对它的研究，将为世界医学宝库增添新的内容。

补肾活血法浅析

补肾活血法是一种新兴的中医临床治疗大法。此法自 1978 年由张大宁教授在国内首先提出，至今已 37 年。37 年前，张氏在总结肾病、老年病的实验统计结果时，发现绝大多数慢性病及老年病患者，均存在着不同程度的"肾虚与血瘀"，符合古人"久病及肾、久病多瘀"的观点。实际上也构成多种慢性病、老年病及人体衰老的基础。为此，张大宁教授提出了"补肾活血法"。

活血法即活血化瘀法，是运用调畅血行、祛除瘀滞的方药（或其他施治方法），治疗由于血瘀、血滞所致的各种疾病的方法，即《内经》所谓"坚者削之，留者攻之"之传统疗法。

补肾活血法是补肾法与活血法的有机结合及高度统一，通过补肾促进活血，应用活血益于补肾，两者相互协同，达到改善肾虚血瘀的病理变化，是使机体阴阳平衡、邪祛正存的一种新的治疗大法。这绝不是补肾法（或补肾药物）与活血法（或活血化瘀药）两者简单机械地叠加或同时使用。近年来的研究已经证实，补肾活血法是通过调节神经内分泌、免疫机能、改善微循环等一系列作用治疗各种慢性病、老年病及延缓衰老的一个大法。

在古代许多医书中，前贤大多认为因郁、因寒致瘀。如《素问·调经论》曰："寒独留而血凝泣，凝则脉不通。"《灵枢·痈疽》："寒邪客于经络之中，则血泣，血泣则不通。"《内经》又有"气为血之帅"之说，《素问·玉机真脏论》指出"脉道不通，气不往来"。可见气行则血行，气滞则血瘀。血得温则舒，遇寒则凝。故自古以来，活血之法常与行气之法相配伍，且活血之药，多为温性。清·王清任自古人"气为血之帅"之论发挥，强调了气血之间的关系，指出："治病之要诀在于明气血，气有虚实，血有亏瘀。"创以活血之方剂 33 首，主治瘀血病症 50 余种。其中最为突出的见解和最大的贡献莫过于他提出的"气虚血瘀论"，从而以"补阳还五汤"独立医门，重用黄芪补气活血而治之。张大宁经过长期大量地实践和研究，发现补阳还五汤中的气虚即肾气虚，而黄芪的功效主要在于补肾气，这不仅符合王清任当时的立论："元气即虚，必不能达于血管，血管无气，必停留瘀"，"元气者肾气也"，而且也符合现代研究所证实的人体衰老及各类疾病的发生与肾虚和血瘀有密切相关的结果。即肾虚必兼血瘀，血瘀加重肾虚。临床上往往肾虚是本，血瘀是标，肾虚为因，血瘀为果；反过来，瘀血又构新的致病因素，从多方面加重肾虚的程度，形成恶性循环。因此，肾虚血瘀是各类老年病、慢性病某些特定阶段和人体衰老的共同病理。形成了对临床有指导意义的"肾虚血瘀论"。而"补肾活血法"正是针对"肾虚血瘀"的病理基础而制造的一种"异病同治"的非特异性治疗大法。

现代研究证实，许多老年病、慢性病与下丘脑-垂体-肾上腺皮质轴、下丘脑-垂体-性腺轴及下丘脑-垂体-甲状腺轴的功能失调有关。冠心病、动脉硬化、高血压、糖尿病及某些精神疾病等与核苷酸代谢异常有关。这些疾病及许多老年病、慢性病也与微循环障碍有着密切关系。而补肾活血法恰可以调节前列腺素及环核苷酸代谢，更可以调节"三个轴"的功能及改善微循环。还有人对数十种疾病有肾阳虚或肾阴阳俱虚的患者，进行体内 5 个内分泌腺体的形态学观察，结果可见其甲状腺滤泡上皮细胞萎缩呈扁平状，滤泡中胶质增加并变厚，表明其机能下降；肾上腺皮质素状带细胞类脂质丧失并见变性、坏死；睾丸的精母细胞及精子减少，精曲管上皮细胞变性，支持细胞增生，基膜增厚，间质细胞萎缩，胞质中可见棕色颗粒；卵巢的各级卵泡数明显减少并有异常现象；脑垂体前叶的嗜碱粒细胞空泡形成，核不规则等。根据我们对大量现代研究结果的分析，肾虚者常兼有血瘀证候，即在以上病理形态学的基础上，同时兼有血液流变学及微循环的不同程度的异常，一般都有炎症、出血、水肿（即瘀血）所致的组织坏死、溃疡、增生、渗出液及瘢痕等组织形态学的改变，而以上这些相似或共同的病理改变，通过补肾活血法治疗后得以改善或恢复。

近年来国内外的大量文献证实，中医"补肾活血法"有如下十项功能：

（1）从整体上调整机体功能的衰退，促进内脏功能恢复，促进生长发育，增强再生能力，提高内在抗病能力。

（2）通过兴奋垂体-肾上腺系统，对抗垂体后叶素引起冠状动脉的收缩作用。达到增加冠状动脉流量、提高心肌效率、改善心肌缺血和心律失常、减慢心率、降低血压或增加心率和升压作用。

（3）具有激素样调节内分泌作用，常用药如附子，具有异丙肾上腺素作用，对垂体-肾上腺皮质激素有兴奋作用；巴戟天具有类皮质激素样作用，促进肾上腺皮质激素分泌。内分泌腺细胞产生的各种激素是机体内传递调节信息的重要物质，它受控于下丘脑-腺垂体。而内分泌靶腺体和其激素对下丘脑-腺垂体又有反馈调节作用，从而构成了一个相互调控、相互制约的阴阳平衡体系。肾虚病的阴阳平衡失调，只有通过补肾，才能改善这一病理变化。肾虚证患者垂体前叶、肾上腺皮质、甲状腺、睾丸、卵巢等腺体呈退行性改变，补肾药可以对这一病理变化给予治疗。

（4）补肾药对肾虚患者的环核苷酸代谢有一定调节作用。环核苷酸是许多生理功能和物质代谢的调控剂，对维持正常生命起着重要的作用。

（5）临床上肾虚患者，一般免疫功能都下降或失调，故常见此类患者极易患病或使慢性病迁延。补肾法不仅可以提高免疫力，加速细胞损伤的修复，而且通过调整肾阴肾阳，能提高免疫功能的稳定性，抑制过高的免疫反应。

（6）肾虚患者的形质损伤、气血亏虚及功能异常与代谢相关。肾虚时血浆过氧化脂质水平升高，而血浆过氧化脂质的水平变化，可能是肾气充盛与否的重要内在物质基础之一。另外，肾虚与超氧化歧化酶活性的变化有关，肾虚患者超氧化歧化酶活性显著降低，且病情越重者其活性越低。符合中医"久病及肾"之理。

（7）改善血液流变学的病理变化。由于血瘀疾患的病因病机不同，证象各异而表现出的血液流变学的病理改变及其有关参数的变化也不相同。心脑血管疾病患者，血液黏稠度大多升高，主要是因为红细胞、血小板表面电荷减少而至红细胞、血小板聚集或凝结而成，可能成为中医理论"内结为瘀血"的血液流变学的病理基础；出血性疾病血液黏稠度大多降低，主要是血细胞减少及血管破裂等原因，可能成为中医理论"离经之血成瘀血"的血液流变的病理基础；肝硬化腹水、贫血等病的血瘀患者血液黏稠度也下降，可能成为中医理论"血虚夹瘀"的血液流变学的病理基础，而肺源性心脏病、肺气肿等则可能成为中医理论"污秽之血为瘀"的血液流变学的病理基础。

（8）改善微循环的病理变化。微循环是循环系统的基本结构，瘀血证患者在微循环障碍上有一系列的病理变化。高血压、糖尿病、脑血管病等瘀血证患者异常管襻增多、微血管呈瘤状膨大、囊样变或螺旋形变，血流减慢，血细胞聚集，管襻顶端扩张等。表明"久病入络"的微循环障碍病理。

（9）维持凝血与抗凝血系统的平衡。血瘀患者的凝血-抗凝血及纤维蛋白形成-溶解两大系统的动态平衡均产生了病理改变。活血化瘀能改善两大系统的病理变化。如抗凝血作用的三七、赤芍、龙葵等；促凝血作用大黄、乌药、仙鹤草等。

（10）其他，如提高心率，调整心律紊乱，改善房室结、窦房结节律，改善传导阻滞，扩张血管作用。可扩张冠状动脉、外周血管等，改善肾功能，使肌酐、尿素氮下降，使肾炎动物蛋白尿减少及抑菌、抗病毒和消炎作用等。

综上所述，肾虚与血瘀相关并存，从临床研究到取得的进展已证实补肾活血法的疗效及理论基础。"肾虚血瘀论"的产生不仅成为中医理论体系中一个基本的病理机制，并通过补肾活血法的临床疗效及理论研究得到反证。"补肾活血法"随着理论、基础研究的深入和临床的大量应用，越来越显示出其良好前景。

（张勉之　张大宁）

补肾活血法治疗绝经后骨质疏松症

绝经后骨质疏松症是一种与绝经有关的代谢性骨病。妇女在绝经后短时间内，由于卵巢功能衰退，雌激素水平下降，骨基质和骨矿量同时加快丢失，全身骨量减少及骨组织微结构的改变，从而导致骨密度稀疏而脆性增高，引起全身性骨痛，以腰背痛最多见，身长缩短，驼背，受轻微的外力就易发生骨折。现代医学一般采用雌激素替代治疗及补充钙剂等，效果不尽理想，且长期服用会引起并发症或不良反应等问题。因此，探讨祖国医学治疗该病，以提高临床疗效，降低不良反应，有较大的临床意义和实用价值。

笔者多年从师于张大宁教授门下，亲聆教诲，获益匪浅。在 20 世纪 70 年代，张大宁教授率先提出"肾虚血瘀"的概念，逐步形成了对临床极富指导意义的"肾虚血瘀论"。补肾活血法是针对"肾虚血瘀论"的病理机制，结合祖国医学治则理论（异病同治，扶正祛邪的原则）首先提出的与之相适应的治疗大法。运用张氏"补肾活血法"治疗绝经期后骨质疏松症，是以"肾虚血瘀论"为理论依据，进行辨证施治，收到了显著的临床效果。

一、病因病机

祖国医学认为该病的发生、发展与"肾气"密切相关。《素问·逆调论》曰："肾不生，则髓不能满。"《素问·六节脏象论》曰："肾者，主蛰，封藏之本，经之处也，其华在发，其充在骨。"肾为先天之本，主藏精。为人体生命活动的物质基础，包括先天之精和后天之精，两者相互影响，相互为用，从而维持人体脏腑的各种功能活动，故肾又称为"生命之本"。《素问·上古天真论》曰："女子七岁，肾气盛，齿更发长；二七而天癸至，任脉通，太冲脉盛，月事以时下，故有子；三七，肾气平均，故真牙生而长极；四七，筋骨坚，发长极，身体盛壮；五七，阳明脉衰，面始焦，发始堕；六七，三阳脉衰于上，面皆焦，发始白；七七而任脉虚，太冲脉衰少，天癸竭，地道不通，故形坏而无子也。"此段经文的论述，明确地指出了妇女生、长、壮、老、已的自然规律与肾中精气的盛衰密切相关。祖国医学"肾"的概念包含了现代医学生殖、内分泌、神经、免疫等多个系统的功能；特别是肾与"下丘脑-垂体-肾上腺皮质轴"、"下丘脑-垂体-性腺轴"及"下丘脑-垂体-甲状腺轴"的关系，应是祖国医学"肾"的主要内容。肾虚是全身生理机能减退的一种状态，所以它并不是从单一方面影响骨代谢并造成骨质疏松症的。一是肾虚造成内分泌系统紊乱，通常在肾虚时下丘脑-垂体-性腺三个靶线轴功能紊乱。肾虚造成免疫功能低下，细胞免疫、体液免疫、补体系统、网状内皮系统吞噬功能均有不同程度降低，而参与骨代谢的局部调节因子与上述系统的功能有关。二是肾虚造成微量元素的变化。微量元素锌对人体生长发育密切相关，它主要在与生长发育有关的酶系统和内分泌系统中富集，肾虚时，含锌量降低进而影响人的生长发育，当然也包括骨的生长发育。肾虚者"肾"的功能逐渐衰退引起机体钙磷代谢异常，致使骨量丢失，因此可以认为"肾"的强壮与骨钙含量密切相关，骨钙含量是人体健康的重要标志，骨钙亦是肾主骨的物质基础。骨与关节疼痛是骨质疏松症的常见症状，根据"不通则痛"的祖国医学理论，患者此时有"瘀"的病理，此瘀当责之于肾，肾气虚则血运无力，渐可致瘀。历代医家阐述病的病因病机时，主要集中在"虚"与"瘀"，即"肾虚"与"血瘀"。"肾虚"与"血瘀"几千年来一直作为独立的病因病机指导着中医临床，始终未能将"肾虚"与"血瘀"完整、有机地统一起来。张氏"肾虚血瘀论"认为临床上出现的肾虚与血瘀不是孤立存在的，肾虚必兼血瘀。肾虚是本，血瘀是标；肾虚为因，血瘀为果。反过来血瘀又构成新的致病因素，从另一方面加重肾虚的程度，形成恶性循环，而产生各类疾病。由此可见，肾虚血瘀为绝经后骨质疏松症的主要发病机理。

二、证候与治疗

（一）证候

全身疼痛，以腰背疼痛为多见，躯体变矮变形，轻微外伤或跌倒即可骨折。肾阴虚者兼见眩晕耳鸣，视力减退，健忘少寐，腰膝酸软，咽干口燥，形体消瘦，面色潮红，五心烦热或午后潮热，盗汗颧红，舌红少苔，脉弦细数。肾阳虚者兼见面色白，形寒肢冷，精神不振，腰膝酸冷，舌淡苔白，脉沉细无力而两尺尤甚。

（二）治疗

按补肾活血法的原则组方。药物组成：枸杞子、熟地、当归、山茱萸、覆盆子、肉苁蓉、淫羊藿、杜仲、骨碎补、菟丝子、川芎、赤芍、丹参、三七。随症加减：肾阴虚偏重者，加女贞子、旱莲草；肾阳虚偏重者，加续断、补骨脂；瘀血偏重者，加三棱、莪术。

用法：以上药物剂量需根据患者的年龄、体质、症状表现而定。若用汤剂，每日1剂，水煎服，日服2次，连服4周。后改为3日1剂，每日2次口服。也可以采用丸剂或胶囊，每次1丸（每丸重9g），每日3次；或每次6粒（0号胶囊），每日3次。

三、讨　论

该病属祖国医学"痿症"范畴。病变在骨，其本在肾，《素问·痿论》云："肾主身之骨髓……肾气热，则腰脊不举，骨枯而髓减，发为骨痿。"《素问·五脏生成》曰："肾之合骨也。"根据祖国医学脏象学说，人体骨骼的生长发育有赖于肾精气的滋养。"肾虚血瘀论"认为，肾虚血瘀既是病因，又是病理基础；它是气血功能失调的结果，也是"久病及肾"、"久病多瘀"的结果；肾虚血瘀既是人体衰老的生理特征及病理功能表现，也是各类慢性病某一特定阶段的病理基础；同时它还是各类疾病共性（即非特异性反应）的表现。"肾虚血瘀论"不仅成为祖国医学理论体系中一个基本的病理机制，而且为补肾活血法的临床应用及理论研究提供了可靠的理论依据。补肾活血方药以枸杞子、杜仲、菟丝子补益肝肾，熟地、山茱萸、女贞子、旱莲草滋阴补肾，淫羊藿、续断、肉苁蓉、骨碎补、覆盆子、补骨脂补肾壮阳，当归、川芎、赤芍、丹参、三七、三棱、莪术活血化瘀、祛瘀通络，诸药合用，共奏补肾活血、填精壮骨之功。运用补肾活血法治疗本病，在改善骨痛、腰痛背症状等方面取得了较好的疗效，显示了中药的潜在优势。

绝经后骨质疏松症的治疗中必须将补肾活血法有机结合，发病初期，活血作用对病变发展的防治作用较好，而随着疾病的发展，补肾法在治疗中渐占优势。因此在完整治疗法则中，早期可偏重于活血化瘀，病久则重于补肾。补肾活血方药具有"泻实"作用，可改善血液流变学的病理变化，改善微循环，维持凝血与抗凝血系统的平衡。补肾活血方药还具有"补虚"作用，文献报道补肾药物对于肾虚患者下丘脑-垂体-肾上腺皮质系统和下丘脑-垂体-性腺系统均有调节作用，可调整卵巢功能和雌激素受体活性，调节绝经后内分泌系统紊乱，显著提高相对骨体积和平均骨小梁宽度及骨细胞陷窝长度，还能显著提高骨钙、磷含量，具有明确的改善骨质，增加骨密度的作用。动物实验发现补肾活血药能提高骨质疏松症大鼠的骨密度、骨矿含量，提高骨质疏松症模型大鼠的血清骨钙素、雌激素、胰岛素样生长因子、甲状旁腺激素、碱性磷酸酶、降钙素等水平；升高体内 1，25-羟维生素 D_3 水平；降低血清 IL-1、IL-6 等水平；促进成骨细胞的增殖、分化，促进成骨细胞骨钙素和胰岛素样生长因子等 MRNA 的表达；抑制破骨细胞的数量和活性；抑制破骨细胞基质金属蛋白酶——9MRNA 的表达；改善骨基质的分子结构，使骨结构力学特性加强；调节体内新陈代谢和骨骼内环境微量元素的平衡，影响体内多种酶的活性，延缓细胞组织的衰老蜕变过程，促进骨的重建。

通过对绝经后骨质疏松症的治疗，证明"肾虚血瘀论"对该病的认识是明确的，补肾活血法是针对这一病理机制的有效治疗大法，具有良好的推广应用前景。

（张文柱　张大宁）

关于中医学"四大经典"命名的探讨

"四大经典"是中医学经常提到的术语，被广泛应用于中医本科教学、西学中及科研、医疗中。但究其命名的涵义和内容却众说纷纭，莫衷一是，甚至混淆了著作与疾病、理论与临床的概念。为此，我们提出以下看法，望批评指正。

一、"四大经典"的提出

据笔者考证，"四大经典"一词，源于"四圣"一说。清代著名医家黄元御著有《四圣心源》一书，所谓"四圣"，系指黄帝、岐伯、秦越人、张仲景四位医家。黄氏为四圣之著——《内经》、《难经》、《伤寒论》、《金匮要略》解释，实寓有"四大经典"的涵义，这可能是最早的提法。

正式明确提出"四大经典"一词，系 1955 年卫生部在中国中医研究院第一届西学中班教学计划中明确提出的：学习中医必须要系统学习"四大经典"，即《内经》、《神农本草经》、《伤寒论》和《金匮要略》四部著作；1960 年，卫生部组织全国五大中医学院主编全国第一版中医院校试用教材，在出版说明中亦有类似的论述"本教材除了取材于四部古典医籍——黄帝内经、神农本草经、伤寒论、金匮要略"。

但近年来，中医界对"四大经典"的说法、看法越来越不统一，如北京中医药大学院研究生班提出：以《黄帝内经》、《伤寒论》、《金匮要略》、《温病条辨》为四大经典。而近年来，无论是本科考试、中医执业医师考试、晋升考试、名中医带徒考试甚至研究生考试等，均以《黄帝内经》、《伤寒论》、《金匮要略》、《温病》为四大经典，其中"温病"所指，并非《温病条辨》或其他古代温病学专著，而是指"温病学"。

二、"经典"的含义

《中华大字典》载："经，经书也。"《文心雕龙》云："三极彝训，其书由曰经。"所谓"经典"，应该是在某门学科的建立与发展中起到奠基或划时代作用而做出巨大贡献的著作。《博物志》云："圣人制作曰经。"儒家把诗、书、易、乐、礼、孝、论语等列为经典，当今把《资本论》、《自然辩证法》等称为马列主义经典著作，都是这个道理。

具体到古典医籍中的经典，我们亦认为应当是在中医学理论体系（其中自然包括中药学）的形成、建立中起过重要奠基作用，或对辨证论治体系的确立做出过巨大贡献，成书年代较早，至今仍有重要指导意义的著作。

三、"四大经典"的命名

综上所述，笔者认为中医学的"四大经典"应定为《黄帝内经》、《神农本草经》、《伤寒论》和《金匮要略》四部古典医药学巨著。

《黄帝内经》是我国现存最早的一部医学理论著作,约成书于战国至秦汉时期。在这以前,还尚未形成一门系统完整的中医学。因此,《黄帝内经》的产生,在中医学发展史上,起到了划时代的作用。嗣后虽有所发展,但在最基本的问题上并没有越出该书的范围,至今仍有着指导意义。

《神农本草经》是我国最早的一部药物学专著,成书于公元 2 世纪左右。它总结了东汉以前在药物方面的实践经验,把中药学提高到理论的高度,奠定了中药学的基础。后世的《名医别录》、《本草经集注》、《新修本草》、《开宝本草》、《本草纲目》等都是在此基础上发展起来的。

东汉末年张仲景编著的《伤寒杂病论》,即《伤寒论》和《金匮要略》,总结了汉以前的临床实践经验,充实和发展了《黄帝内经》的热病学说,强调理法方药的严谨,奠定了辨证论治的基础。亦可以说,《伤寒杂病论》续《黄帝内经》之后,使中医学又发生了一次"质"的飞跃。总之,把《黄帝内经》、《神农本草经》、《伤寒论》、《金匮要略》列为"四大经典"是当之无愧的。

四、关于《难经》和"温病"

《难经》原名《黄帝八十一难经》,相传为战国时期名医扁鹊所著。"难"有问难之义,即以问答解释的方式,从诊法、藏象、经络、针刺等多方面阐发《黄帝内经》旨意,恰似《黄帝内经》的一部参考书。该书虽有重要价值,但称之为"经典"仍似欠妥。

近年来,不少人将"温病"列为"四大经典"之一,这不但贬低了"经典"的水平,而且混淆了理论与临床、著作与疾病的概念。中医学院试用教材《温病学》中明确指出:"温病学是研究四时温病的发生发展规律及其诊治方法的一门临床学科。""温病"是一类外感病的总称,温病学与内科学、妇科学、儿科学等学科一样,同属于临床医学范畴,是由现代专业作者编写而不断更新的学科,怎么能称为经典著作呢。

至于《温病条辨》系 200 多年前的著作,尽管它在温病学的发展史上做出了贡献,但在此前后,亦有《外感温热论》、《温热经纬》等专著。论其贡献,相差无几,如称其为温病学的经典著作尚可考虑,但泛称中医学的"经典"显然不妥。

此外,建议中医院校关于"四大经典"的教学应安排在整个中医教学的最后,其中《神农本草经》可作为选读课。

(张勉之　张大宁)

论张大宁教授 "补肾活血法" 的立论基础

"补肾活血法"是中医肾病学专家张大宁教授早在 1978 年提出的一种新兴的中医临床治疗大法。作为中医肾病学的奠基人，张大宁教授在其 1990 年出版的我国第 1 部中医肾病学专著《实用中医肾病学》中就曾这样论述过"中医肾病学"的概念："是以中医学基本理论和辨证论治为基础，继承历代医家医疗经验，并结合近代研究中所出现的新学说、新经验、新认识，系统阐述中医肾病辨证论治、理法方药的学科。"张大宁教授提出的"补肾活血法"和"肾虚血瘀论"等新学说、新治法，正是形成"中医肾病学"这门新兴中医临床学科的理论基础。"补肾活血法"作为一新兴学科的基础理论，是经过长期的临床实践和理论积累，不断地更新和完善而逐步形成的，正如张大宁教授在其近著《中医补肾活血法研究》一书前言中所述："它的产生是人们随着对疾病认识的深入及将中医理论与现代医学理论相结合的结果，也是中医治法通过实践认识再实践再认识的重新组合和创新的结果。"笔者从师张大宁教授 10 余年，颇有心得。认为补肾活血法的立论基础是广泛的、深入的和十分严谨的，现从以下 6 个方面论述。

一、从流行病学方面

流行病学调查和分析是认识疾病人群现象和掌握疾病流行发病规律的重要方法，也是预防和确立治疗方案的首要步骤。张大宁教授早在 1976 年就进行了大量流行病学调查和分析，包括对天津地区老年人健康调查与分析；对 224 例随机抽样老年人常见病症状、舌脉及中医辨证的调查分析；对 2122 例老年人进行的耳垂折痕观察结果分析等（详见《张大宁医学论文集》）。从以上大量流行病学调查和分析得出：①腰膝酸软或疼痛及尿频（尤其夜尿多）是老年人最常见的症状，冠心病、高血压、心脑血管病、糖尿病、慢性气管炎、前列腺炎或肥大及各类肾病等均系老年人常见病，而这些不同疾病的老年人，尽管病种、症状各异，却都具有一个共性，就是都存在不同程度的肾虚和血瘀的表现。②耳垂折痕的发生率随年龄增大而逐渐提高；耳垂折痕与冠心病、动脉硬化有明显的关系（$P<0.01$）；耳垂折痕与心肾阳虚有关，与非心肾阳虚耳垂折痕发生率有显著差异（$P<0.05$）；耳垂折痕与血瘀有关，与非血瘀耳垂折痕发生率差异非常显著（$P<0.01$）。从临床上看，血瘀的发生多因心肾阳虚而致，所谓"阳气不足，则血瘀滞塞"。综上所述，耳垂折痕确属老化现象之一，且与心肾阳虚、血瘀有明显关系，可见耳垂折痕的望诊对诊断老年人肾虚（尤其是心肾阳虚）血瘀有一定阳性意义。就是基于以上流行病学调查与研究的启发，张大宁教授于 1978 年率先提出了"肾虚血瘀论"及与之相应的"补肾活血法"，用于临床并研制成补肾活血液，在治疗心脑血管疾病及防治衰老方面取得了明显疗效。

二、从分类学方面

一个完整的治疗大法是在各种具体治法基础上总结出来的纲领性大法。"补肾活血法"尽管作为新生的、独立于古八法（即"汗、吐、下、和、温、清、消、补"）及新八法〔即化（化饮祛痰）、理（理气）、活（活血化瘀）、安（安神）、开（开窍）、固（固涩）、驱（驱虫）、补

（补虚）〕之外，但它仍有广义和狭义之分。从目前临床已经普遍应用的补肾活血法（广义）来看，张大宁教授将其分为以下 7 类具体治法：①滋肾活血法；②填精活血法；③温肾活血法；④益气活血法；⑤补肾活血法；⑥壮阳活血法（狭义）；⑦固精活血法（又称固肾活血法）。以上详见张大宁著《中医补肾活血法研究》第四章。

三、从病因学方面

"补肾活血法"的确立，不能不说是基于"肾虚血瘀论"而产生。"肾虚"与"血瘀"几千年来一直作为独立的病因指导着中医临床。不论因郁、因寒致瘀，还是先天不足、房劳过度致虚，以至清代著名医家王清任最为贴近的"气虚血瘀论"都未能将"肾虚"与"血瘀"完整地统一起来。张大宁教授从长期大量的临床实践中认识到肾虚和血瘀不是孤立存在的，肾虚必兼血瘀，而血瘀加重肾虚，临床上往往肾虚是本，血瘀是标；肾虚为因，血瘀是果；反过来血瘀又构成了新的致病因素，从多方面加重肾虚的程度，形成恶性循环。自 1978 年首次提出"肾虚血瘀论"概念以来的 20 年，张大宁教授将其广泛地在临床实践中应用，并不断加以完善补充，形成了对临床极富指导意义的"肾虚血瘀论"。

"肾虚血瘀论"认为，肾虚血瘀既是病因，又是病理基础；它是气血功能失调的结果，也是"久病及肾"、"久病多瘀"的结果；肾虚血瘀既是人体衰老的生理特征及病理功能表现，也是各类慢性病的某一特定阶段的病理基础；同时它还是各类疾病共性（即非特异性反应）的表现。因此我们抓住了肾虚血瘀这一病因，不仅能够作为推断人体衰老的临床重要指标，而且对于治疗各类慢性病、老年病及研究各种疾病的共性都有极其重要的意义，从而为补肾活血法的立论提供了可靠的依据，为临床应用此大法打下了坚实的理论基础。

四、从诊断学方面

长期以来困扰中医界所谓"中医诊断不明、诊断不清"之谈，实际是一种误解，也同时暴露出中医本身缺少客观化标准和诊断知识更新。实际上中医学能够几千年长存不衰，其本身已具备完整的独特诊断学体系，即辨证论治。它是运用中医理论和诊疗方法来检查诊断疾病，观察和分析疾病。这种原则和方法，经过长期反复的验证和不断地充实完善已经形成了具有独特理论和行之有效的临床诊疗方法。从目前科学日新月异的发展和临床需要来看，中医辨证论治应该加以延伸、更新和充实内涵，即结合现代医学理论和检验方法而制定中西医交融的一种全新的诊断学、治疗学标准。

张大宁教授在大量临床实践和流行病学调查基础上，并经统计学处理，结合目前较为公认的《中医虚证辨证参考标准》、《中医血瘀证诊断标准》及最新有关肾虚血瘀的实验室检查、现代医学研究成果等，制定了一个较为系统全面的《肾虚血瘀辨证诊断标准》（详见《中医补肾活血法研究》第 3 章第 2 节）。张大宁教授还首次提出了肾虚血瘀的分期标准即肾虚血瘀前期、肾虚血瘀初期、肾虚血瘀中期和肾虚血瘀末期。对今后应用补肾活血法提供了较为完善的客观化标准。

五、从卫生统计学方面

一个立论的产生必须要有大量的实践和实验做基础，而这一基础又是靠大量、丰富、精确、科学的统计学分析所构筑的。长期以来张大宁教授从肾虚血瘀证的发生、发展规律到"补肾活血法"的疗效及作用机制都进行了广泛、深入的探讨和研究，从而确立了"补肾活血法"牢固的立论基础。

（一）"肾虚血瘀论"的统计学分析

（1）从不同年龄组出现肾虚血瘀症状分析得出，症状出现率随增龄而增高，并证实人体确实存在"生理性肾虚血瘀"及渐进为"病理性肾虚血瘀"的过程。同时说明人体的自衰或随衰老及其他原因引起的各类疾病发展到一个特定阶段时，从特异性向非特异性（即肾虚血瘀）转化的病理过程，为临床广泛应用"补肾活血法"提供了依据。

（2）从中老年人不同疾病辨证分型分析中得出非特异性的肾虚血瘀证出现率在慢性病中较高，占 60% ~ 94%（$P<0.01$）。说明肾虚血瘀证是各类慢性病某一特定阶段的共同病理改变，是产生多种老年病的重要原因，也是导致衰老的主要病理学基础；同时也证明了古人"久病及肾"、"久病必瘀"的科学论断。

（3）对特殊体征的统计：①出现耳垂折痕与肾阳虚及血瘀证的发生有关。中医学认为：肾开窍于耳，耳为肾之外候，肾为元阳，主一身之阳气。肾阳虚则不能温煦血脉，气血失畅，则三焦气化不利，脏腑功能失调，引起诸病，所谓"血之不和，百病乃变化而生"。肾虚导致血瘀，血瘀加重肾虚，两者相互影响，证明了"肾虚血瘀"在老年病发病过程中的主导地位。因此耳垂折痕的观察有助于心脑血管病、糖尿病、肾病等老年病的早期诊断。②有关"类肝掌样表现"的统计学分析表明："类肝掌样表现"与血瘀证的发生及血脂（如胆固醇和三酰甘油）升高有明显关系（$P<0.01$），是血瘀证及高脂血症的一项辅助诊断，成为中医诊断学中新的望诊内容。

（4）对不同肾病患者肾虚血瘀证的血液流变学分析结果表明：各类不同肾病（包括原发性4种及继发性3种两大类肾病）其肾虚、血瘀及肾虚血瘀患者的全血黏度、血细胞比容均高于正常人，而肾虚与血瘀之间差别不大，但肾虚血瘀者有非常显著性的差异（$P<0.01$）。再次说明肾虚导致血瘀、血瘀加重肾虚的病理病机，而血液黏度的增高又成为两者之间的一个病理联系，从而为补肾活血法治疗各类肾病提供了理论依据。分析中我们还发现，肾病中无肾虚血瘀表现者血液流变性与正常人差异不大，但已有增高趋势，这可能说明其病理尚未达到"肾虚血瘀"程度或处于"肾虚血瘀前期"阶段。

（5）我们对动物模型微循环观察的统计学分析发现，类阳虚的动物模型不仅外周微循环存在不同程度的障碍，而且还观察到其类阳虚小白鼠肾表面毛细血管的血液流速明显减慢（$P<0.005$）。一般来讲，"血流减慢"在一定条件下可能影响肾小球的滤过作用和肾小管的重吸收作用，这与中医肾阳虚时可有小便清长或尿少等表现相吻合，也反证了血瘀加重肾虚的道理。目前临床已将微循环障碍作为"血瘀"的病理指征。该实验的统计结果表明，微循环的改变同样可作为肾阳虚的病理指征之一。中医学认为肾阳虚不仅能导致人体功能的衰退，而且可以影响到整个气血的运行。该实验证明，类阳虚微循环动物实验的外周和肾脏的微循环血流不仅减慢，且大部分呈虚线状流动，甚至出现停滞状态，说明"血瘀"是在肾阳虚发展到一定程度的基础上出现的，再次证明了"肾虚"与"血瘀"之间的内在病理联系。

在以上研究结果的基础上，目前张大宁教授在糖尿病肾病的研究上取得了突破性进展，认为糖尿病视网膜微血管的改变与肾小球微血管系膜及基膜增厚、肾动脉硬化等改变是同步的，是"肾虚"发展到一定程度上出现"血瘀"的现象，"血瘀"必将加重"肾虚"，导致肾功能衰退，出现血肌酐、尿素氮的升高，即临床上的糖尿病肾病乃至肾衰竭。因此该理论的提出对于糖尿病的早期发现、早期治疗，尤其对糖尿病的预后发展及防止糖尿病肾病的发生、发展具有积极重要的意义。

（二）"补肾活血法"的统计学分析

（1）采用"补肾活血法"自制的"补肾活血液"（又名"强力虫草王浆液"）对1000例健康

老年人及患有各类慢性病的 1000 例老年人分别进行观察，结果证明健康老年人的衰老症状明显改善；患有各类慢性病的老年人其症状、心电图、甲皱微循环及血液流变学指标均有明显改善（$P<0.01$）。

（2）对老年肾虚患者采用"补肾活血法"治疗前后脑电图、脑血流图观察结果表明：①因衰老而肾虚者的脑血流图有不同程度的改变。"波幅"是反映脑血流量的客观指标，用"补肾活血法"治疗，肾阴虚者的波幅变化快而明显，提示肾阴虚患者服药后脑灌注量有较大幅度增多，但维持时间不长；而兼有血瘀者，波幅增高最多，且维持时间也较长。说明"补肾活血法"对脑血流的改善有一定作用。②统计学结果表明，脑电图提示肾虚老年人脑的生物电活动减弱，而"补肾活血法"有改善脑生理功能的作用。

六、从药理学方面

自"补肾活血法"诞生以来，已在十几个临床学科、70 多种疾病的治疗中得到广泛应用，尤其是在许多疑难病的治疗方面取得了突破性进展。最具代表性的是由张大宁教授主持研究的"肾衰系列方治疗慢性肾衰竭的临床及实验研究"，在慢性肾衰竭治疗方面提出的"虚、瘀、湿、逆"四大病机，以补肾活血为本，祛湿降逆为标；整体治疗与局部治疗结合、理证治病相结合、多种治法相结合的总体治疗原则，开创了慢性肾衰竭治疗上的新思路、新方法，总有效率达 84.4%，显效率 51.5%，疗效居国际领先，高于 WHO 标准及日本东京大学医学院长阪昌氏的统计结果，该项成果获国家科技进步二等奖。以下仅从肾衰竭系列方中代表药物"补肾活血胶囊"的部分药理实验研究说明"补肾活血法"的立论基础。

1. 补肾活血胶囊对大鼠肾功能影响的研究 选用体重 80～100g Wistar 大鼠，由电灼肾脏制成肾衰竭模型，随机分为对照组、肾炎四味片、六味地黄丸、氧化淀粉、补肾活血胶囊 5g/kg 和补肾活血胶囊 10g/kg 共 6 组进行观察。结果表明：补肾活血胶囊观察组无论是 5g/kg（$P<0.01$）或 10g/kg（$P<0.001$）均能显著降低模型大鼠血肌酐及尿素氮，其作用仅略低于氧化淀粉而强于其他几组。

2. 补肾活血胶囊对小鼠肾组织血流量影响的研究 用 30～35g 昆明种小白鼠，雌雄兼用，将小鼠随机分为肾炎四味片 13g/kg、多巴胺 2mg/kg 及补肾活血胶囊 5g/kg 和补肾活血胶囊 10g/kg 共 4 组。用电解式组织血流仪记录电解后 H^+ 稀释速率曲线，并自动计算出肾组织血流量。实验结果发现：补肾活血胶囊 10g/kg 组可明显提高小白鼠肾组织血流量，与多巴胺 2mg/kg 作用相近。该作用可能与方中补肾活血药如生黄芪、冬虫夏草、丹参、川芎等的药理作用或综合作用有关，能增加肾组织血流量，促进血液中有毒代谢产物的滤过和排泄，从而达到降低血肌酐、尿素氮的作用。

3. 补肾活血胶囊对小鼠腹腔巨噬细胞吞噬功能影响的研究 应用小鼠腹腔巨噬细胞吞噬红细胞的方法，将 18～20g 的雌性昆明种小鼠随机分为对照组、卡介苗 125mg/kg、肾炎四味片 13 g/kg、补肾活血胶囊 5g/kg 和补肾活血胶囊 10g/kg 共 5 组。由于肾衰竭患者抵抗病原微生物感染的能力大为下降，是患者加重病情的主要因素之一。而通过上述观察证实，补肾活血胶囊可明显提高小鼠腹腔巨噬细胞吞噬活性，提示"补肾活血法"对加强机体免疫防御功能具有重要的作用。

以上 3 项药理研究说明，"补肾活血法"在提高慢性肾衰竭疗效方面起到重要作用，而且进一步证实了通过活血达到补肾（改善肾功能）扶正（提高机体免疫功能）、而补肾扶正又达到活血（增加肾血流量）降逆（排出肾中有毒物质）的相互促进作用。

（沈伟梁　张勉之　张大宁）

慢性肾衰竭血透及血透配合中药疗法治疗进展

慢性肾衰竭（CRF），是常见的严重危害人类健康和生命的难治性疾病（属于中医学"关格"、"肾劳"、"癃闭"、"溺毒"等病范畴）。如病因无可逆性，该病将不停顿地发展直至终末期肾脏病（ESRD）甚至死亡。虽然中西医结合保守治疗 CRF 可延缓其进程，但该病晚期的主要治疗手段是肾移植及透析治疗。关于肾移植，尽管免疫抑制、器官保存、供体和受体的选择、术后处理等方面的改进，已使 1 年存活率超过 90%，然而移植的排斥仍然是器官移植的严重问题，实际上肾移植 10 年存活仅为 35% 左右。我国维持性血液透析（简称血透）患者约 8 万人，有的地区长期存活率已接近发达国家水平。例如，上海第一人民医院维持性血透患者 5 年存活率达 77.8%；广州中山医科大学血液净化中心维持性血透患者 5 年存活率 1990 年为 58%、1994 年为 70%，与国外报道的 58% ~87% 基本相似。欧美日各发达国家，几乎所有 ESRD 都可以得到透析或肾移植的治疗。美国有报道，4 例血透患者已存活 30 年。我国每年将有 12 万新的 ESRD 患者，广东省维持血透患者以 20% 的速度递增。

血透疗法可通过改善机体的内环境延长 CRF 患者的生存时间。于氏等的研究表明：CRF 患者血透前血清总三碘甲状腺原氨酸（TF_3）、游离三碘甲状腺原氨酸、游离甲状腺素（FT_4）明显低于正常对照组（$P<0.05$），而血清总甲状腺素（TT_4）、促甲状腺素（TSH）较正常对照组无显著性差异（$P<0.05$）。血透 6 个月后血清 TT_3、FT_3、FT_4 较血透前显著性增高（$P<0.05$），与对照组比较仍低（$P<0.05$）而 TT_4、TSH 无明显变化。结果表明，维持性血透对 CRF 患者甲状腺功能有一定的改善；观察甲状腺激素的变化对 CRF 病情发展有一定的临床价值。席氏研究表明：尿毒症患者血透后血小板表面活性标志物（$CD_{62}P$、CD_{63}）表达水平显著高于透析前（$P<0.001$），而血小板计数（PLT）、血小板比积（PCT）、平均血小板体积（MPV）、血小板分布宽度（PDW）与血透前无显著性差异，认为，血液透析并非通过影响血小板数量、形态而可能是透析清除了尿毒素改善了尿毒症患者血小板活化功能为其纠正止血缺陷的机制之一，但同时也是长期血液透析患者处于血栓前状态机制之一。由于血透的非生理性，它也存在着相当多的并发症：低血压、营养不良、便秘、贫血、高黏血症、透析反应、皮肤瘙痒、肾性骨病、心律失常等。大大降低了这类患者的生存质量。特别是在透析过程中，由于渗透性负荷和容量状态的突然变化，透析早期常导致残存肾单位的快速下降。Lest 的研究表明：334 例维持性血透患者 24 个月后 Ccr 明显下降，而前 3 个月下降最快。何氏研究表明：心脏及血管并发症是尿毒症维持性血透患者主要的死亡原因。加强患者健康教育，以控制体重增长、重视血透充分性、控制血压、纠正贫血、加强营养支持治疗是预防该类并发症的重要手段。目前临床上多采用中药配合血透治疗，以延长其透析间隔时间，减少透析次数、减少患者的自觉症状。李氏等将 40 例血透患者随机分为对照（20 例）和"慢肾肾康"治疗组（20 例）。治疗组加用慢肾康口服，每日 2 次。观察 2 组血透前及血透后 1 ~3 个月的尿素氮、肌酐、肌酐清除率的变化。结果：血透 3 个月后"慢肾康"治疗组的上述血化验结果与对照组比较降低，有显著性差异。结论："慢肾康"具有保护血透患者残余肾功能、延缓肾衰竭的作用。徐氏的研究表明：中药可减少血透的并发症，改善营养状态、提高患者的生存质量。用参麦注射液、生脉注射液、高丽参注射液可有效改善血透患者的低血压并发症；用黄芪注射液可减少血透患者感染的发生率；选用中药复方汤剂可改善血透患者营养不良、便秘、贫血、高黏

血症、皮肤瘙痒、肾性骨病等并发症。邱氏的研究表明：在延长透析间隔时间、减少透析次数后，患者的精神状态、食欲、尿量、高血压次数及血尿素氮、肌酐、肌酐清除率值与过去比较无明显差异。桑氏将 96 例尿毒症患者随机地分成对照组和治疗组，前者以血透为主、后者在血透的基础上加温肾补血、解毒泄浊之法，结果：对照组每日平均上升的尿素氮、肌酐数分别为 6.35±1.17、107.64±16.20，治疗组分别为：4.35±1.22、93.32±15.85，其差别具有显著性差异（$P<0.01$）。张氏等将 64 例符合透析指征的尿毒症随机分为两组（对照组、治疗组），两组患者均给予常规血液透析治疗，每周 3 次，每次 4h，治疗组另加肾衰方：党参、白术各 20g，麦冬 16g，生牡蛎 30g，大黄、赤芍、丹参各 12g，当归、淫羊藿各 9g，生黄芪 15g，每日 1 剂水煎服。结果：两组治疗后血尿素氮、肌酐均较前显著下降，但治疗后两组间比较无明显差异；两组治疗后血浆总蛋白、血红蛋白均有显著提高，但治疗组治疗后血浆蛋白、血红蛋白水平显著高于对照组，治疗组患者全身营养状况改善情况优于对照组。赵氏将 61 例尿毒症患者分为治疗组 41 例，对照组 20 例，两组均行每周 2 次血透治疗，周透析时数为 10～12h，每日饮食给予高热量、低磷、优质蛋白 1～20 g/kg摄入。对照组只服维生素或对症给予降血压、止吐等一般治疗。治疗组在此基础上加服生血汤：鸡血藤 30g，补骨脂、附子、巴戟天、当归、黄芪各 20g，治疗组血红蛋白及血细胞比容较对照组有明显提高。吴氏采用中药灌肠加血液透析治疗慢性肾衰竭并设对照组观察（灌汤中药：生大黄、附子、丹参、煅牡蛎各 30g，水煎浓缩取汁 200ml，于每晚高位保留灌肠 1 次）。结果：治疗组治疗后血尿素氮、肌酐值均有显著下降，与对照组比较有显著性差异，提示中药灌肠有加强透析疗效的作用。孙氏等将 60 例符合透析指征的非可逆性慢性肾衰竭患者分为两组（对照组、治疗组），治疗组在与对照组采用相同透析疗法的同时，另加服金水宝胶囊每次 3 粒，每日 3 次，且两组均采用同样的普食及同样的西药对症治疗。结果：血透配合金水宝胶囊治疗能明显提高慢性肾衰竭患者细胞免疫功能，而对体液免疫无影响。吴氏等用肾衰汤结合血液透析治疗慢性肾衰竭 25 例，并与单用血液透析治疗组对照观察。结果表明：血压、血尿素氮、血肌酐均较对照明显下降；而尿量、肌酐清除率较对照组显著提高，经统计学处理，两组疗效具有显著性差异（$P<0.01$）。刘氏在常规血液透析的基础上，加用中药肾衰胶囊、肾毒灵胶囊口服，配合结肠液灌肠治疗慢性肾衰竭尿毒症患者 60 例，与单纯性血液透析西医治疗 60 例对照。结果：治疗组显效 48 例，有效 10 例，无效 2 例，总有效率为 96.7%；对照组显效 35 例，有效 17 例，无效 8 例，总有效率为 86.7%，两组总有效率比较有显著性差异。谢氏等以健脾补肾中药为主治疗 40 例慢性肾衰竭血透患者，并观察患者常见感染症并发次数和白细胞介素 Ⅱ（IL-Ⅱ）、T 淋巴细胞亚群的变化。结果显示：中药组治疗 6 个月期间，人均感染次数为 1.7 次，对照组为 4.6 次，两组比较差异有显著性（$P<0.01$）。

中药组治疗 6 个月后 IL-Ⅱ、T_3、T_4、T_4/T_8 比治疗前明显升高（$P<0.01$）与对照组相比差异具有显著性。提示健脾补肾中药对慢性肾衰竭血透患者有较好的细胞免疫调节和减少感染并发症作用。

综上所述，慢性肾衰竭尿毒症维持性血液透析的患者往往会出现多种并发症，补肾、活血、健脾等中药可减轻或消除其并发症。但临床报道中的疗效判定标准尚未达到统一的标准，因此对其各疗法的实际有效程度尚难客观评断。

（车树强 孙岚云 张大宁）

肾虚血瘀是老年病的病理基础浅识

肾虚血瘀自 1978 年由张大宁教授提出后，逐渐被同仁所认识，对肾虚血瘀相关性的研究逐步深入，越来越多的各学科学者开始涉足肾虚血瘀的基础与临床的研究，笔者师从张大宁教授，对老年病中的肾虚血瘀做了点滴基础研究，现报道如下。

一、古文献回顾

血液的生成与运行，是五脏功能协调的表现，血液"生化于脾，总统于心，藏于肝脾，宣布于肺，施泻于肾"（《古今图书集成·医部全录》）；血液调和五脏，洒陈六腑，出入升降，濡润宣通于全身。肾所系之元气为诸脏活动、气血运行的动力之源，肾之阴阳为五脏阴阳之根，"为水火尊其位，而气血各顺布矣，故真阴真阳为要也"（《医贯》）。因此肾有藏血、运血的功能，在维系心、肝、脾、肺诸脏对血液运行方面起着重要的作用。肾与血，在生理上息息相关，病理上相互关联，阴阳虚衰、平衡失调、血行不畅、瘀血内留等是老年病产生的原因，也是老年病发生的病机。

二、肾虚与血瘀的相互关系

1. 肾虚导致血瘀　肾在生理病理上的改变，直接影响着血液的正常运行，肾虚元气不足，无力推行血液，每致气虚血瘀；肾阳不足，不能温养血脉，常使血寒而凝；肾阴不足，虚火炼液，可致血稠而滞；肾精不足，水不涵木，经脉失养，血管硬化，也可使脉不通、血不流。正如清代医家王清任所言："元气即虚，必不能达于血管，血管无气，必停留而瘀"，再因"血气者，喜暖而恶寒，寒则气不能流，温则消而去之"，肾阳虚衰，阴寒内盛，寒则气收，血行不畅，亦可致血瘀。血之源头在于肾，肾精不足，血源亏乏则血少，少则血液运行迟缓。正如张锡纯所言："或纵欲过度，气血亏损，流通于周身者，必然迟缓，血即因之而瘀。"

老年人血行障碍，瘀血形成，主要是由于肾虚亏损、元气不足、阴阳虚衰所致。

2. 血瘀加重肾虚　血脉流通，病不得生，人体以气血流通为贵，人的精神活动无不依赖血液的供给。正如《景岳全书·血证》所言：血液"灌溉一身，为四肢之用，为筋骨之柔和，为肌肉之丰盛，以至滋藏腑、安神魂、润颜色、充营血，津液得以通行，二阴得以通畅，凡形质所在，无非血之用也。是以人有此形，惟赖此血"。

血液在血脉中，流行不止、环周不休，输送营养，濡润藏腑，代谢废物，浊气通过血液，运输至肺，呼出体外；运输至肾，经膀胱排出体外。因此，瘀血停滞，血行不畅，使脏腑得不到正常的滋养，功能减退，代谢废物堆积体内，毒害机体，随着瘀血的加重，血脉受阻，又易发生老年病；血瘀使组织灌注不足，缺血缺氧，细胞凝聚增加，红细胞变形能力降低，血液流量减少，加重了肾虚。瘀血对心脑血管、肾藏的影响不容忽视，高血压、高黏质血症、冠心病、动脉硬化、水肿、腰痛、贫血等都与瘀血有关。

总之，肾虚影响了血脉的运行，使血液瘀滞，瘀血内蓄，营养运输障碍，不能保证"肾受五藏六腑之精而藏之"，愈使肾精不足，加重了肾虚。

三、肾虚血瘀是老年病的病理基础

人体进入老年，肾中精气亏虚，元气不足，影响血脉运行，使血液瘀滞，瘀血内蓄，营养运输障碍，加速了人体进入老年期。笔者经过长期的临床与实验研究，综合前人的理论，总结出肾虚血瘀是老年病的病理基础，并在临床用补肾活血法反证了这一理论，现代研究也证实了这一点。

现代医学研究：肾虚时血液处于高凝状态，肾虚者常兼有血液流变学及微循环不同程度的异常。全血黏度、血浆比黏度、红细胞电泳、纤维蛋白原和紫舌程度与年龄的增加有明显的相关性，与年龄成正比。全血黏度的增加，血液朝着浓黏聚方向变化，机体进入老年期，其微循环障碍遍及全身，从而提示老年人存在并伴有不同程度的血瘀。

微观检测：瘀血对肾脏的损害尤为突出，从众多临床研究分析，肾间质纤维化、肾小球硬化、小球系膜外基质增多、基膜增厚、球膜粘连、肾小球内血栓、新月体形成、毛细血管腔塌陷或狭窄、血管襻挤压、闭塞及血管间质纤维化和萎缩等病理改变，都是肾络闭阻发生在不同病程和病理的征象，是肾功能减退的根源，补肾活血法有助于改善肾脏临床和病理变化。

张大宁教授承担主持的 2003～2005 年国家中医药管理局课题"肾虚与血瘀关系暨肾虚血瘀动物模型的研究"（课题号 02-03JL02），预实验结果初步证实了这一理论。

1. 实验材料 选用 SD 雄性小鼠，体重 40g 左右，30 只，由中国医学科学院实验动物研究所繁育场提供，二级动物。

2. 实验方法 将动物随机分为三组，对照组、模型组、模型用药组，用药为张大宁教授的"扶肾祛瘀胶囊"（津药制字 2001/2 第 0432 号；津药制字 2001/2 第 0433 号），动物模型采用肌内注射醋酸可的松的方法。

3. 实验结果 血常规测定三组间没有显著性差异，见表 1；微循环、脏器重量三组间有明显的改变，见表 2、表 3。

表1 血常规检查

组别	WBC	RBC	Hct	PCT	L‰	N‰	M‰	E‰
对照组	7.1±1.7	8.15±0.6	48.4±4.6	833±194	84.2±8.7	14.4±8.5	1.4±0.4	<0.7
模型组	7.0±2.4	8.68±0.4	53.0±2.3	840±94	47.5±16	50.0±16	2.5±0.8	<0.7
模型用药组	8.5±2.4	8.52±1.1	52.2±6.7	822±141	40.8±13	56.6±13	2.6±0.8	<0.7

表2 微循环改变

组别	动脉流速	静脉流态
对照组	415±0.8	线型
模型组	424±0.8	粒型
模型用药组	421±0.8	线粒型

表3 脏器重量的变化

组别	睾丸（ω）	脾（g）
对照组	0.95±0.07	0.54±0.03
模型组	0.80±0.07	0.45±0.03
模型用药组	0.99±0.04	0.57±0.04

4. 讨论 模型组脾脏和睾丸的重量低于对照组（$P<0.01$），模型用药组脾脏和睾丸的重量高于模型组（$P<0.05$），与对照组接近，无显著差异（$P>0.05$）。说明药物能够恢复脾脏的重量，脾脏是机体的重要免疫器官，机体的细胞免疫及非特异性免疫，都与脾功能密切相关。睾丸是男性主要性器官，产生精子及性腺激素的男性性腺，它所分泌的一些物质，能够提高雄性激素的利用水平，并在下丘脑-垂体-睾丸轴中参与反馈调节，其中的间质细胞是维持男性功能的重要细胞，几乎占睾丸体积的12%。肾虚与血瘀互为因果，影响着老年病的发生、发展，肾虚血瘀是脏腑功能虚衰及血液功能失调的结果。

四、结　论

肾虚血瘀是"久病及肾"和"久病必瘀"的结果，是各类老年病发展到一定阶段的病理基础和临床反应，同时也是各类疾病共性的表现。在老年病的治疗过程中，加入补肾活血法，能够提高疗效，巩固疗效。

（多秀瀛　张大宁）

心肾命门关系与心-肾轴心系统

一、心、肾、命门的关系

心：中医学认为，心在人体中处于主导地位，调节人体的生理活动，为思维意识的中心。《内经》云："心者，君主之官，神明出焉。"心的功能正常与否，直接影响所有脏腑的活动。所谓"心者，五脏六腑之大主也"，"主明则下安，主不明则十二官危"。比较现代医学的神经中枢（包括下丘脑）和中医学的"心"，可以看出，高级神经系统的活动是包括在"心"的概念之中。至于"心主血"则是"心"的另一种功能。

命门：命门最早见于《内经》，系指眼睛。如《灵枢·根结》上说："命门者，目也。"将命门作为内脏提出则始见于《难经》："生气之原者，谓肾间动气也，此五脏六腑之本，十二经之根，呼吸之门，三焦之原，一名守邪之神，故气者人之根本也。"肾间动气即指命门而言。后世医家对此渐有发挥，并且将命门与肾的关系用坎卦表示，意思是说命门为阳，居两肾之间；两肾为阴，位命门的两侧，合称水火之脏，阴阳之宅。如张景岳说："肾两者，坎外之偶，命门一者，坎中之奇，一以统两，两以包一。"我们认为，上述观点较前两种说法更能确切表示出命门的意义。对于命门在人体中的重要作用，历代医家认识基本相同，即命门为生命之根本，影响着五脏六腑、四肢百骸的活动。所谓"无不借命门之火以温养也"。近年来大量研究证实，命门的功用只有作为内分泌系统重要组成部分的脑垂体（尤其是前叶）才能胜任。脑垂体为内分泌系统的重要组成部分，受神经中枢的控制，直接与它联系的是下丘脑。垂体通过各种激素影响体内代谢及各组织的活动，在人体中起着重要的作用。如果说命门类似于脑垂体（尤其是前叶），命门火就相当于其功能。

肾：中医学相当重视肾的作用，认为肾是先天之本。《内经》云："肾藏精，主蛰，封藏之本。"这里的肾主藏精，包涵两种意义，一方面指肾滋养脏腑、骨骼、肌肉等以影响其活动的作用，另一方面指肾主人体生殖发育的作用。首先，肾主藏五脏六腑之精华，如人体肾精充实，则外表精神焕发，工作能力旺盛。肾精充实，则骨强、髓充、脑健、耳明、发荣、三焦膀胱气化正常等，故肾的强弱可以直接影响到人体的强弱。而这种类似于肾上腺（尤其是皮质）功能的看法已为学术界所公认。关于肾主藏精的第二种作用，也就是主人体生殖发育的功能。显然类似于人体性腺的机能。总之，肾主藏精的两种作用包括肾上腺（尤其是皮质）与性腺机能，而"肾主水"则是其另一作用。

心与命门：中医学认为，心与命门的关系十分密切。心主君火，命门主藏相火，"相者，辅佐也"，同气相求，以火相通。而命门和肾又是水火之脏，故心对肾的调节是靠命门来完成的。病理上也往往命门火上炎促使心火亢盛，心火偏盛也会引起命门火亢。从以上分析得出，心对命门的控制就类似于大脑皮质-下丘脑-垂体机制。

命门与肾：命门与肾总称水火之脏，阴阳之宅。命门即通过肾对其主藏精的两种作用进行调节。一方面命门通过肾，对脏腑、骨髓、脑海等进行调节，所谓"肾得命门而能作强"，类似现代医学垂体-肾上腺皮质系统。另一方面，命门通过肾对人体的生殖发育进行调节，类似垂体-性腺系统。这与中医学"命门者，男子以藏精，女子以系胞"一致。

心-肾轴心系统：中医学十分重视心肾的关系及其重要性。唐·孙思邈根据《周易》"水火既济"的理论，提出"心肾相交"的学说，以后医家逐渐发展，成为藏象学说中的重要理论。为了更好地说明心肾之间的关系及其在人体生理、病理上的重要作用，张大宁曾建议称为"心-肾轴心系统"。"心-肾系统"表示在心为主导的条件下，心肾两脏互相促进、互相制约的相对平衡的关系；"轴心"表示此系统在人体的生理活动和病理变化中起着重要的轴心作用。心-肾轴心系统的相对平衡有赖于心肾两脏活动的正常，心火下降，下交于肾（心对肾的调节）也就是神经中枢通过下丘脑、垂体对肾上腺皮质和性腺的调节机制，即大脑皮质-下丘脑-垂体-肾上腺皮质系统和大脑皮质-下丘脑-垂体-性腺系统。而肾水上升，上达于心，则是指肾上腺皮质和性腺通过垂体或直接作用于神经中枢的机制，所谓"反馈机制"。当然，在神经-体液调节中，神经中枢起主导作用，体液处于从属地位；这和中医学中，肾与命门从属于君主之官——心的调节之下是相同的。

二、心、肾、命门之间的病理关系

中医学认为，疾病的过程，就是正邪消长的变化过程；疾病的表现，也就是正邪盛衰的综合表现。认识疾病的特殊性，可以鉴别疾病，采取不同的治法治疗疾病；而认识疾病的共性，不但可以进一步掌握疾病的规律，而且还可以针对不同疾病的共同表现，采取相同的治法，所谓"异病同治"的原则。那么，在疾病的共同性中，是什么因素起着重要作用呢？我们认为，心、肾、命门之间关系的异常，即心-肾轴心系统相对平衡的失调，在疾病的共同性中起着重要的作用。

心-肾轴心系统机能失调的第一阶段——肾阴虚：①肾阴虚、命门火亢期：病邪（六淫、七情、房室等）作用于人体，均能伤及正气。广泛的致病因子作用于人体时，或过度的生理活动均能引起人体的应激反应，最突出的是肾上腺皮质机能偏盛，这是塞里应激学说的重要概念。以此解释肾阴虚、命门火亢的机制，可能就是垂体-肾上腺皮质系统机能偏盛所致。②肾阴虚甚、君相火上炎期：肾阴虚甚，命门火亢盛，通过心-肾轴心系统促使心火上炎，形成肾阴虚甚、君相火上炎的证候。也就是说，由于垂体-肾上腺皮质系统的偏盛，而导致神经系统，大脑皮质的兴奋性增强，而这又可使体内基础代谢加强、体温升高等，而现"阴虚发热"证。

心-肾轴心系统机能失调的第二阶段——肾阳虚，在第一阶段，如果致病因子还不断地作用于人体，就会使疾病进入第二阶段：①肾阳虚、命门火衰期：此期肾和命门的功能均减弱，也就是垂体-肾上腺皮质系统和垂体-性腺系统机能兴奋性低下。②心肾阳俱虚期：同第一阶段的机制一样，肾阳虚、命门火衰也会通过心-肾轴心系统导致心阳虚，而成为心肾阳俱虚的危症。也就是说，由于垂体-肾上腺皮质和垂体-性腺系统机能的减低，通过其对神经中枢的"反馈机制"，致使神经中枢的兴奋性低下，促使体内基础代谢减弱，体温降低，符合"阳虚则寒"的观点。

上述所论心-肾轴心系统机能失调的两阶段的发展，正是疾病由量变到质变的过程，这也可从用药上明显地看出来，在第一阶段中所用的药大部分在第二阶段适用，后一阶段用药只不过在前一阶段用药的基础上，再加大剂助阳之品而已。此外，应当指出，疾病变化的过程可以按以上分析的顺序传变，也可以不按顺序传变，如人素常极虚，偶一发病，就可以出现第二阶段症状，如肾阳虚、命门火衰的症状。

（张勉之　张大宁）

张大宁教授治疗肾病临证经验及学术思想评价

张大宁教授为天津市中医药研究院院长，天津市中医肾病研究所所长，博士生导师，中华中医药学会副会长，肾病委员会主任委员，天津市中医药学会会长，是我国著名中医肾病学家，现代中医肾病学的奠基人。从事中医肾病学研究四十年，在长期、大量临床实践的基础上，继承了古代先哲的理论与经验，系统提出了"肾虚血瘀论和补肾活血法"、"心-肾轴心系统学说"等新的理论，并首先将"中医肾病学"这门新兴的临床专业学科从中医内科学中分离出来，形成独立的临床学科。在治疗急慢性肾炎、肾病综合征、急慢性肾盂肾炎、糖尿病肾病、慢性肾衰竭等临床常见肾病中，取得了很好的疗效，获得国内外同行的认可。作为张大宁老师的入室弟子，有幸随师学习多年，发现无论是对肾病病证的认识，还是诊治方法，以及临床立法潜方用药等，张老师均有很多独到之处。本文通过知识获取方法对老师在治疗肾脏疾病的学术思想作一初步探讨，以管窥豹，只见一斑，不足之处，敬请斧正。

一、基于本体的知识获取技术

本体（ontology），又称知识本体，是对概念体系明确的、形式化的、可共享的规范说明。概念及概念之间的相互关系，是人类知识的表述方式，而概念的分类是人类组织知识的方法，这是基于工程的本体论的主要观点。本体论已成为知识工程中的一种常用工具，用于解决知识获取这个知识工程的瓶颈问题，受到了广泛的重视和研究。它用以分析一个论域中的类（categories）、关系（relationships）及它们所满足的限制（constraints）。它的理论还在不断的发展，其应用亦受到越来越多的重视。

二、从本体角度理解中医理论

中医中药学是我国传统文化的伟大宝库，为中华民族的繁衍生息做出了巨大的贡献。我国近现代名老中医在多年临床实践中积累了丰富的临证经验，形成了自身独具特色的辨证论治心得。这些经验心得迫切需要归纳总结并且传承下去。中医学的基础理论由许多的概念组成，各概念之间存在着特定的联系，从而构成一个本体体系。我们在中医理论中引入本体，应用 Protege2000 构建了中医学本体，具体方法如下：通过对中医基础理论的分析与理解，我们对其中的重要关系归纳为病、证、症、方、药、治、穴之间的关系，从而建立了症状体征、疾病、辨证、证型、病因、治则治法、方药、性味归经、经穴 9 类常识本体；在中医常用词汇中提取了 5 千余个概念，按照方症、方药、方证、病因、病证、症因、症症、症证、穴病、药性、药病、药证、证因、证治、证辨、归经、方治、方病等 30 余种关系，建立概念之间的二元关系，从而构建中医知网以进行知识获取。

三、具体的知识获取方法的构建

首先利用自然语言理解技术对名老中医医案执行分词操作，然后运用信息提取技术针对分词后的医案进行相关中医信息的抽取，将所提取的相关信息映射到我们建立的中医常识本体知网中，并将这些信息与中医知网的相应信息相匹配，利用知识获取技术进行抽取，并依据中心性程度进行平权处理，将所得数据用适当形式（图表等）描述显示，从而再现蕴涵于医案中的名老中医临证经验知识。

四、将基于本体的知识获取技术应用于对张大宁教授治疗肾病临证经验及学术思想的分析

张大宁教授在多年的临床工作中发现绝大多数肾病、老年病患者，均存在着不同程度的"肾虚与血瘀"为此提出了"补肾活血法"。"补肾活血法"的确立，不能不说是基于"肾虚与血瘀"而产生的。"肾虚"与"血瘀"几千年来一直作为独立的病因指导着中医临床。不论因郁、因寒致瘀还是先天不足、房劳过度致虚，以至清代著名医家王清任最为贴近的"气虚血瘀论"都未能将"肾虚"与"血瘀"完整地统一起来。张大宁教授从长期大量的临床实践中认识到肾虚和血瘀不是孤立存在的，肾虚必兼血瘀，而血瘀加重肾虚，临床上往往肾虚是本，血瘀是标；肾虚为因，血瘀是果；反过来血瘀又构成了新的致病因素，从多方面加重肾虚的程度，形成恶性循环。自1978年首次提出"肾虚血瘀论"概念以来的37年，张大宁教授将其广泛地在临床实践中应用，并不断加以完善补充，形成了对临床极富指导意义的"肾虚血瘀论"。我们从门诊及住院患者中选取了张大宁教授诊治的122例典型肾病医案。对上述医案，我们按照中医病名分类，通过已构建的包含中医肾病知识库的基于本体的知识获取分析系统进行初步的知识获取，选取了病案中症状、辨证及所用中药的性、味、归经、功效等概念，按照其与中医知网中相关概念的关联程度为序排列，结果如表4~表6所示。

表4　张大宁教授肾病医案中药药性归纳（关注度）

病名	药性			
肾病	温性（1）	寒性（0.987 08）	平性（0.431 52）	微寒性（0.343 66）
关格	温性（1）	寒性（0.952 68）	平性（0.422 71）	微寒性（0.328 07）
腰痛	温性（1）	寒性（0.884 61）	平性（0.346 15）	微寒性（0.307 69）
水肿	温性（1）	寒性（0.575 75）	平性（0.363 63）	微温性（0.303 03）
消渴	寒性（1）	温性（0.866 66）	平性（0.466 66）	微寒性（0.333 33）

由表4可见，在张大宁教授肾病医案中，遣方用药以温性、寒性药物受关注程度较高，均在0.5以上，而平性、微寒性药物关注度较低。在总体肾病医案、关格、腰痛、水肿医案中，温性药关注度最高，寒性药次之。在消渴病案中寒性药关注度最高，温性药次之。

表5　张大宁教授肾病医案中药药味归纳（关注度）

病名	药味			
肾病	苦（1）	甘（0.675 63）	辛（0.457 60）	酸（0.193 80）
关格	苦（1）	甘（0.668 31）	辛（0.452 14）	酸（0.227 72）
腰痛	苦（1）	甘（0.681 81）	辛（0.454 54）	淡（0.113 63）
水肿	苦（1）	甘（0.680 00）	辛（0.540 00）	咸（0.140 00）
消渴	苦（1）	甘（0.703 70）	辛（0.444 44）	淡（0.111 11）

如表5所示，张大宁教授肾病医案中，用药药味以苦、甘、辛者关注程度较高，关注程度最高者为苦味，其次为甘味，再次为辛味，而酸、淡、咸味药物的关注度较低。这一规律在总体肾

病医案及其中出现次数较多的关格、腰痛、水肿、消渴等病证中均有体现，而且苦味、甘味药物的关注程度均在 0.5 以上，最小值接近 0.7。

表6 张大宁教授肾病医案中药归经归纳（关注度）

病名	归经			
肾病	肝经（1）	肾经（0.897 77）	胃经（0.501 01）	心经（0.426 11）
关格	肾经（1）	脾经（0.904 64）	肝经（0.493 09）	心经（0.440 40）
腰痛	肾经（1）	肝经（0.843 75）	胃经（0.406 25）	心经（0.359 37）
水肿	肾经（1）	脾经（1）	肝经（0.426 47）	心经（0.397 05）
消渴	肝经（1）	脾经（0.944 44）	胃经（0.5）	心经（0.361 11）

由表6可知，张大宁教授肾病医案中，所用药物归经的受关注程度依次为肝经、肾经、胃经、心经。关格病案中关注程度最高者为肾经，其次为脾经、肝经、心经；腰痛病案中关注度最高者为肾经，肝经次之；水肿病案中最高者为肾经、脾经，肝经、心经则次之；消渴病案中关注度由高到低依次为肝经、脾经、胃经、心经。我们由此可以看出，张大宁教授治疗肾病所选用中药，以归肝经、肾经、脾胃经药物居多，具体到不同病症，用药主次略有调整，但始终不离以上三经。

五、将基于本体的知识获取技术应用于对张大宁教授治疗关格病学术特点的分析

中医中的关格病类似于西医学的慢性肾衰竭、尿毒症。张大宁教授对于关格病的诊治有着丰富的经验，他认为与其他肾病一样，关格病的发病中，肾虚血瘀、浊毒上逆是相当重要的因素之一，在治疗上应重用"补肾、活血、降逆、排毒"等法。我们选取了张大宁教授122例肾病医案中的95例关格病案，进行知识获取（图1）。

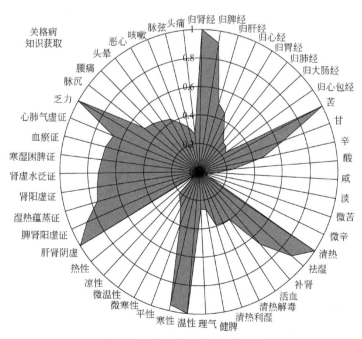

图1 关格病知识获取分析结果

图1是关格病知识获取结果的雷达分布图，自最高点起顺时针方向依次为药物归经、药味、药物功效、药性、辨证分型和症状体征，圆心到相应概念之间的长度表示该概念与中医知网中有关概念的关联程度（最大值为1）。关格病使用中药的性味归经如前文表4～表6，这里就辨证分型和药物的功效予以分析如下。

中医临床实践中，认为关格病的病机为本虚标实，其中的本虚主要是指脾肾阴阳衰惫，这里又有肝肾阴虚和脾肾阳虚的不同。如图1所示，在关格病的辨证分型中，受关注度最高的前两位是肝肾阴虚证和脾肾阳虚证。这与中医临床实践相符合。需要指出的是，这里所说的受关注度并非是对证型在病案中出现频率的简单统计，而是对病案中出现的症状、体征、用药等相关信息进行知识获取，然后将获取结果与中医知网中的内容相匹配，最终综合计算得出受关注程度。

从图1可以看出，关格病所用中药的功效中，清热、祛湿、补肾、活血、解毒的关注度较高。这就表明具有如上功效的中药在张大宁教授诊治关格病时的受关注程度比较高，从而体现了张教授治疗关格"补肾、活血、排毒"的学术思想。

六、小　　结

综上所述，我们通过对张大宁教授肾病医案进行的知识获取，分析总结出张大宁教授在诊治肾病（尤以关格病为主）的主要用药经验与学术思想如下：认为大多数肾病中"肾气虚"和"血瘀"是关键，是发病的主要因素，在治疗上，肾虚为本虚，采用补肾法；血瘀为标实，采用活血法，两者综合运用，再结合降逆、排毒（解毒）等法。在遣方用药方面，以苦味药为主，配伍甘味、辛味，佐以酸、淡、咸等；药性以温性为最多（除消渴病外），寒性药次之；归经以归肝、肾、脾胃经为多。

中医发展与传承的关键是有效地采集与挖掘名老中医的学术思想和临床经验，最大限度地获取与保留名医数十年积累的诊疗经验。名医的学术思想与临证经验是通过传承、实践及创新而形成的具有特色的知识体系，其中包含着中医理论、哲学思想与人文底蕴。这些知识大多以技巧、经验和过程等隐性知识为主，并具有多层次复杂网络，从而使得传承学术思想和临证经验的难度较大，如何有效梳理、获取和保留名医学术思想和诊疗经验一直是困扰中医传承的关键问题。以往，以上工作主要是采用跟师学徒或利用文献法与口述史法进行，而这些方法其局限性非常显著。

本课题从中医理论出发，利用认知科学、人工智能与知识挖掘技术，获取蕴含在名老中医临床辨证、诊断、分型、治则、遣方用药直至医嘱诊治过程中的隐含知识，以期抽取与挖掘体现在其医案方药中的规律。本部分研究根据中医知识网络，建立中医本体特征中医知识体系，利用本体单元来刻画中医知识体系网络的结构和映射关系，建立中医知识库，从而进行名中医诊治认知规律的研究。通过对张大宁教授诊治肾病医案的数据挖掘与知识获取，总结出其在肾病（以关格为例）诊疗过程中的辨证着重"肾虚"与"血瘀"，常用"补肾"、"活血""清热"、"解毒"等治法，中药选择上寒温并举，药味以苦、甘、辛为主，归经多为肾、脾、肝经。该分析结果能够被采用跟师学徒等传统方法所归纳的张教授学术经验所验证，并且在用药的性味归经等方面有了更精确的认识。这为以后进一步地挖掘整理张教授的临证经验与学术思想，建立基于信息挖掘技术的中医肾病知识库以指导临床、科研与教学，打下了坚实可靠的基础。同时，本研究在进行过程中也发现了一些问题，比如建立中医知识网络时中医名词术语的统一性、医案挖掘处理后某些信息的脱失、医案中西医西药名词的中英文一致性等。这些问题将在今后的工作，通过完善中医知识网络、扩充西医西药词典等方法逐一得到解决。

（张勉之　张大宁　张德政　李树茂）

张大宁教授治疗肾衰竭常用药对举隅

张大宁教授从事中医临床40余年，致力于肾病研究数十年，学验俱丰，长于肾病、疑难病症，尤擅肾衰竭的治疗，并积累了丰富的临床经验。根据肾衰竭病因病机、发病特点，据理以立法，缘法以尽变，对运用补肾活血法用药法则自成体系，以补肾、活血、降浊为其治疗大法。中医的特点是"辨证论治"，而在论治中，更重要的是用药。张教授临证用药经验颇丰，精研经方，熟谙时方，处方遣药，见解独特，善用药对，巧妙灵活配伍，气血同调、气血双补、寒温并投、阴阳并调、攻补兼施，藉以取得疗效的突破。现略作整理，择其精髓，以就正于读者。

一、黄芪配伍冬虫夏草

肾衰竭多为肾病之重证，病程较长，"久病多虚、久病多瘀"，补肾临证重用黄芪补气升阳，补气之中有升发、外达之性。黄芪性温而不燥，质润而不腻，善行而不窜，升补而不亢，补益中气，能提高机体内在抗病能力，增强体质，帮助改善全身状况，以扶正固本为主，使肾气渐复，气血化源充足，正气渐盛以胜邪气，温运阳气以利水消肿。用于气虚不运，水湿内停之小便不利、水肿之证。用黄芪调气以活血，"血无气载则必瘀凝"，强调瘀血之证与元气有密切关系。药理研究认为，黄芪有调节细胞免疫和体液免疫，降低尿蛋白，以及防止或逆转蛋白尿之功，同时具有降血糖作用，且黄芪可以抑制肾脏产生一氧化氮，改善肾功能；有扩张血管作用，并可延迟蛋白尿及高胆固醇症的发生；具有明显促进肝脏合成白蛋白的作用。冬虫夏草性温味甘，补肺，益肾壮阳，秘精益气，专补命门，用于体虚畏寒之证。现代药理研究认为该品能调节免疫功能，促进造血功能，保肝、抗肝纤维化，抗氧化，抗衰老，保肾，可使庆大霉素造成急性肾损伤大鼠模型的尿素氮、血清肌酐、尿蛋白、肾衰竭指数显著下降。可改善肾功能，减轻肾水肿，减轻庆大霉素对肾小管上皮细胞的损伤。防治急性肾衰竭。冬虫夏草煎剂对氨基糖苷类抗生素肾毒性急性肾衰竭模型的治疗显示，能明显加快急性肾衰竭模型肾功能和肾组织损伤的恢复，对其有良好的防治作用。两药配伍相得益彰，相互促进，补肾纳气，温运阳气以利水消肿。用于肾虚气滞，瘀血内阻，气虚不运，水湿内停之小便不利、水肿之证，久用颇佳，常获奇功。

二、白术配伍芡实

肾衰竭与心、肺、脾、肾脏关系密切，白术苦温，燥湿利水，为补气健脾之佳品。苦温燥湿，为脾脏所喜。脾司运化，得阳则运，能升则健。脾阳不振、运化失职、水湿不化致成水肿。脾健则化源充足，燥湿利水。药理研究认为白术具有明显持久的利尿作用，且可降低血糖，临证用于脾虚纳差、肾气不固、水运失职之小便不利、肾虚水肿等。芡实为滋养收涩之药，能固肾益精，补脾祛湿，以收敛之功为长，适用于肾虚小便失禁、遗尿等证。两药配伍，健脾益气，固肾益精，利水消肿疗效倍增。

三、黄精配伍当归

肾衰竭病久多有气血双亏，临证采用调气以补血，补血以益气、行气，注重增强机体免疫功能，激活内在抵抗力。气血药同用，气血双调。黄精甘平滋润，补脾益气，润肺滋肾，既可补气又可补阴，归肾经能填精生髓，强壮固本，为久服补益之佳品（主静）。当归性温，甘补辛散，苦泄温通，既能补血，又能活血，以养血为主，补中有行，行中有补（主动）。现代药理研究认为，该药有改善微循环和扩血管作用及影响免疫系统，减轻肾损害，促进肾小管病变的恢复，对肾脏有一定的保护作用，有利尿、抗炎作用。两药配伍，一气一血，动静结合，动而不过，静而不凝，气血双补，养血补血，行气活血，活血化瘀效果显著。

四、丹参配伍川芎、赤芍

补肾活血法重在活血祛瘀。临证多用活血祛瘀药，丹参苦寒，养血活血，活血可改善血运，祛瘀活络，凉血消痈，寓补于消，以血热瘀滞用之为佳。现代药理研究认为，该药可改善外周循环障碍，抗凝和抗纤溶，对肾功能有保护作用。川芎辛温升散，性善疏通，活血行气，活血祛瘀，为血中之气药，散寒止痛，以寒凝气滞血瘀用之为好，现代药理研究认为，该药能降低外周血管阻力，降低血小板表面活性，抑制血小板聚集。赤芍性微寒，清热凉血，散瘀活血，清血分实热，为凉血祛瘀之要药。肾衰竭之证，血瘀贯穿病程的始终，治疗重在活血化瘀。三药相伍活血化瘀，改善微循环，纠正局部组织的缺血缺氧，促进炎症的吸收，使得热清、瘀祛、毒解，清热凉血疗效甚佳，屡用屡验。

五、柴胡配伍三棱、莪术

张教授认为治血必先行气，气行血自行。柴胡为疏散升清之品，疏肝解郁，升阳举陷。现代药理研究认为柴胡可抗肾炎，其中柴胡皂苷对动物膜性肾炎有抑制作用，可使肾小球毛细血管壁颗粒样沉积明显减少。三棱性平，既走血分又走气分，善破血行气、消积化瘀。莪术又能行气止痛，温通行滞。三棱与莪术均能破血祛瘀、行气消积，但莪术长于破气中之血，破气之力大于破血，破气以消积；三棱功擅破血中之气，破血之力大于破气。三药相伍多用于气滞血瘀之重证，升阳解郁、破血行气、消积化瘀可获良效。

六、仙茅配伍淫羊藿

经临床观察肾衰竭阳虚之体亦多见，补肾壮阳药能使肾温、寒祛、湿除，两药均为补肾壮阳之品。仙茅性热，温肾壮阳，祛寒除湿，为温补肾阳主药。淫羊藿性甘温，归肝肾经，补肾助阳，使阴得阳化，而阴中求阳，祛风除湿。现代药理研究认为，该药能改善微循环，有利尿作用，有降低血糖、血脂作用，并对免疫功能有双相调节作用。两药相须为用温肾壮阳，祛寒除湿，临证用于肾阳虚疗效颇佳。

七、女贞子配伍旱莲草、覆盆子

调和阴阳为治则之一，补肾注重调和阴阳，女贞子甘苦性凉，为清补之品，特点是补而不腻，补中兼清，用于肝肾阴亏。旱莲草甘酸性寒，甘主补，酸能敛，寒清热，入肝肾经，能补肾益阴兼止血。覆盆子益肾，涩精缩尿，为固涩兼补的收涩药，有益肾涩补之功，性温而不燥，补阴而益阳，虽固涩但无凝滞之弊。善治肾虚不固之证。对肾阴虚者除女贞子配伍旱莲草外，加用覆盆子益肾，补而不滞，阴阳双补，使补肾之力增强。

八、蒲黄炭配伍五灵脂

肾衰竭多伴有水肿，张教授认为对水肿的治疗单纯使用利尿剂，效果不理想，采用补肾活血法可起到事半功倍之效。蒲黄炭性味甘平，无寒热之偏，主入血分，既能止血，又能化瘀，蒲黄炒黑性涩，功专收敛、吸附、止血。故用于出血证无论有瘀无瘀，属寒属热皆可配伍应用，但以实证夹瘀者尤其适宜，又滑腻下行以利尿。现代药理研究认为该品有抗炎消肿作用，具糖皮质激素样作用，对免疫有抑制作用。五灵脂味甘性温而气浊，功擅活血化瘀止痛，可用于瘀血内阻，血不循经之出血证。两药相伍，活血化瘀，抗炎消肿，使利尿降浊功效增强。

九、生大黄配伍大黄炭、生黄芪、海藻炭

张教授认为降浊在肾衰竭治疗中亦有重要作用，升清降浊、推陈致新，降浊尤重用炭类。生大黄苦寒沉降力猛善走，可荡涤肠胃积滞，能清血分实热，泻热通便，有清热泻火、凉血解毒及活血祛瘀之效。大黄能使血中尿素氮、肌酐含量及门静脉血中的氨基酸含量明显降低，肝和肾中的尿素氮亦分别降低，尿中尿素氮排出量显著增加。现代研究认为，大黄致泻的作用部位主要在小肠，能使中远段结肠的张力增加，蠕动加快，但并不妨碍小肠对营养物的吸收。大黄炭则止血效果显著。因其含有鞣质，可降低尿素氮，具有收敛作用。生黄芪性温，补气升阳，利水消肿，生用偏于走表，固表止汗，利水消肿。用于气虚不运水湿内停之小便不利、水肿等证。海藻炭性寒能泻热引水，咸能润下，故能清热消痰，利水消肿。四药相互配伍，补运相辅，攻补兼施，升清降浊，补不留邪，攻不伤正。意在补其不足，攻其有余，寒温并投，相得益彰。

十、败酱草配伍蒲公英、半枝莲

临证根据瘀毒之轻重，认为清热解毒排脓、散结消痈亦是降浊的重要治法。败酱草苦泄，微寒清热，既能清热解毒排脓，又可活血散结消痈、活血止痛，对葡萄球菌、链球菌有抑制作用。蒲公英苦以降泄，甘以解毒，寒能清热兼散滞气，为清热解毒、消痈散结之佳品，临证用于热淋涩痛。半枝莲苦寒，长于清热解毒，活血化瘀，利尿，用于湿热小便不利。三药相配活血化瘀、消痈、清热解毒、散结利尿，使热清、结散、肿消，降浊之力更猛。

十一、桑白皮配伍大腹皮、车前子

水肿之证多与肺失肃降有关，临证注重宣肺，降肺气，肺肾同调，人体水液的运行，有赖于脏腑的气化。桑白皮以寒为用，以清为功，肃降肺气，通调水道，使小便自利而肿消。故有泄肺平喘、利水消肿之效。大腹皮性微温，宣发力猛，既散无形之气滞，又泄有形之水湿，有行气导滞、利水消肿之功。行气利水，通腑降浊。车前子甘寒滑利，性专降泄，有通利水道、渗泻湿热之功，故对热结下焦之热淋、血淋、石淋、子淋等均可使用，而尤以湿热蕴结下焦所致之小便淋漓涩痛为宜。三药相伍，功用互补互助，以达降泻浊热、渗泻湿热、清热解毒、行气导滞、利水

消肿之功更著。

十二、砂仁配伍莱菔子

张教授认为辨证论治的目的主要在于纠正整个机体的失调。肾衰竭临证多伴有纳差甚或纳呆、呕吐、痞满、食积不化等证，或脾肾两虚之证，采用健脾益气药物，一可健脾补肾、利水消肿；二可运脾升阳，使谷消、胃开、食积化。砂仁性温而不太燥，行气而不破气，调中而不伤中，能醒脾消食，开胃。现代药理研究认为砂仁能促进胃液分泌，排除消化道积气。莱菔子性平入脾、胃、肺经，行滞消食、降气祛痰、消食导滞、下气消积、健胃消食。两药相配，健脾和胃，消食化滞，可除中积，使理气导滞功效增强。

张教授集多年临床经验，注重从中医学的整体观出发，辨证与辨病相结合，以治法理论为指导原则，注重辨证用药之法，治疗肾衰竭习用药对，配伍精心，选择用药以遂其性，进而激发药性、增进效用，根据药物组成的内在规律性，使组成的药对达到理想功效，药对相合，有相互促进、相互制约、相互转化、相互依赖之意，将治疗"八法"融为一方。采用相须配对、相使配对、气血配对、寒热配对、动静配对等，并各有侧重，灵活变通，以变应变，临床运用，多奏良效。药物配伍独具匠心、独辟蹊径，恰到好处，以达桴鼓之效。

（汪艳玲　多秀瀛　张大宁）

张大宁学术思想及诊疗经验述要

一、业精于勤

（一）读书之勤，精通儒学，熟读经典

笔者师从张大宁老师几十年，给笔者印象最深的，应该是他的勤奋学习精神，诗云："内经、伤寒不离身，阴阳、脏腑心中存，四诊药道意不乱，临证自然效堪真。"张老师常讲：欲学中医，古文不可不读，尤其是《内经》。张老师不仅精通医道，还博览古今，尤其他对儒家思想的精通，是他成功原因之一。他常教导学生，既要阅读古代经典文献。又要测读现代医学书籍。几十年来，他养成坚持不懈每天读书的习惯，尽管诊务繁忙，入夜依然灯下手不释卷。其学习的精神和毅力，常使我们这些晚辈汗颜。他常常谆谆教导我们，对一些重要文献，需背记于心，只有这样，临证时，才能做到方寸不乱，胸中有数。学习经典书籍，必须抓住其核心，领悟其内含涵，临床时方可运用精当灵活。如《内经》为中医理论基础，应重在阴阳、五行、藏象、经络、病机、治则等方面下功夫；《伤寒论》为中医学辨证论治奠定了基础。蕴藏古代哲学辩证法思想，融理、法、方、药为一体；《金匮要略》以脏腑病机理论，进行分证理论与实践相结合；另《脾胃论》以脾胃为重点；《医林改错》创立的活血化瘀；张景岳重视补肾，调理阴阳等都在他的理论思想与实践运用中体现。并将其理论运用到临床，临床越久则体会越深。

（二）临床之勤，勤于临证，潜心专研

张老师常说：要想在医学上有所成就，就需要在背后下苦功。张大宁老师临证时，对每一个病例，详细立案，反复推敲。每次辨证治疗后，都耐心、细心观察，对照患者的服药情况及变化。必要时对患者进行随访。在分析总结失败教训中，不断总结经验，有所进步。他常常告诫我们"老老实实做人，认认真真看病"，"辨证之疑，论证之难"。要掌握辨疑不惑，治难不乱，关键在详加审定，综合辨证，这样临证时才能去伪存真，切中病机。在不断医疗实践中，他反复告诉我们要诚取教训，详视观察，抛开外部、次要、派生因素的干扰，从疾病的本质，掘取阴阳、寒热、表里、虚实的基本属性。即所谓"知标本者，万举不当；不知标本者，是谓妄行"。

二、动态地、开放地吸纳，并创立新理论、新概念

张老师临证中，师古不泥古，出新于法度之中。常讲创新是一个学科，乃至一个民族进步的灵魂，创新也是中医学体系自我发展，自我完善，并适应当前形势的必经之路，面对西医学的冲击，当务之急是敢于继承，勇于创新。"有所为"、"有所不为"。他从事中医肾病研究40年，在长期大量临床实践基础上，继承了古代先哲的理论和经验，系统地提出了肾虚血瘀论和补肾活血法及"心-肾轴心学说"等新理论。该理论体现了心、肾、命门之间的生理关系，在心的主导条件下，心与肾之间相互促进、相互制约的相对平衡关系。"轴心"表示此系统在人体的生理活动

与病理变化中，所起的重要轴心作用。"心-肾轴心学说"补充并发展了中医医学理论。他博览群书，汲取众家之长，独具匠心地阐述并创立了中医肾病理论。"肾虚血瘀"仅是一例。他指出"肾虚血瘀"是构成多种慢性疾病、老年病及人体衰老的基础，在长期的172中医肾病临床实践中，发现慢性肾病虽然临床表现复杂，变化多端，但均有不同程度的"肾虚与血瘀"。"肾虚与血瘀"完整有机地统一，肾虚必血瘀，肾虚为本，血瘀为标。互为因果。反过来，血瘀又成为慢性肾病病变发展的重要因素。肾虚是导致慢性肾病、肾小球硬化的始动因素，血瘀是构成慢性肾病肾小球硬化的病理基础。同时依据此理论，确立了"补肾活血法"。以"补肾活血法"为主体的理论体系，为治疗多种慢性疾病、老年病及抗衰老的治疗大法。在这一理论体系的指导下，形成了独特的中医肾病治疗体系，使其中医肾病的诊疗水平居国内同行业领先水平，疗效颇佳，成就卓著。另外，他将"循证医学"引入肾病学的研究，用于肾病文献的整理，诊疗经验的整理，使其上升为规律性、理性认识。开展多中心、随机对照研究，使临床实验结果的可信度增加，促进中医肾病与现代医学的交流和对话。应用"循证医学"方法，建立客观的诊疗标准，致力于中医理论。他博采众方，触类旁通，不仅对一些常见肾病的诊治，有系统的研究，同时对新的病证，也有深入研究，如马兜铃酸肾病、高尿酸血症肾病、囊肿性肾病、Alport综合征等，并首先对其进行了临床辨证论治工作，并对规范化诊疗提出新的建议与设计。

三、中医药治疗肾病的思路与方法

（一）辨证求因与辨病识病的有机结合

中医肾病系统的"辨病"不应只是单纯的西医诊断、中医的分型论治，这不是真正的中医"辨病"。如"关格"的患者，分肾虚、脾虚、肝郁、气逆、血瘀、湿毒等证型，但验之临床，"关格"患者因环境、禀赋不一，及原发病及发展阶段不同，会表现出各种各样的"证"，远非几个"证型"所能概括。中医肾病的辨证论治，可注意以下几个方面：①针对疾病的病理变化或现代药理研究结果，无论中医辨证属何种证型，施以相同的药物；如不同慢性肾病的各型，皆包含血瘀这一病理基础；所以在治疗上强调活血化瘀，应贯穿治疗的始终。②针对疾病的不同类型，施以不同的方法，肾病患者阳虚或阴虚，真假寒热等，而分别滋阴清热、益气温肾等。③结合现代医学的药理研究结果用药，如黄芪具有双向调节免疫机制作用，并有降脂、消除尿蛋白的功效；丹参、水蛭、川芎等活血化瘀药，有较强的活血通络功能，尤其是水蛭为活血峻剂。④阴证潜证的辨治，根据疾病发生的部位、特点，识别疾病的病因病机，施以针对性治疗。慢性肾病，相当长的潜伏期或虽无临床症状，但病理变化却在进展。如慢性肾炎，有相当的潜伏期，虽无临床症状而病理变化却在进展。无症状之肾病，按照"肾虚血瘀"论治疗，可有一定疗效。中医的辨病施治并非西医的病理、生理改变的简单对号入座。它是运用中医理论，认识现代科学技术方法所观察到的病理、生理改变，探讨疾病辨证规律的一种方法，辨病指导下的中医治疗，较辨证论治更有针对性及可重复性。

（二）诊治中结合宏观分析与微观分析

张大宁老师认为：慢性肾病病情迁延，病势时轻时重，且兼证错杂，往往寒、热、虚、实并现，难应不测，并可多脏器受累。诊疗中，要从宏观的角度；着眼于肾病的症候群和理化检查；着眼于肾系整体的状态和功能，而不是拘泥于局部；追求肾病总体的治疗效果。但仅凭宏观分析也存在一些缺陷，则难以观察到疾病形成、发展及转归的细节。难以量化病情轻重的指标，难以分析病理变化的局部症结。治疗中也不能做到准确与细化。而微观分析，则注重局部病变，而忽略整体。因此，应将两者有机结合。宏观分析要求在辨证过程中需抓住主要矛盾，同时还要注意辨明真伪。去粗取精，去伪存真。肾病虽与寒、热、虚、实、瘀诸端有关。但与虚、瘀关系更为密切，其本虚表现为肾虚，其瘀表现为或湿、或浊、或逆之瘀，这就奠定补肾扶正，提高机体自身正气；活血化瘀改善微循环；利湿祛浊给邪以出路，这一基本原则。补肾、活血、排毒为贯穿始终的基本治法。

微观分析要求我们临证时详视观察。抛开外部、次要、派生因素的干扰，从疾病的本质，掘取阴阳、寒热、表里、虚实的基本本质。举例：刻诊时，一患者，症见周身水肿，下肢尤其，周身乏力，形寒肢冷，腹胀，食欲减退，偶恶心，口干咽燥，不多饮，且有腰痛、足跟痛及阳痿，大便溏，舌质红，苔薄黄，脉沉细、两尺俱弱。初诊认为观其脉症，考虑湿郁化热而提出：清热利水，但仔细观察患者，舌质虽红，但其红如涂色，苔虽黄，但苔浮且浅暗；口虽干，但不欲饮，咽燥亦表现为下午为甚。故考虑乃肾阳不足，不能蒸腾肾水上升，阴盛格阳于外，虚火外炎而致。并结合形寒怯冷、腰酸膝软、阳痿、脉沉细等肾虚之证。进一步支持乃肾阳不足、肾阳虚微为主要病机。遂温阳补肾为主，兼以健脾利水，由于辨治得当，效得益彰。

（三）审因论治与辨证组方

治病中切中病因、病机，慢性肾病病程长，病情沉痼，临床表现各异，其症状涉及面广，病机错综复杂，证候变化多端。肾病的病机为肾阳（气）、肾阴（精）虚损，肾脏封藏、固摄、气化等功能失司。脾和肝与其联系又最密切，脾虚水湿不化，水湿内停；肝精亏耗，肝失调达而郁逆；犯心肺，使痰浊壅盛，阻塞气道，气血运行逆乱，血瘀越甚。继而发展，瘀、湿、痰、浊等侵及三焦。但其基本病机为肾虚不固，"精气下泻"：湿瘀内停，"浊气不降"，肾病归纳其病机可以虚、湿、瘀、毒而概之，正虚以肾阴亏虚，脾肾两虚为主，邪实则以湿、毒、浊、瘀为多见。但其本质是本虚标实。只有重视补肾，强调肾脏气化封藏之功。才能从根本上扭转肾病的诊疗过程。补肾活血为本，祛湿降逆为标；整体与局部相结合，审证与治病相结合，多种治法相结合的方法，张大宁老师研制了益脾补肾汤、健肝补肾汤、滋补肝肾汤、温肾助阳汤、补肾活血方剂、活血化瘀方剂等多个治本方剂：以及化湿汤、降浊汤、利水汤、平肝汤、清热防感饮等多个治标方剂，标本并治，取得一定的效果。

张大宁老师指出，法随证转，动态掌握。我们虽然强调补肾、活血、祛浊这个大法。但同样重视辨证组方，每一个法则，都蕴育着深广的内容。仅举活血化瘀药的应用说明。张大宁老师治疗肾病在活血化瘀药中，一般加入风药、行气及清热药，常能使活血化瘀效果明显增强，其中的某些药物非活血化瘀药所能代替。"治血先治风，风去血自通"风药及行气药对血瘀的作用机制：①发散祛邪。通过祛风、散寒、除湿，解除引起血运障碍的病因，而恢复血脉畅通。②开郁解气，轻扬之性，芳香之气，善于开发。解郁，宣畅气机，从而有利于血脉通调。所谓"善治血者，不治有形之血，而求无形之气"。③辛温、通阳风药，多辛温味辛，性温能通，长于宣通阳气之阻遏。使阳气通达，则血液流畅。如细辛、桂枝等。④走窜通络虫类，以走窜见长，开瘀血。除顽疾如全蝎、蜈蚣等。⑤某些风药确有活血化瘀之功效，川芎最早被列为风药，后称作血中气药，现已公认为活血化瘀的要药。⑥证"瘀"日久，郁热必相伴，加入清热之品，神奇的功效往往寓于平淡之中。

（四）精研药性，多有创新

在临床处方用药过程中，深深感受中医药之深奥与精粹。他精研药性，多有创新。四气五味，升降浮沉，有毒与无毒等药性细细体味。在医疗实践基础，对大量药物的各种性味加以分析，总结深入研究。许多临床用药，升降并用，寒热并用，脏腑同治，攻补兼施，补中寓攻，攻中无损，相济为用。慢性肾衰竭，涉及多个脏器，病理变化复杂，张老师提出"补肾活血法为本，祛湿降逆为标；整体局部相结合，理论治疗相结合，多种治法相结合"的方法，张老师明确指出补肾活血排毒法为慢性肾衰竭所有治疗方法的基础。补肾法以平补为基础，偏于补气，如冬虫夏草，生黄芪、白术、补骨脂等；活血法中，以辛温为主，如丹参、川芎、五灵脂、蒲黄等；排毒法中以降逆祛湿排毒为主，如大黄或大黄炭。并研制了肾衰排毒汤、健肝补肾汤、滋补肝肾汤、活血汤、补肾生血汤等多个治本方剂，以及化湿汤、降浊汤、利水汤、平肝汤、清热防感饮等多个治标方剂，标本并治，取得一定的疗效。

各种药物的药性，如一些药需生用，如黄芪、生地黄；一些药需煅用，如龙骨、牡蛎等；一些药需炭用，如大黄、蒲黄等，以增加疗效。一些药物需先煎或后下，如冬虫夏草，先单煎，后加入群药，既经济又增加疗效。大黄一般采用后下，以加大排毒祛浊破瘀之力。补肾药重用补气，但益药性平和以平补。如山药、旱莲草等；同时尽量选用兼以益肝，防止其他脏腑伤害。如五味子、茵陈等。张大宁老师还在剂型上不断创新，如肾衰竭患者易合并"高血钾"，老师在设计治疗肾衰竭的中成药制剂中，增加一道工艺，即以离子交换的方式脱钾，使制剂中不再含钾，这样在治疗慢性肾衰竭的全过程中均可安全用药。另外通过灌肠以排毒，药物提纯装入胶囊等既方便了服药，也增加了疗效。

四、德成而上

张大宁老师常常谆告我们："良好的医德是做人的根本，医者的品德，是为医之本。"在做人上，张大宁老师深受儒家真传。他从父母亲身上，学到"严以律己，宽以待人"的忠厚品质，对待亲朋有心必帮，毫无私心。张大宁老师的学术思想、职业道德，以及对国家人民的重大贡献得到中央及各级领导的高度重视与赞誉。请老师看病的，有国际友人、台港澳同胞、高级干部、知名人士，但更多的还是平民百姓，他都一视同仁，临证时细致入微，和蔼可亲，立方遣药，聚精会神，一丝不苟；临别嘱咐，鼓励安慰，关怀备至。老师本人纯真笃医，襟怀坦荡，为人谦和友善，为医精进不止。他对晚辈的学习无私指导，对求学者总是循循善诱，尽心竭虑。老师常常告诫大家：我们乃仁术医者，负责人命生死之人，一定要尽心竭力，不可有半点敷衍、疏忽。他常称称道孙思邈之言：大慈恻隐，誓愿普救，无欲之求，一心赴救，普同一等，精勤不倦。

作为张大宁老师的入室弟子，有幸师从、学习多年。张老师无论是对肾病病证及其他慢性疾病、抗衰老等方面的认识，还是诊疗方法，以及临床立法、遣方用药等各个方面，均有独到之处，并有很高的造诣。由于肾病是疑难病证，病因、病机复杂，治疗棘手难愈，且本人学识有限，加之张大宁老师的博学、聪慧、勤勉、医德高与医技精，是一篇文章所不能表达的。所以仅从几个侧面简单记述。

（同福全　张大宁）

张大宁教授药对析用举隅

张大宁教授从事中医肾病学研究 40 余载，在长期、大量临床实践的基础上，继承了古代先哲的理论与经验，系统提出了"肾虚血瘀论和补肾活血法"、"心-肾轴心系统学说"等新的理论，并首先将"中医肾病学"这门新兴的临床专业学科从中医内科学中分离出来，形成独立的临床学科。在治疗急慢性肾炎、肾病综合征、急慢性肾盂肾炎、糖尿病肾病、慢性肾衰竭等临床常见肾病中，取得很好的疗效，学验俱丰。根据肾病病因病机、发病特点，据理以立法，缘法以尽变，对运用补肾活血法用药法则自成体系，以补肾、活血、降浊为其治疗大法。中医的特点是辨证论治，而在论治中，更重要的是用药。笔者有幸作为张老师入室弟子，随师业医，吾师临证用药经验颇丰，精研经方，熟谙时方，处方遣药，见解独特，善用药对，巧妙灵活配伍、气血同调、气血双补、寒温并投、阴阳并调、攻补兼施，藉以取得疗效的突破。吾师循循善诱，发蒙启蔽，鱼渔双授，翩翩医理，微言大义。本文对张师治疗肾衰竭用药浅析一二，以管窥豹，不足之处，敬请同道斧正。

一、生大黄配伍大黄炭、生黄芪炭、海藻炭

吾师认为降浊在肾衰竭治疗中尤为重要作用，升清降浊，推陈致新，降浊之法重用炭类。生大黄苦寒沉降之力强善走，可荡涤肠胃积滞，清血分之实热，能泻热通便，有清热泻火、凉血解毒及活血祛瘀之功效。《神农本草经》言大黄味苦，寒。主下瘀血、血闭、寒热，破症瘕积聚，留饮宿食，荡涤肠胃，推陈致新，通利水谷，调中化食，安和五脏。现代研究认为，大黄能使血中尿素氮、肌酐含量及门静脉血中的氨基酸含量明显降低，肝和肾中的尿素氮亦分别降低，尿中尿素氮排出量增加。大黄泻下的作用部位主要在小肠，能使中远段结肠的张力增加，蠕动加快，但并不妨碍小肠对营养物的吸收。大黄炭则止血效果显著，因其含有鞣质，可降低尿素氮，具有收敛作用。生黄芪性温，补气升阳，利水消肿，生用偏于走表，固表止汗，利水消肿，用于气虚不运、水湿内停之小便不利、水肿等证。生黄芪炭亦可降低尿素氮，具有收敛作用。海藻炭性寒能泻热引水，咸能润下，故能清热化痰，利水消肿。诸药相互配伍，攻补兼施，补运相辅，升清降浊，补不留邪，攻不伤正。意在补其不足，泻其有余，寒温并投，相得益彰。

二、丹参配伍赤芍、川芎

吾师立补肾活血之法重在活血祛瘀，临证多用活血祛瘀药。丹参苦寒，养血活血，可改善血运，祛瘀活络，凉血消痈，寓补于消，以血热瘀滞者用之为佳。《本草经疏》：丹参，《本经》味苦微寒；陶云性热无毒，观其主心腹邪气，肠鸣幽幽如走水，寒热积聚，破癥除瘕，则似非寒药；止烦满，益气，及《名医别录》养血，去心腹痼疾结气，腰脊强，脚痹，除风邪留热，久服利人，又决非热药；当是味苦平微温。入手、足少阴，足厥阴经。心虚则邪气客之，为烦满结气，久则成痼疾；肝虚则热甚风生，肝家气血凝滞，则为癥瘕，寒热积聚；肾虚而寒湿邪客之，则腰脊强、脚痹；入三经而除所苦，则上来诸症自除。苦能泄，温能散，久服利人益气，养血之验也。

现代药理研究认为，该药具有改善外周循环障碍及抗凝作用，对肾功能有保护作用。赤芍性微寒，清热凉血，散瘀活血，清血分之实热，为凉血祛瘀之要药。川芎辛温升散，性善疏通，活血行气祛瘀，为血中之气药，散寒止痛，以寒凝气滞血瘀用之为好，现代药理研究认为，该药能降低外周血管阻力，降低血小板表面活性，抑制血小板聚集。吾师认为肾衰竭之证，血瘀贯穿病程的始终，治疗重在活血化瘀。诸药相伍活血化瘀，改善微循环，纠正局部组织的缺血缺氧，促进炎症的吸收，使得热清、瘀祛、毒解，清热凉血疗效甚佳。

三、黄芪配伍冬虫夏草

吾师在学术研究中认为，肾衰竭多为肾病之重证，病程较长，循论"久病多虚、久病多瘀"，补肾临证重用黄芪补气升阳，补气之中有升发、外达之性。黄芪性温而不燥，质润而不腻，善行而不窜，升补而不妄太过，补益中气，张景岳："（黄芪）因其味轻，故专于气分而达表，所以能补元阳，充腠理，治劳伤，长肌肉。气虚而难汗者可发，表疏而多汗者可止。其所以止血崩血淋者，以气固而血自止也，故曰血脱益气。其所以治泻痢带浊者，以气固而陷自除也，故曰陷者举之。"其功效能提高机体内在抗病能力，增强体质，帮助改善全身状况，以扶正固本为主，使肾气渐复，气血化源充足，正气渐盛以胜邪气，温运阳气以利水消肿，用于气虚不运，水湿内停之小便不利、水肿之证。用黄芪调气以活血，"血无气载则必瘀凝"，强调瘀血之证与元气有密切关系。现代药理研究认为，黄芪有调节细胞免疫和体液免疫、降低尿蛋白及防止或逆转蛋白尿之功，同时具有降血糖作用。且黄芪可以抑制肾脏一氧化氮的产生，改善肾功能；有扩张血管作用，并可延迟蛋白尿及高胆固醇症的发生；具有明显促进肝脏合成白蛋白的作用。冬虫夏草性温味甘，补肺，益肾壮阳，秘精益气，专补命门，用于体虚畏寒之证。现代药理研究认为，冬虫夏草能调节免疫功能，促进造血功能，具有保肝、抗肝纤维化、抗氧化、抗衰老、保肾的作用，实验研究证实可使庆大霉素造成急性肾损伤大鼠模型的尿素氮、血清肌酐、尿蛋白、肾衰竭指数显著下降，可改善肾功能，减轻肾水肿，减轻庆大霉素对肾小管上皮细胞的损伤。防治急性肾衰竭。冬虫夏草煎剂对氨基糖苷类抗生素肾毒性急性肾衰竭模型的治疗显示，能明显加快急性肾衰竭模型肾功能和肾组织损伤的恢复，对其有良好的防治作用。两药配伍，相互促进，补肾纳气，温运阳气以利水消肿。用于肾虚气滞，瘀血内阻，气虚不运，水湿内停之小便不利、水肿之证，久用颇佳。

四、柴胡配伍三棱、莪术

吾师认为治血必先行气，气行血自行。柴胡为疏散升清之品，疏肝解郁，升阳举陷。现代药理研究认为，柴胡可抗肾炎，其中柴胡皂苷对动物膜性肾炎有抑制作用，可使肾小球毛细血管壁颗粒样沉积明显减少。三棱性平，既走血分又走气分，善破血行气、消积化瘀。莪术又能行气止痛，温通行滞。三棱与莪术均能破血祛瘀、行气消积，但莪术长于破气中之血，破气之力大于破血，破气以消积；三棱功擅破血中之气，破血之力大于破气。诸药相伍多用于气滞血瘀之重证，升阳解郁，破血行气，消积化瘀，可获良效。

五、仙茅配伍淫羊藿

吾师临床观察析见，肾衰阳虚之体亦多见，补肾壮阳药能使肾温、寒祛、湿除，两药均为补肾壮阳之品。仙茅性热，温肾壮阳，祛寒除湿，为温补肾阳主药。《海药本草》曰仙茅主风，补暖腰脚，清安五脏，强筋骨，消食。宣而复补，主丈夫七伤，明耳目，益筋力，填骨髓，益阳。

淫羊藿性甘温,归肝肾经,补肾助阳,使阴得阳化,而阴中求阳,祛风除湿。现代药理研究认为,该药能改善微循环,有利尿作用,有降低血糖、血脂作用,并对免疫功能有双相调节作用。两药相须为用,温肾壮阳,祛寒除湿,临证用于肾阳虚疗效颇佳。

六、蒲黄炭配伍五灵脂

肾衰竭多伴有水肿,吾师认为对水肿的治疗单纯使用利尿剂效果不理想,采用补肾活血法可起到事半功倍之效。蒲黄炭性味甘平,无寒热之偏,主入血分,既能止血,又能化瘀,蒲黄炒黑性涩,功专收敛、吸附、止血。故用于出血证无论有瘀无瘀、属寒属热,皆可配伍应用,但以实证夹瘀者尤其适宜,又滑腻下行以利尿。现代药理研究认为,蒲黄有抗炎消肿作用,蒲黄水浸液能使家兔凝血时间明显缩短,蒲黄粉外用对犬动脉出血有止血作用。另具糖皮质激素样作用,对免疫有抑制作用。五灵脂味甘性温而气浊,功擅活血化瘀止痛,可用于瘀血内阻、血不循经之出血证两药相伍,活血化瘀,抗炎消肿,使利尿降浊功效增强。

七、女贞子配伍覆盆子、旱莲草

吾师在治疗肾病疾患中认为补肾贵在调和阴阳。女贞子甘苦性凉,为清补之品,特点是补而不腻,补中兼清,用于肝肾阴亏。覆盆子益肾、涩精、缩尿,为固涩兼补的收涩药,有益肾涩补之功,性温而不燥,补阴而益阳,虽固涩但无凝滞之弊,善治肾虚不固之证。旱莲草甘酸性寒,甘主补,酸能敛,寒清热,入肝肾经,能补肾益阴兼止血。对肾阴虚者除女贞子配伍旱莲草外,加用覆盆子益肾,补而不滞,阴阳双补,使补肾之力增强。

八、桑白皮配伍大腹皮、车前子

人体水液的运行,有赖于脏腑的气化。肾病出现的水肿之证多与肺失肃降有关,吾师临证注重宣肺,降肺气,肺肾同调,桑白皮以寒为用,以清为功,《药性赋》:味甘,性寒,无毒。可升可降,阳中阴也。其用有二:益元气不足而补虚,泻肺气有余而止咳。肃降肺气,通调水道,使小便自利而肿消,故有泄肺平喘、利水消肿之效。大腹皮性微温,宣发力强,既散无形之气滞,又泄有形之水湿,有行气导滞、利水消肿之功。行气利水,通腑降浊。车前子甘寒滑利,性专降泄,有通利水道、渗泄湿热之功,故对热结下焦之热淋、血淋、石淋、子淋等均可使用,而尤以湿热蕴结下焦所致之小便淋漓涩痛为宜。诸药相伍,功用互补互助,以达降浊泻热、渗湿泄热、清热解毒、行气导滞、利水消肿之功。

九、黄精配伍当归

肾衰竭病久多有气血双亏,临证须调气以补血,补血以益气、行气,注重增强机体免疫功能,激活内在抵抗力。气血药同用,气血双调。黄精甘平滋润,李时珍《本草纲目·草一·黄精》:"黄芝、戊己芝、菟竹……黄精为服食要药,故《别录》列于草部之首,仙家以为芝草之类,以其得坤土之精粹,故谓之黄精。"补脾益气,润肺滋肾,既可补气又可补阴,归肾经能填精生髓,强壮固本,为久服补益之佳品(主静)。当归性温,甘补辛散,苦泄温通,既能补血,又能活血,以养血为主,补中有行,行中有补(主动)。现代药理研究认为,该药有改善微循环和扩血管作用及调节免疫系统作用,可减轻肾损害、促进肾小管病变的恢复,对肾脏有一定的保护作用,有利尿、抗炎作用。两药配伍，一气一血，动静结合，动而不过，静而不凝，气血双补，养血补血，行气活血，活血化瘀效果显著。

　　吾师集多年临床经验，注重从中医学的整体观念出发，辨证与辨病相结合，以治法理论为指导原则，注重辨证用药之法。只有知其所长与不长，才能物尽其用，事半而功倍。张老师治疗肾衰竭习用药对，配伍精心，选择用药以遂其性，进而激发药性、增进效用，根据药物组成的内在规律性，使组成的药对达到理想功效，药对相合，有相互促进、相互制约、相互转化、相互依赖之意义，将治疗"八法"融为一方。悉用相须、相使、气血、寒热、动静配伍等，并各有侧重，灵活应用，以变应变，临床运用，每奏良效。药物配伍独具匠心、独辟蹊径，恰到好处，以达桴鼓之效。正如徐灵胎所说："悉有法度……无一味游移假借之处，非此方不能治此病，非此药不能成此方，精微深妙，不可思议。"拙文探析张师遣方用药之特点，然冰山一角，难概其貌，若果能得吾师组方之要，何幸如之。

（张文柱　张大宁）

张大宁教授应用"升清降浊"法治疗肾脏病的"理"与"效"

目前，名老中医学术思想及临证经验传承研究方兴未艾，张大宁教授是我国著名肾病专家，他谙熟中医经典，通晓历代中医名著，从事中医医、教、研四十余载，潜心研究中医肾病，依据肾脏病的病因病机特点，继提出"补肾、活血、排毒"法为治疗肾病总体治疗原则后，又首创"升清降浊"特色疗法治疗慢性肾脏病，临床取效明显。张老常用"言之有理，行之有效"来形容此法，究竟该法应用于肾脏病的治疗理出何处，效力如何呢？现将张老言传所教整理如下。

一、慢性肾脏病病因病机

慢性肾脏疾病的病程冗长，病因病机错综复杂。一般讲，先天禀赋不足、感受外邪、劳倦内伤、饮食不节、久病正虚等都会直接或间接地导致或影响该病。从病机上讲，脾肾阳虚、肝肾阴虚、湿毒内停、肝风内动、气滞血瘀、邪陷心包等，都为临床常见。张大宁教授提出该病为本虚标实之证，以肾气衰败、肾虚血瘀为本；湿浊内阻、浊毒犯逆为标，即虚、瘀、湿、逆相互夹杂为其病机关键的观点。虚是以肾虚为本，有脾肾气（阳）虚、肝肾阴虚两种表现；湿有湿困、水湿之不同；逆证则有浊阴上逆和肝阳上亢之区别；而血瘀之证则贯穿疾病发生发展的全过程。治疗上应以"补肾活血以治本、降逆排毒以治标"为总体治疗原则。近年来张大宁教授依据慢性肾脏病的病因病机，从经典出发，通过多年有效的临床实践经验，再次首创"升清降浊"特色疗法治疗慢性肾脏病。

二、升清降浊法的创立

张大宁教授"升清降浊"法核心思想源于李东垣"补中益气汤（《脾胃论》）"与"普济消毒饮（《东垣试效方》）"这两个名方的组方原则。"补中益气汤"是一补益方，通过调补脾胃之气，使脾胃恢复运化、升降的生理功能。该方配伍巧妙之处是在调补气血药（如黄芪、人参、甘草、白术、当归、陈皮）的基础上佐以小量升麻、柴胡，使得清阳之气上升，随之浊阴自然下降。一升一降顺应、调理脾胃之气，与君臣药共同强健脾胃之功能。张大宁教授认为"补中益气汤"治在黄芪、人参，定在升麻、柴胡。"普济消毒饮"则是一清热方，原治疗大头瘟，现多用于治疗腮腺炎。其病机主要是温热秽浊之气主在上焦，邪热熏蒸头面。本方的特色在于李东垣亦用了小量升麻、柴胡，由于秽浊之气在上焦，浊气在上，清气不得升，清浊混淆，方中在大堆清热解毒药（黄芩、黄连、橘红、玄参、生甘草、牛蒡子、薄荷、连翘、马勃、僵蚕、板蓝根）的基础上佐以小量升麻、柴胡以升人体清气，向上来祛邪，这样辅佐能更好地清热解毒。与此同时，该降的浊气自然而降，使机体恢复正常功能。张大宁教授认为"普济消毒饮"治在清热解毒，定在升麻、柴胡。

张大宁教授说这两个名方有异曲同工之妙，都用了升清的药物——升麻、柴胡。两个功用不同的方子，为何李东垣都要用小量的升麻与柴胡呢？其共同机理在于机体升清降浊功能的紊乱，小量升清药佐以单纯的补益药和清热药，使清阳之气上升，浊阴之气下降，一升一降，动静结合，加快机体正常生理功能的恢复，疗效显著，这样精湛的用药方法被后代所称颂。张大宁教授结合李东垣两方经典，临证发微，首创"升清降浊"特色疗法应用于慢性肾脏病的治疗。"升清降浊"法与慢性肾脏病又是怎样结合的呢。

慢性肾脏病发展过程中除以肾为中心外涉及众多脏腑，脏腑之间相互依赖、密切合作、相互转化影响。随着病情的发展，脾肾衰败，三焦气化失司，饮食不能化生津液精微，反而转化为湿浊、水毒，由于升降开合失常，当升不升，当降不降，当藏不藏，当泄不泄，精微不摄而外漏，水湿不泄而潴留，瘀血阻于肾络，脏腑功能受损与浊邪弥漫壅阻互为因果，引发诸证。升清降浊功能失调的程度随着病情的进展愈发严重，故"升清降浊"法不仅可以应用于慢性肾脏病的治疗，而且还应贯穿治疗的始终，用一句话来形容此法，可谓"言之有理，行之有效"。现研究发现柴胡升阳而劫阴，易耗竭肾阴，谨慎起见不用于肾脏病的治疗。因此，根据肾脏病的轻重单用升麻，升麻的剂量较李东垣两个方子要大，一般在 $10\sim30g$。通过升清阳，将精微物质上提，浊阴之物随之而降，恢复各脏腑的生理功能，加快肾脏病的治疗过程，提高疗效。

三、升清降浊法应用分析

慢性肾脏病升清降浊功能紊乱在临床上主要体现在血尿、蛋白尿、肾功能（肌酐清除率、血清肌酐和尿素氮）指标的变化，"升清降浊"特色疗法临床疗效的观察亦从这几个方面观察，现将这几个方面病机分析简述如下。

（一）血尿

凡血液不循常道而渗溢于尿道中致使小便中混有血液甚至血块者均称为血尿。其病位在肾与膀胱。以脾肾气阴两虚最为多见，因脾不统血，血随气陷，加之肾虚封藏失职，血从小便而出；亦有肝肾阴虚，虚热内蕴，血失所藏而致尿血；肺胃风热毒邪壅盛，下通肾与膀胱，以致血络受伤出现尿血；心火炽盛，移热于小肠与膀胱致尿血；还有因湿热蕴结，瘀血阻络，水道不利所致的尿血。此皆有升清降浊功能紊乱，根据尿血之热、虚、瘀等病理变化，治疗以"泻火法"、"补虚法"、"止血法"为主，配以适量升麻，调理机体清浊升降之紊乱，使血尿得以快速有效地减轻。

（二）尿蛋白

人体中的蛋白质属中医所说的精微，精微的丢失与脾肾两脏关系密切。肾为封藏之本，脾主统摄升清，肾失藏精或脾失升清、摄精，是导致蛋白尿的关键，综观各种肾病，脾肾虚损通常贯穿始终，因此脾肾功能失调是产生蛋白尿的基本病机，但风邪、湿热（毒）邪、瘀血等因素在蛋白尿的发生及病情加重的过程中有重要影响。故蛋白尿的形成机制常是气血阴阳的虚损、脏腑功能的失调、病邪的干扰交织在一起，表现为正虚邪实、虚实夹杂的证候。治疗以"补虚泄实"为主，在此基础上配以适量升麻，有助于精微物质上升，随之浊毒之物下降，不仅有效加快减少蛋白尿，临床其他症状亦随之好转。

（三）肾功能

肾脏的基本功能是排泄代谢废物，调节和维持水、电解质、酸碱和渗透压平衡及分泌内分泌激素。慢性肾功能受损主要是肾小球滤过率下降和肾脏其他功能受损。内生肌酐清除率（Ccr）、血清肌酐（Scr）、血尿素氮（BUN）的指标主要反映肾小球的滤过功能。当肾小球滤过功能受损超过1/2时，肾脏对内生肌酐、尿素的清除率下降，故肾功能检测Ccr降低，Scr、BUN升高。

在慢性肾脏病的发展过程中，肾功能逐渐受损，身体内水、电解质和酸碱平衡随之失调，严重者会因毒素贮留出现一系列全身中毒症状。从中医来讲，此时病机错综复杂，认为其属本虚标实、虚实夹杂之证，且涉及脏腑众多，随着病情的发展，正虚不复，可由虚致损，肾气亏虚可引起肾脏气化功能障碍，不能及时疏导、转输、运化水液及毒物，因而形成湿浊、湿热、瘀血、浊毒等邪毒。而根据疾病发展的不同阶段，其证型及所涉及脏腑亦有所不同。中医治疗以"补虚泄实"为主，在此基础上配以适量升麻，佐他药助精微物质上升、邪毒之物下降，利于整体疗效的较快提高，随之内生肌酐清除率（Ccr）提高，血清肌酐（Scr）、血尿素氮（BUN）的指标下降。

四、案例实举

例1 患者，男，69岁。

初诊 2012年9月28日初诊。发现肾功能异常10年，近日乏力腰酸明显。患者于1998年7月无明显诱因出现腹胀，颜面浮肿，伴恶心、呕吐。于当地某医院查尿常规：PRO（++），BLO（++++），Scr300mmol/L，诊为"肾衰竭"，予以药用炭片、雷公藤多苷片等治疗。于2000年初慕名来张老门诊治疗，8年中坚持服用院内制剂及中药治疗，肾功能恢复正常（自2003年），至今肾功能指数正常，为巩固疗效于今日再来。现症见乏力，腰酸，纳可，偶有恶心，舌淡暗，苔白，脉沉细。实验室报告：血BUN 7.61mmol/L，Scr118μmol/L，UA 377mmol/L。既往慢性肾炎病史。从其乏力腰酸、时恶心及舌脉分析，本案为肾虚血瘀湿浊内蕴之证。患者慢性肾脏病史多年，久病必虚，久病入络，因虚致瘀，而为肾虚血瘀之证。肾虚气化不利，脾虚运化无权，水湿不运，湿浊内蕴，终为肾虚血瘀、浊邪内阻之症候。舌暗淡脉沉细为肾虚血瘀之象。中医诊断：肾劳（肾虚血瘀湿浊内蕴）；西医诊断：慢性肾衰竭。治法：补益脾肾，活血化瘀，利湿化浊，方拟肾衰方加减。处方：生黄芪120g，升麻60g，土茯苓30g，荠菜花30g，丹参30g，川芎60g，三棱30g，莪术30g，黄芪炭30g，车前子30g，车前草30g，大黄30g，大黄炭60g，五灵脂30g，蒲黄炭30g，海藻炭30g，茵陈60g，半枝莲60g，白术30g，补骨脂30g，大腹皮30g，覆盆子60g，仙茅30g，淫羊藿30g。10剂。水煎服，每次服300ml，每日2次，3日1剂。嘱饮食清淡，优质低蛋白饮食为宜，禁食海鲜、羊肉、辛辣刺激制品。

二诊 （2012年10月25日）服药后患者于2012年10月25日复诊，乏力、腰酸缓减，偶有恶心，血BUN 6.95mmol/L，Scr112μmol/L，PRO：（++），BLO：（++），症状及其他理化指标均有改善，故守方治疗。

三诊 （2013年4月16日）患者守方治疗半年再来，精神佳，乏力、腰酸不明显，但睡眠欠佳，时有心慌，舌暗苔白，脉细弦。复查血Scr 96μmol/L，BUN 6.25mmol/L，PRO：（+），BLO：（+）。以原方加远志、生龙骨、生牡蛎各30g以养心安神，重镇潜阳。

按 慢性肾衰竭是多种肾脏疾患的后期表现，属中医学"关格"、"肾劳"、"水肿"等病症的范畴。张大宁教授认为"脾肾衰败、湿毒潴留、瘀血阻络"是该病病机之关键，以"补肾活血、降逆排毒"为基本治疗大法，张大宁教授配以升清降浊法，将适量升麻加入大剂量生黄芪及丹参、川芎、三棱、五灵脂、蒲黄炭、黄芪炭、茵陈、半枝莲等为主药组成的"肾衰方"中，并以其为基本方临症加减，临床取得很好临床疗效。本案患者曾于2000年查Scr：300mmol/L，服张大宁方药后，肾功能指标恢复正常，多年来，患者守方加减，坚持用药至今，肾功能指标基本正常。

例2 患者，男性，49岁。

初诊 2012年8月20日。患者曾于2002年12月底因腰痛于当地医院查尿常规示BLO（+++），未见肉眼血尿。血压正常110/80mmHg，诊为"慢性肾炎"，予"肾炎康复片"治疗，未见明显好转。右肾囊肿史 7 年。现症：腰酸、纳可、寐安、二便调、舌质红、苔黄腻、脉弦细。实验室化验：尿常规：BLO（+++），LEU（±），RBC 1~2 个/HP。尿相差镜检：RBC 75 200/ml（均为肾小球性），WBC 20 400/ml。双肾 B 超：①右肾单纯性囊肿；②前列腺左右叶增大。血肾功能：均正常。中医诊断：腰痛；西医诊断：慢性肾小球肾炎。治法：补肾滋阴，清热止血。方药：①中药汤剂，处方：生黄芪 90g、升麻 30g、土茯苓 30g、荠菜花 30g、半枝莲 60g、女贞子 30g、墨旱莲 30g、生地炭 30g、杜仲炭 30g、金樱子 30g、败酱草 60g、苎麻根 60g、蒲公英 60g、黄芩 60g、生甘草 30g、仙鹤草 60g、仙茅 3g、淫羊藿 30g、车前子 30g、车前草 30g。10 剂。水煎服，每次服 300ml，每日 2 次，3 日 1 剂。嘱饮食清淡，优质低蛋白饮食为宜，禁食海鲜、羊肉、辛辣刺激制品。②补肾扶正胶囊，2 粒/次，每日 3 次。

　　二诊　（2012 年 10 月 25 日）仍腰酸，无肉眼血尿，大便每日 1 次，舌淡暗苔白脉沉细。化验：尿常规：BLO（++），RBC 3.4 个/HP。尿相差镜检：RBC 52 000/ml，均为肾小球性；WBC 7400/ml。治疗：①汤剂 3 日 1 剂，煎服法同前。药物组成如下：生黄芪 90g、升麻 30g、车前子 30g、车前草 30g、土茯苓 30g、荠菜花 30g、半枝莲 60g、女贞子 30g、墨旱莲 30g、生地炭 30g、杜仲炭 30g、金樱子 30g、败酱草 60g、苎麻根 60g、蒲公英 60g、黄芩 60g、生甘草 30g、仙鹤草 60g、白茅根 30g、桑寄生 30g、川续断 30g、煅牡蛎 30g。②补肾扶正胶囊 2 粒/次，每日 3 次。

　　三诊　（2013 年 1 月 10 日）腰酸有所好转，余无不适，舌质红苔白，脉细沉。化验：尿常规：BLO（+），RBC 1~3 个/HP。尿相差镜检：RBC 32 000/ml，均为肾小球性；WBC 2000/ml。治疗：从三诊的化验来看，尿相差镜检红细胞数目逐步减少，症状要有所减轻，病情向愈。仍宗前法治疗：①中药汤剂：3 日 1 剂，煎服法同前。药物组成如下：生黄芪 90g、升麻 30g、车前子 30g、车前草 30g、土茯苓 30g、荠菜花 30g、半枝莲 60g、女贞子 30g、墨旱莲 30g、生地炭 30g、杜仲炭 30g、金樱子 30g、败酱草 60g、苎麻根 60g、蒲公英 60g、黄芩 60g、生甘草 30g、仙鹤草 60g、桑寄生 30g、芡实 60g、陈皮 30g。②补肾扶正胶囊 2 粒/次，每日 3 次。

　　四诊　（2013 年 3 月 5 日）右侧腰部仍有酸胀感，余无不适，大便每日 1 次，舌质红苔白脉细沉。化验：尿常规：BLO（+），RBC 0~1 个/HP。尿相差镜检：RBC 12 000/ml，均为肾小球性；WBC 2000/ml。治疗：①中药汤剂，3 日 1 剂，煎服法同前。药物组成如下：生黄芪 90g、升麻 30g、车前子 30g、车前草 30g、土茯苓 30g、荠菜花 30g、半枝莲 60g、女贞子 30g、墨旱莲 30g、生地炭 30g、杜仲炭 30g、金樱子 30g、败酱草 60g、苎麻根 60g、蒲公英 60g、黄芩 60g、生甘草 30g、仙鹤草 90g、桑寄生 30g、芡实 30g、淫羊藿 30g。②补肾扶正胶囊，2 粒/次，每日 3 次。

　　五诊　（2013 年 4 月 3 日）时有腰酸，但不明显，舌质红苔薄白，脉沉细。化验：尿常规：BLO（±），RBC（-）。尿相差镜检：RBC 6900/ml，均为肾小球性；WBC 1200/ml。通过五诊的系统治疗，患者临床化验基本正常，临床治疗痊愈。患者表示可否更换剂型不服汤剂。张大宁教授认为该患者已经临床治愈，可以把汤剂变换为中药丸剂口服，并加大中药胶囊的用量，以巩固疗效。治疗：①中药炼为丸，9g/丸，2 丸/次，每日 3 次。药物组成如下：生黄芪 120g、升麻 30g、车前子 30g、车前草 30g、土茯苓 30g、荠菜花 30g、半枝莲 60g、女贞子 60g、墨旱莲 60g、生地炭 60g、杜仲炭 60g、败酱草 90g、蒲公英 90g、黄芩 60g、苎麻根 60g、生甘草 30g、仙鹤草 90g、仙茅 30g、桑寄生 30g、淫羊藿 30g、茜草 60g、覆盆子 90g、白花蛇舌草 30g。②补肾扶正胶囊，3 粒/次，每日 3 次。

　　按　单纯性血尿为表现的原发性隐匿性肾炎，中医属"血证"范畴，多见于儿童和青壮年。其特点是病情缠绵、反复发作。现代医学对于该病仅仅能够预防和治疗感染及避免使用损害肾脏药物，而没有有效治疗的药物或手段。中医药对于该病的治疗效果明显，充分体现了自身的优势。张大宁教授通过多年对血尿的临床研究，认为单纯性血尿的中医病机是肾虚血热妄行，其中肾虚以肝肾阴虚为主。治疗若在补肾滋阴、清热止血的基础上加入适量升麻，辅佐诸药升降归属，治疗血尿效果更加。方中生黄芪、仙茅、淫羊藿补脾肾之阳，女贞子、墨旱莲、覆盆子滋肝肾之阴，肾阴阳双调扶正为本，有助于调节机体的免疫力，提高抗病力。蒲公英、黄芩、败酱草、半枝莲清热凉血，土茯苓、荠菜花、苎麻根、生甘草清热止血，生地炭、杜仲炭属于炭类止血并且有滋阴清热之效。升麻的加入使清阳之气上升，浊阴之气下降，辅佐诸要补益祛邪，有效减少血尿。

（赵怡蕊　陈　磊　侯燕琳　张大宁）

张大宁论治"非典"

全国各地，尤其是广东、北京的实践证实，中医药在防治"非典"的过程中，起到了不可低估的作用，这已经得到了包括 WHO 在内的各国同行的肯定和认可。国家中医药管理局还专门组织专家制定了《"非典"中医药防治技术方案》，受到各地卫生部门的普遍欢迎。

以下谨就有关"非典"的中医药防与治两个方面谈一点个人看法。

一、预防——重视"补助正气"

重视预防历来是中医学的特点之一。所谓"上工治未病"的思想，《黄帝内经》中曾形象地比喻为"若病已成而后治之，譬犹渴而穿井，斗而铸锥，不亦晚乎"。但如何通过服中药来预防"非典"，或说这场"温疫"呢？我以为最主要的一点是"保持正气的旺盛"，古人云"正气存内，邪不可干"，"邪之所凑，其气必虚"，对于没患有"非典"，或称之为"健康的人群"而言，谈不上很细腻地辨证论治，因为是"无症可辨"的。但不进行辨证论治，不等于"万人一方"，"三因原则"还是要注意，即随着人的体质、年龄、地域等不同，处方可以有所变化，如可以 18 岁、45 岁、65 岁为 3 个界限，药味、剂量略有调整。

"补助正气"应注意"脾肾两脏"，即人之后天与先天，药味可选择"生黄芪、沙参、白术、太子参、石斛等"。这些中药对于提高人体免疫能力的效果，已为医家所证实。

同时要注意的是，在"补助正气"的同时，可适当辅佐一些清热解毒的药物，如贯众、金银花、连翘、大青叶等，这些药物对于病毒的抑制作用，亦已为中西医药界所公认。

此外，对于健康人群，不宜长期服药，一般为 3～5 天。同时，一些孕妇、中药过敏者及有严重慢性病症的患者，也须注意。

二、治疗——注意"辨证论治"

辨证论治是中医学的特点所在，也是中医学的精华所在，"非典"的治疗也是一样。从发病季节、症状特点、舌脉表现来看，"非典"当属于中医学"温病"的范畴。具体地说，流行特点似"温疫"、症状特点似"春温"、"伏暑"。

《说文解字》曰："疫，民皆疾也。"说明疫的原始涵义，即为较强的传染性与流行性，因疫病大多属于温热性质，故往往称疫病为温疫。温病与温疫在概念上既区别又有联系。温病是指各种温热性质的外感热病，范围较广；温疫则指温病中具有强烈传染性和流行性的一种外感热病，范围较窄。从"非典"的流行病学调查来看，理所当然属于"温疫"的范畴。金元时代的著名医家庞安时在《伤寒总病论》一书中描述为"天行之病，大则流毒天下，次则一方，次则一乡，次则偏著一家"。

"非典"发病，始即高热不退、呼吸窘迫，遂即呼吸衰竭、内闭外脱。从中医温病学来讲，不见表证、卫分证，发病即为气分证、里证，似应属于"伏气温病"范畴，如"春温"、"伏暑"等。早期以热毒袭肺、湿遏热阻为主要病机，治疗当清热解毒、宣肺解表、芳香祛湿，可选用金银花、连翘、麻黄、杏仁、藿香、茯苓等。

中期以疫毒袭肺、表里炽热、湿热蕴毒为主要病机，治疗宜清热解毒、泻肺降逆、祛湿辟秽，可选金银花、连翘、青蒿、黄芩、石膏等。极期以热毒壅盛、邪盛正虚、气阴两伤、内闭外脱为主要病机。治疗宜益气解毒、化痰利湿、凉血通络、通闭开窍，可选太子参、金银花、连翘、生地、牡丹皮等。恢复期以气阴两伤、肺脾两虚、肝肾虚弱为主要病机，治疗宜补气养阴、滋补肝肾，可选生地、太子参、黄芪、白术、石斛、玄参等。

总之，"非典"一病，虽属新出现的一种疾病，但在中医辨证论治的独特理论体系指导下，中医中药一定能发挥其特有的作用，为世界医学做出贡献。

论中医学的“预防医学”

波及全国乃至世界的非典疫情，敲响了人们对于预防医学重视的警钟，“预防医学”变成了人们日常生活中的具体行动。作为世界医学瑰宝的中医学，在其形成发展的两千年中，积累了丰富的预防医学的内容，不但有明确的“预防为主”的指导思想，而且还有着一整套具体的方法和措施，在环境卫生、传染病学、隔离及预防接种等诸多方面，都积累了丰富的理论和经验。以下仅从4个方面简要论之。

一、“上工治未病”与“重视正气”——预防为主的指导思想

“上工治未病”语译为“高级的医生、最好的办法是治疗未发的疾病”，也就是走在疾病的前面。《素问·四气调神大论》说：“圣人不治已病治未病，不治已乱治未乱，此之谓也。未病已成而后药之，乱已成而后治之，譬犹渴而穿井，斗而铸锥，不亦晚乎。”即明确地阐述了这一思想。这是《黄帝内经》在集先秦时期道家、儒家、杂家的学术思想后，根据中医学的理论和实践经验，在“天人合一”的整体观念指导下，提出地比较全面而系统的“预防为主”的思想原则。

所谓“治未病”包括未病先防和既病防变两个方面。未病先防指在未发生疾病之前，做好各种预防工作，以防止疾病的发生。既病防变，是指发生疾病后，尽早诊断与治疗，保护未病之脏腑，以防止疾病的发展和传变。从宏观上讲，前者显得更为重要。正如金元四大家之一朱丹溪在其代表著作《丹溪心法·不治已病治未病》一篇中所讲：“与其救疗于有疾之后，不若摄养于无疾之先，夫如是则思患而预防之者，何患之有哉。”

在“预防为主”的思想指导下，中医学最重视的是人体“正气”的主导作用，《素问·刺法论》中“正气存内，邪不可干”的论述，成为两千年来指导中医学从基础到临床，从养生到预防，从药物到针灸的千古绝句。在预防“非典”的各种有效处方中，黄芪、太子参类“扶助正气”药物的有效使用，证实增强免疫在预防非典中的重要作用。

二、“天人合一”——重视自然环境对人的影响

“天人合一”是古代哲学与中医学相互结合而产生的一种朴素的辩证法思想，是指自然环境与人体生理、病理、诊断、治疗及预防的一致性，这里既有临床医学的内容，也有预防医学的内容。

临床医学方面，中医学历来重视季节、气候、昼夜、地理等对人体生理及疾病的影响，也充分利用这种相互的同一性来治疗疾病和养生延年。这一点和世界卫生组织在20世纪下半叶提出的“医学模式从单纯的生物医学模式，转变为生理–心理–社会–环境的综合医学模式”的观点是一致的。

在预防医学方面，重视了环境对人体的影响，也就强化了“环境卫生”的重要性。

重视水源。水源的卫生是相当重要的，《吕氏春秋》曾说：“轻水所，多秃与瘿人；重水所，多肿与躄人；甘水所，多好与美人；辛水所，多疽与痤人；苦水所，多瘇与伛人。”其分析未必准

54

确，但"水源影响疾病"的观点却是非常正确的。为了清洁用水，古人特别提倡"井水"，魏·刘熙《尔雅·释名》解释："井，清也，泉之清洁者也。"即人须服"清洁之水"之意。对于水源不洁而致传染病流行，清末南京梅伯言曾有详细的描述："沿河居民，日倾粪桶污水，荡涤无从，郁积日增，病症日作，前此道光十一年水灾，曾经堵塞半载，满河之水，变成绿色，腥秽四闻，时疫大作，死亡不可胜计，此非明鉴也。"

此外，在城市环境卫生方面，古人也重视下水道的修建，史书方面记载公元前3世纪秦始皇在修城中已建有"沟渎"，《礼记·月令》注解为："水行地中曰沟渎。"至15世纪时，明宫内已有用生铜铸成和巨石制成的下水道。这些对环境卫生的整洁具有很大意义。

个人卫生方面，"剪手脚爪，沐浴之"（《杂五行书》），"二人不可共浴手"（《风俗通义》）等，均提示了其对防病卫生的重要性。

三、从《伤寒论》、《温疫论》到《温病学》
——中医传染病学的逐渐确立

早在春秋战国时期，中医学即开始认识到某些疾病的传染性。《素问·刺法论》中有"五疫之至，皆相染易。无问大小，病状相似"的记载。至东汉末年，灾疫连年，病死成片，医圣张仲景"宗族素多，向余二百。建安纪年以来，犹未十稔，其死亡者三分有二，伤寒十居其七"，而"感往昔之沦丧，伤横夭之莫救，乃勤求古训，博采众方，撰用《素问》、《九卷》、《八十一难》、《阴阳大论》、《胎胪药录》"（《伤寒杂病论·原序》），著成流传百世的中医经典著作——《伤寒杂病论》。不仅总结了外感热病的六经传变规律，而且奠定了中医辨证论治的理论基础，其中不乏一些今天看来属于传染病的病症论述及有效方药。

明清以来，商业和交通的日益发达，给大规模的传染病流行提供了条件。据史书记载，明代1408~1643年间，大疫流行39次；而清代268年中，竟流行了328次之多，在这种历史背景下，出现了著名的传染病学家吴有性。公元1642年，吴有性在继承前人的基础上，勇于创新，大胆提出"疫疠之邪从口鼻而入"的观点，著成《温疫论》一书。盖"疫"字，《说文解字》解释为"民皆疾也"，非常类似当今的传染病。而"温疫"似又可解释为"以发热为主要症状的具有较强传染性和流行性的一组病症"，这也可以在《温疫论·原序》中得到证明："崇祯辛巳年，疫气流行，山东、浙省、南北两直，感者犹多。至五六月益甚，阖门传染。"吴氏在书中大胆突破张仲景的六经辨证及治法，提出疫疠之气从口鼻而入，始客于膜原，当人体由于饥饿、劳碌、忧思等导致正气虚弱时，邪气溢张，从而强调了在传染病中人体免疫力的主导作用。同时根据流行范围与程度的不同，区分为"盛行之年"、"衰少之年"、"不行之年"等类型，并制订了一些有效的方剂与药物。

至清·叶天士、薛雪、吴瑭、王孟英温病四大家，发展了张仲景、吴有性等医家的理论和经验，创立了温病的卫气营血与三焦辨证，进一步阐明了发热病的发生、发展规律，研究出一整套辨证论治的理、法、方、药，如诊断方法上的辨舌、验齿、辨斑疹、白痦；方剂上的银翘散、安宫牛黄丸、至宝丹等，都出自这一时期。至此，包括当今看来包括流行性感冒、麻疹、出血热、脑膜炎、乙型脑炎等传染病在内的中医传染病学，已经初步确立。

此外，随着对传染病认识的逐渐深化，中医对于有关"隔离"的问题也逐渐有所认识。当然，限于历史条件，仍带有朴素的性质和特点。《晋书·王彪之传》载："永和末，多疾疫。朝臣家有时染易三人以上者，身虽无疾，百日不得入宫，至是百官多列家庭，不入。"除此隔离之外，还设有医院隔离者，《汉书·平帝纪》载"民疾疫者，舍空邸第，为置医学"，即带有公立时疫医院的性质。而《后汉书·皇甫传》中"军中大疫，死者十三四，规亲入庵庐，巡视将士"，又似军队野战传染病院的记载。

四、"种痘术"——最早的预防接种

预防接种（又称计划免疫）是应用免疫学原理，使人体对某种传染病产生特异性免疫的一种预防保健方法。世界上最早的预防接种，当推中医学的"种痘术"。

关于种痘术的起源，据清·董正山《牛痘新书》载"唐开元间，江南赵氏始传鼻苗种痘之法"；朱纯嘏《痘疹定论》说："宋仁宗时，丞相王旦，生子俱苦丁痘，招集诸医，探问方药，有四川人请见，陈说峨眉山有神医，能种痘，百不失一。神医到京，于次日种痘，至七日发热，后十二日正痘已结痂矣。"至明万历年间，已有不少有关种痘的记载。据此，种痘法的发明，最迟也在 16 世纪中叶，较英人 Jenner 1796 年发明牛痘接种早 250 年左右。

至于种痘的方法，当时有两种：一种是痘衣法，即以痘疹患儿的内衣，令未痘小儿穿上，以达到出痘目的，此法效果不佳；另一种是鼻苗法，此法又分为 3 种：①用痘浆；②用干痘痂屑吹入鼻中；③用湿痘痂棉裹之塞入鼻中，使其出痘。痘浆太危险，一般不用，常用第 2 和第 3 种方法。以后又将痘疮患者的痘痂（时苗）逐渐改为种痘后出痘的痘痂（熟苗），减轻了痘苗的毒性。接种部位也由鼻孔改为上膊外侧，使种痘法更趋于合理。种痘法发明后，逐渐由南向北推广起来，到清朝康熙时，已是南北风行了。张璐的《张氏医通》说："迩年有种痘之说，始自江右，达于燕齐，近则遍行南北。"以后，清政府从法律上亦给予大力支持。如康熙《庭训格言》说："国初人多畏出痘，至朕得种痘方，诸子女及尔等子女皆以种痘得无恙。今边外 49 旗及蒯而楗喀尔喀诸藩，俱命种痘，凡所种皆得善愈。尝记初种时，年老人尚以为怪，朕坚意为之。遂全此千万人之生者，岂偶然耶？"由于种痘法在全国城乡的普遍实施，对防止天花的流行，起到了显著的作用。

我国种痘术出现后，国外纷纷来华学习，17 世纪后期，俄国已派遣留学生学习种痘。乾隆九年（1744 年），杭州人李仁山将种痘法传至日本，后又经吉林传至朝鲜。不仅如此，我国种痘法还经过土耳其传入欧洲。Dyel Ball《中国风云事物记》写道："说也奇怪，像其他许多事物一样，种痘术似也是由中国传入西方的。这术约八百年前，中国在宋朝已经应用，于 1721 年最初介绍来英国。"英医 J·Dudgeclu 的《中西见闻录》也说："自康熙五十六年（1717 年）有英国钦使驻土耳其国京，有国医种天花于其夫人，嗣后，英使夫人遂传其术于本国。于是其法倡行于欧洲。"据此，于 1796 年 Jenner 发明的牛痘接种法来源于中国是肯定无疑的。

关于中医学发展问题的几点思考

一、中医学有关概念的思考

中医学从学科的属性来讲，属于自然科学中应用科学的范畴。但由于其在形成和发展的漫长历史过程中，所具有的特殊历史背景和条件，使其具有浓厚的中华民族传统文化的底蕴和内涵。从而形成一整套不同于现代医学的独立的医学科学体系。

现代医学是建立在自然科学的基础上，而中医学是建立在长期经验积累、升华和中华民族传统文化的基础上。

中医学和现代医学是从两个不同角度观察、分析人体生命活动、病理变化，以及治疗方法的完全不同的医学体系。

正是由于中医学是一门完全不同于现代医学的独立的医学科学体系，所以作为中医学院的学生、中医大夫，以至所有中医工作者，就理所应当地、全面地掌握这一门学科体系。

中医学如同一本完整的书，有前言、有开始、有发展、有结尾，系统完整。当然由于历史原因，其不可能尽善尽美，其中肯定有不少不准确、不正确，甚至是不科学的内容，但这丝毫不影响它的光彩和伟大，不影响作为中医大夫应当全面继承的必要性和重要性。

医学属于应用科学的范畴，但在诸多的应用科学中，医学带有更鲜明的实践性与经验性，从这点意义上讲，医生脱离了患者，就失去了存在的价值，中医学更是如此。

从个体上、现象上讲，似乎是患者求医生，但从整体上、内涵上讲，是医生求患者。不懂得这个道理的医生，不仅在医德上，而且在学术上永远不会成为一个好医生。

二、如何看待中医学的发展

临床疗效是任何一门医学发展的根本宗旨与归宿。从这点意义上讲，医学科学除治疗学外，都可以认为是一种基础、方法与过程。

中医学几千年的发展，尤其是在现代医学迅速崛起的近百年、近几十年，还能得到发展与壮大，最根本的一条，就是由于其独特的临床疗效。这也是中医学能够立足、发展的根本所在。

讲中医学的特色固然重要，但更重要的是"优势"，离开"优势"，中医学作为医学科学来讲，将不复存在。

两千多年来，在历代医家的共同努力下中医学是在不断发展、不断成熟、不断完善的，这是必须要肯定的。这较之《内经》、《伤寒杂病论》、《神农本草经》等，已经有了很大的发展。虽然在历代医家的著述中，常以"四大经典"为依据，但丝毫不说明中医学在原地不动。恰恰相反，其不少内容早已跳出"四大经典"的圈子，新的理论、新的内容不断地出现。无疑地讲，中医学是一门发展的科学。

新中国成立以后，党和政府给了中医学以最大的支持，党的中医政策，以及领导人对发展中医学的重要指示，都给中医学的发展以很大的雨露与阳光。尤其是中国共产党第十六次全国代表大会以后，党中央，更在关键时刻，对中医学以极有力的支持，不但更好更快地促进了中医学的发展，也给当前社会上个别人出现的奇谈怪论以有力的打击。

三、关于中医学发展要注意的五个层面

医学的竞争，从某种意义上讲，就是临床疗效的竞争。这种竞争从业内来讲，近乎于残酷。这里没有爱国主义与卖国主义之分，完全处于市场调节之中。这种竞争类似于达尔文学说中"生存斗争"、"自然选择"的道理。

临床疗效的竞争是第一层面，也就是说是第一位的，最根本的。在这个前提下，不同医学派别之争，依次有四个层面，即：第二层面——不良反应；第三层面——疗效的速度；第四层面——治法的繁简；第五层面——经济实惠。

中医学同其他任何一门学科一样，都要继承与发展，而继承的目的正在于发展。几千年来，虽然在某些形式上，中医学似乎过多得强调了继承，好像"言必乎内经，用必乎伤寒"，但究其实质内涵而言，仍然在继承中不断地发展，金元四大家的出现、温病学说的建立、王清任活血化瘀研究的深入等，都证实了这点。在当今科学发展迅速的今天，在社会需要日益强烈紧迫的今天，中医学必定会得到更加迅速的发展。

总之，中医学是一个伟大的宝库，过去其曾对中华民族的繁衍昌盛做出了巨大的贡献，现在伴随着现代科学、现代社会的发展，它将会显示更加旺盛的生命力，发出更加灿烂的光辉，为世界医学宝库做出更伟大的贡献。

论肾与"心－肾轴心系统学说"

"肾"及其生理、病理是祖国医学藏象学说的重要内容，临床指导意义很大。我们结合临床，在肾的实质、肾虚的病因及诊断等方面开展了系统的探讨，并就"心－肾轴心系统学说"进行了进一步的研究。现将研究结果及体会汇报于下，望同道指正。

一、"肾"生理功能的临床研究

中医学有关"肾阴、肾阳、肾水、命门"及"肾藏精、精化气"等理论很多，学术界还颇有争论。笔者认为，需从临床角度认识这个问题。肾是先天之本，分为"精'和"气"两部分，合之称为"精气"。从临床实际而言，肾精与肾阴、肾水，肾气与肾阳、命门火等概念是一致的。肾精是肾气的物质基础，肾气又是肾精补充的重要动力，两者互相依存，完成肾的整体功能，古人称之"水火之脏，阴阳之宅"，为一坎卦。为了系统研究肾的功能，我们将肾的生理功能分为以下六个方面。

（一）肾与人体生长发育的关系

中医学认为，人体的生长发育衰老过程，就是肾的精气盛衰的过程。《素问·上古天真论》和《灵枢·天年》6 篇对此都曾有详细论述。笔者曾对 632 例 6 ~ 79 岁随机抽样的人群按年龄组进行中医辨证分析，发现年龄与"肾"的盛衰确有一定的关系。见图 2。

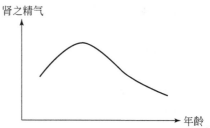

图 2　人体年龄与肾的精气关系示意图

（二）肾与人体消化的关系

人体的消化主要靠脾胃，但亦与肾有关。肾阳可以温煦脾胃，促进水谷的消化，就像要煮熟一锅粥，既要有锅（胃主受纳），又要有勺（脾主运化），还要有火（肾阳的温煦），三者缺一不可。命门火衰时，水谷得不到很好的消化，可出现脾肾阳虚而致的慢性腹泻。

我们曾对 240 例不同年龄组的随机抽样人群进行慢性腹泻（包括五更泻、饭后泻及其他慢性腹泻，或不自觉便等，排除肠结核、直肠息肉、肿瘤等）的统计，发现随着年龄的增长，慢性腹泻的发病率亦呈增加的趋势。其中 43 例患者经温肾健脾治疗后，81.4% 有不同程度的好转。

（三）肾与呼吸功能的关系

中医认为，人体的呼吸要靠肺肾两脏来完成，呼吸固然靠肺，但空气的吸入则与肾脏关系密切，中医称为肾主纳气。若人体肾虚不能纳气时，则会出现呼多吸少的症状。肺气肿、肺源性心脏病患者出现这类症状时，可用补肾纳气的治法。全国许多地区在防治慢性气管炎的研究中，都证实了大多数肾虚患者呼吸功能不全。

（四）肾与生殖功能的关系

肾与生殖机能有着直接的关系。性的成熟与衰退直接受肾的影响，另一方面，一些生殖系统的病变也往往责之于肾，如阳痿、遗精、早泄、不孕症等从肾论治，多可收效。

（五）肾与水液代谢的关系

人体的水液代谢主要依赖于肺、脾、肾三脏功能的正常。小便的开阖主要与肾有关，肾气充足，小便开阖无误，水液代谢正常。若肾脏出现病变时，则易导致开阖功能的失常。糖尿病、肾炎、肾衰竭等出现尿多、尿少、水肿、腹水等症状时，应考虑肾脏的变化，采取相应的治法。

（六）肾与骨、髓、脑、齿、发、腰、耳及二阴的关系

肾主骨，骨的健壮与否和肾有直接的关系。肾足则骨坚，发育正常。反之则发育失常，甚至形成佝偻。天津市1976年地震时，我们曾对震伤骨折患者加服补肾药物，据反映，其骨折愈合速度较往常为快。

肾生髓，包括骨髓和脑髓，因"脑为髓之海"，肾脏充盛，则脑髓健，反之，则髓海不足，健忘失眠。故对神经衰弱的患者，要考虑肾的问题。

我们曾对25名50～70岁中医辨证无明显肾虚表现的健康男性和30名同年龄、同性别的肾阳虚者进行了脑血流图描记，结果发现肾阳虚者多呈现正弦波及三角波，且波幅较低（表明其血管弹性明显减弱，供血不足），而辨证为无明显肾虚证的健康人，脑血流图表现基本属于正常范围。这不但说明了两者的区别，也提示了肾与脑的关系，更说明了老年肾虚证在中风发病中的重要作用。

"齿为骨之余"，"发为血之余"，"精血同源"，肾虚时则易出现牙齿浮动、发白易脱落等。此外，"腰为肾之府"，"肾开窍于耳"，故见腰酸腰痛、耳鸣耳聋等症，多以补肾治疗。

肾与二阴的关系，表现在大小便异常时使用补肾的治疗问题上。

肾与命门一致与否，多年来其说不一，为中医界一直争论的问题。我们认为，尽管在理论上争论很大，但在临床上，命门只涉及"阳"、"火"的方面。古人所以提出命门的概念，只是为了突出肾阳的作用。命门与肾阳，不过名称不同而已。

总之，肾与人体各部分都有直接或间接的关系，故肾虚证常多见全身症状，补肾治疗后，也多表现为全身症状的改善，这也从临床上反证了肾脏在人体中的重要地位。

二、肾实质的研究

通过上述肾的生理功能的研究，结合当前其他学者的研究，我们对肾的实质有如下五点认识。

（1）从上述临床一般统计和治疗分析，中医学的肾应与人体生长发育、呼吸、消化、生殖、水液代谢、智力、骨、齿、毛发等各方面都有直接或间接的关系。正如《难经》所说的"生气之源者，谓肾间动气也。此五脏六腑之本，十二经之根，呼吸之门，三焦之源，一名守邪之神，故气者人之根本也"。从这一意义上讲，只有作为人体内分泌系统重要组成部分的垂体-肾上腺皮质系统和垂体-性腺系统方能胜任。

（2）近年来的研究，包括尿-17羟皮质类固醇、尿-17酮皮质类固醇、血-11羟皮质类固醇昼夜节律测定，SU4885试验，ACTH试验等，都从实验学角度证实了上述论断。

（3）从免疫学角度探讨肾的实质，曾做过有关肾虚患者T淋巴细胞玫瑰花环试验及IgA、IgG含量测定等研究，均证实肾与人体免疫的密切关系。临床上，我们还曾特意治疗了2例过敏体质

的患者，由于长期服用补肾药物，出现过敏体质改变情况，治疗前患者对鱼虾过敏（出现荨麻疹），服用补肾药物后，过敏情况消失，追访 3 年未发。这些研究揭示了肾与免疫的关系。内分泌与人体免疫功能的密切关系已为大家所公认，故追溯其实质仍未越出垂体-肾上腺皮质系统和垂体-性腺系统的范畴。

（4）近年来有人从分子水平来研究"肾"的实质，包括对神经、内分泌、生殖、泌尿、免疫、消化、骨、呼吸系统内细胞环腺苷酸、环鸟苷酸相对平衡的调节。而当这种相对平衡失调时，则可出现不同程度的"肾虚"表现，如表现阳虚患者血浆的 cAMP 低于正常，cGMP 高于正常，cAMP/cGMP 比值较正常为低，而阴虚患者测定值恰恰相反。

（5）我们认为肾所包含的内容是十分广泛的，下丘脑-垂体-肾上腺皮质和下丘脑-垂体-性腺系统固然为肾的重要组成部分，但绝不是全部内容，我们曾对十几例甲状腺功能亢进患者采用滋阴补肾法治疗，疗效较好。有人通过对慢性纤维空洞型肺结核、骨结核、肺癌、营养不良性水肿等 24 例生前有肾虚表现的死者尸检，发现其垂体前叶、甲状腺、皮质及睾丸、卵巢等腺体均有明显的退行性病变，显示其活体机能的减退。此外，现代医学的肾脏也包含在中医学肾的概念之中，亦获公认。故可认为，肾的实质可能是以下丘脑-垂体-肾上腺皮质系统和下丘脑-垂体-性腺系统为主，包括部分自主神经系统、甲状腺及泌尿系统肾脏的大范围系统。

三、心-肾轴心系统学说的提出

中医认为，心在人体中处于最高主导的地位，调节着体内一切生理活动，为思维意识的中心。《黄帝内经》说："心者，君主之官，神明出焉。"心的功能正常与否，直接影响着体内所有脏腑活动的正常与异常，所谓"心者，五脏六腑之大主也"、"主明则下安，主不明则十二官危"正表明了这一点。肾为先天之本，其重要性前已论及。两脏固然重要，两者关系的正常更为重要。唐代著名医家孙思邈曾引用道家的"心肾相交、水火既济"来说明，意思是心在上属火，为人体最重要的内脏，肾在下属水，其地位低于心，但较它脏为高，此两脏相互联系，"水升火降"，维持心肾、水火的相对平衡，保证人体的健康。为了更好地说明心肾之间的关系及其在人体生命活动中的重要性，我们曾提出"心-肾轴心系统学说"。"心-肾系统"表示在心为主导的条件下，心肾之间相互促进、相互制约的相对平衡关系；"轴心"表示此系统在人体的生理活动与病理变化中起着重要的作用。见图 3。

（一）心-肾轴心系统学说的现代医学剖析

现代医学认为，大脑皮质为人体思维意识的中心，皮层及其下中枢调节着机体一切生理活动，这一点应包括在中医学"心"的功能之中，已为当前医学界所公认。结合上述肾实质的探讨，则心肾相交的理论应指大脑皮质通过下丘脑对垂体、肾上腺皮质、性腺等的控制，即大脑皮质-下丘脑-垂体（肾上腺皮质系统、性腺系统）。其中心火下降、下交于肾（心对肾的调节），指神经中枢对垂体、肾上腺皮质和性腺的调节机制；而肾水上升、上达于心，则是指肾上腺皮质或性腺通过垂体或直接作用于神经中枢的机制，即所谓"反馈机制"。

现代医学也十分重视神经与内分泌的作用。巴甫洛夫学说十分重视神经系统，尤其是大脑皮质的作用。近代塞里应激学说把内分泌系统，尤其是垂体-肾上腺皮质系统提到了很高的位置。但它们各有长处和短处，前者重视了大脑皮质却忽略了内分泌；后者重视了内分泌，却低估了神经系统。近年来，这两个学说开始注意到神经与内分泌是紧密联系和不可分割的，并开始形成"神经-内分泌学说"。而祖国医学关于心、肾关系的论述，实际上朴素地综合了以上两个学说的长处，并有效地指导了临床。

（二）心-肾轴心系统在发病学中的作用

任何一种致病因子作用于机体而发病时，都会引起两种不同的反应，一种是由于致病因子、机体体质等因素不同，表现不同的疾病；另一种是不同的致病因子、不同的疾病，在发病的某一阶段，会出现相同的机体反应，即所谓疾病的共性。近年来，现代医学也已越来越重视疾病的共性，即非特异性反应。巴甫洛夫、塞里等实际上都是从不同的角度论证了疾病的共性。而祖国医学"心-肾系统"实际上在疾病的发病共性中，也起着重要的轴心作用。临床上通过对"心-肾轴心系统"的调节，往往可促使疾病个性的转化。若抓住"心-肾轴心系统"异病同治，则可提高疗效，巩固疗效，改善机体体质。进一步而言，协调好"心-肾轴心系统"对于延年益寿、防止早衰都会有一定的益处（图3）。

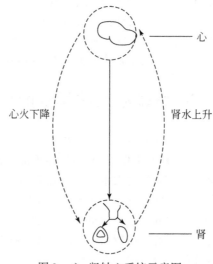

图3 心-肾轴心系统示意图

（张大宁 张勉之）

论中医肾虚的辨证与治法

"肾"是中医学藏象学说中的一个重要内容，肾虚证可出现在多种疾病中，故补肾法也就广泛地运用于各科临床，对于提高、巩固疗效，改善机体体质等方面都起到了重要作用，成为当前异病同治的一个范例。但多年来，有关"肾虚的辨证"多种多样，很不统一；其治法亦法出多门，莫衷一是。为此，笔者参考古今文献，根据自己的临床体会整理如下，祈望指正。

一、补肾法的源流及流派

中医学认为，肾是人体"先天之本"。但对于肾的认识及补肾法的运用，也是逐步深入，逐渐完善起来的。早在《黄帝内经》时期，对于肾的功能、肾虚的病因、治法等已有了较明确的认识。《难经》又进一步突出了肾的作用，并正式提出了命门的概念。汉代医家张仲景在《伤寒杂病论》中，运用辨证论治的方法，对于肾虚的病机、补肾的方法、方剂药物等都做了新的补充和发展，如《伤寒论》中关于少阴病的论述；《金匮要略》中关于虚劳病的论述及肾气丸的创制等，都为后世补肾法的发展奠定了基础。以后，随着实践的不断深入，补肾法的研究也逐步完善，其中出现了一些倡导补肾的医家，从不同的角度，促进了补肾的研究，丰富了补肾的内容。其中比较有代表性的是朱丹溪、张景岳和赵献可三人。朱丹溪，元代人，滋补肾阴派的代表，提出了"阳常有余，阴常不足"的观点，奠定了滋阴派的理论基础。张景岳，明代人，温补派的代表，针对朱丹溪"阳常有余，阴常不足"的论点，提出了"阳非有余，重视温补"的观点，临床上重在温补，故成为温补派的代表。赵献可，明代人，重视命门派的代表，对命门的重要性又有所提高，甚至置于心之上，而为人身中之第一重要的脏器，临证上对于许多疾病的分析和判断，多从水火阴阳二气的盛衰着眼，遂强调八味丸、六味丸的使用，认为两方使用得当，可治百病。从此朱丹溪、张景岳、赵献可成为中医史上补肾法三个派别——滋阴派、温补派、重视命门派的代表。

二、补肾法的分类

笔者认为，补肾法应包括滋补法、温补法、阴阳并补法、固涩法和壮腰法5种。

1. 滋补法 适用于肾阴虚者，临床上又分为以下9种。

（1）滋阴补肾法：适用于一般肾阴虚者，见症如面色憔悴，肢痿消瘦，腰脊酸痛，五心烦热，夜有梦遗等，舌质红少苔，脉象沉细或数。方剂如六味地黄丸、左归丸等。

（2）滋阴降火法：适用于肾阴虚弱，虚火上炎者。方剂如知柏地黄丸等。

（3）滋阴通淋法：适用于肾阴虚弱，下焦湿热而致慢性淋证者（多为劳淋）。方剂如猪苓汤。

（4）滋阴潜阳法：适用于肾阴虚弱，水不涵木而致肝阳上亢者，见症如头晕目眩，耳鸣耳聋，腰背酸痛，五心烦热等，舌边红，脉弦细。方剂如杞菊地黄丸、滋阴潜阳汤等。

（5）滋阴息风法：适用于肾阴虚弱，虚风内动者，见症如热病后，神倦息，舌绛少苔，脉象虚弱等。方剂如大定风珠等。

（6）滋肾纳气法：适用于肾阴虚弱，而又同时兼有呼多吸少等肾不纳气证者。方剂如七味都气丸、麦味地黄丸等。

（7）滋补肝肾法：适用于肾阴虚兼肝血虚者，如兼有两目干涩，四肢麻木，月经量少色淡等。方剂如归芍地黄丸、驻景丸等。

（8）滋补肺肾法：适用于肺肾阴虚者，见症如低热盗汗，干咳无痰，两颧发红，舌质红少苔，脉沉细或数等。方剂如百合固金汤、人参固本丸等。

（9）交通心肾法：适用于肾阴虚弱，心火上炎而致心肾不交者，见症如口舌糜烂溃疡，心烦不寐，腰酸或痛，男子梦遗等，舌质红尖尤甚，脉细数。方剂如黄连阿胶汤、交泰丸等。

2. 温补法　适用于肾阳虚者，临床上又分为以下5种。

（1）温肾助阳法：适用于肾阳虚弱者，见症如面色㿠白，形寒肢冷，腰脊冷痛，阳痿或性欲减退等，舌质胖淡或边有齿痕，脉象沉弱无力。方剂如金匮肾气丸、内补丸等。

（2）温肾纳气法：适用于肾阳虚而兼有呼多吸少、喘促等肾不纳气证者。方剂如加味参蛤散等。

（3）温肾利水法：适用于肾阳虚弱，水气内停而见水肿、腹水者。方剂如真武汤等。

（4）温补脾肾法：适用于脾肾阳虚而见慢性腹泻、水肿等症者。方剂如四神丸等。

（5）回阳救逆法：适用于心肾阳暴脱者，如见四肢厥逆、汗出肢冷或虚脱、脉微细等。方剂如参附汤等。

3. 阴阳并补法　适用于肾阴、肾阳俱虚者，一般以滋阴、温阳药同用。

4. 固涩法　又分为以下四种。

（1）固精法：适用于男子遗精、女子白带者，一般可于补肾药物中加用芡实、桑螵蛸、生龙骨、生牡蛎、沙苑子等。

（2）止遗法：适用于遗尿、尿多、咳喘甚则尿失禁、尿后余沥等，可于补肾药物中加桑螵蛸、益智仁等。

（3）敛汗法：适用于肾虚汗出者，可于补肾药物中加用固表敛汗之药，如生黄芪、麻黄根、生牡蛎等。

（4）涩肠法：适用于脾肾阳虚之慢性腹泻，可于补肾健脾药物中加用五味子、五倍子等。

5. 壮腰法　适用于肾虚腰酸、腰痛，或自觉后背如压物感、酸重难忍等，可于补肾方药中加用续断、桑寄生、菟丝子等。

三、肾虚的辨证及用药

肾病只有虚证，没有实证。我们从证候方面分析肾阴虚和肾阳虚的辨证论治。

1. 本证方面

（1）肾阴虚：症见面色憔悴，骨瘘消瘦，脊酸痛，低热颧红，五心烦热，咽干盗汗，耳鸣耳聋，齿摇发脱，梦遗尿多，头晕目眩，舌质红，脉沉细或数等。治以滋阴补肾。方用六味地黄丸、知柏地黄丸、左归丸、大造丸等。

（2）肾阳虚：症见面色㿠白，形寒肢冷，腰脊冷痛，尿频或尿少浮肿，阳痿或性欲减退，慢性腹泻，舌质胖淡或边有齿痕，脉象沉弱等。治以温肾助阳。方用金匮肾气丸、内补丸、赞育丸、青娥丸等。

（3）肾气不固：症见小便频数而清，甚则遗尿，夜尿多，尿后余沥不尽，或用力时遗尿，遗精早泄，或尿中带白，舌质淡，脉象沉而弱。治以补肾固涩。方用缩泉丸、桑螵蛸散、菟丝子丸、固精丸、金锁固精丸等。

（4）肾不纳气：症见喘促日久，呼多吸少，动则喘甚，气不得续，甚则汗出肢冷，水肿溲少，心悸不安等，舌质淡，脉沉细。治以补肾纳气。方用金匮肾气丸、人参胡桃汤、参蛤散等。

（5）肾虚水泛：症见水肿日久，下肢尤甚，腰酸腰痛，尿量减少，怯寒神疲，舌质胖淡，脉沉细等。治以温肾利水。方用真武汤、济生肾气丸等。

2. 兼证方面

（1）肺肾阴虚：症见长期干咳无痰或少痰，日轻夜重，动则气短，骨蒸潮热，盗汗梦遗，舌红苔少，脉沉细或数等。治以滋补肺肾阴液。方用麦味地黄丸、百合固金汤、人参固本丸等。

（2）肝肾阴虚：症见眩晕目干，两颧发红，视物不清，急躁易怒，耳鸣盗汗，男子梦遗，女子月经量少或延期，也可见月经先期、淋漓不断等，舌红少苔，脉弦细。治以滋肾养肝。方用归芍地黄丸、二至丸、驻景丸等。

（3）心肾不交：症见心悸心烦，头晕耳鸣，失眠健忘，梦遗盗汗，骨蒸劳热，口燥咽干，舌红，脉数等。治以滋阴降火，交通心肾。方用黄连阿胶汤、交泰丸等。

（4）脾肾阳虚：症见水肿，腹泻日久，面黄肌瘦，纳呆乏味，腰脊酸痛，舌质胖淡，脉沉细等。治以温补脾肾。方用四神丸、真武汤等。

（5）心肾阳虚：症见汗出肢冷，四肢厥逆，或虚脱，二便失禁，脉微细等。治以温补心肾，回阳救逆。方用参附汤、四逆加人参汤等。

四、补肾法在常见病治疗中的作用

由于肾在人体中的重要地位，所以在一些内、妇、儿、外等科的慢性疾患中，多见肾虚的表现，多可采用补肾的治法。以下仅举出一些常见内科病、妇科病，说明补肾治疗上的价值。

1. 慢性气管炎 慢性气管炎是一种呼吸系统的常见病、多发病，依其临床见症，属于中医学"咳嗽"、"痰饮"、"喘证"等范畴。以咳、痰、喘为其主要的特异性症状，以全身虚弱为其多见的非特异性症状。在单纯型慢性气管炎的"咳、痰"症状中，以痰为主，"痰少咳自轻"；在喘息型慢性气管炎的"痰、喘"症状中，以喘为主，"气足喘自减"。肾主水，肾阳虚则不能制水，水液上泛则成痰饮。另外，肾阳虚则真火不能生土，脾土虚弱，运化失常，则水湿停留亦生痰饮，所以古人有"痰之本源于肾，痰之动主于脾，痰之成贮于肺"的论述。其次，从喘的症状来看，慢性气管炎多属虚喘范畴，即表现为呼多吸少的肾不纳气证，加之全身出现的形寒肢冷、言语无力、自汗神疲、冬重夏轻等肾阳虚的见症，故肾虚，尤其是肾阳虚即成为慢性气管炎的主要病机。该病在老年人中发病率甚高，占老年人总数的 10%～15%，亦证实了这点。

方药可用金匮肾气丸加补骨脂、胡桃肉、人参、五味子等，若偏肾阴虚者，以七味都气丸合生脉散、痰饮丸、复方蔓参糖浆、滋阴糖浆、补肾糖浆、复方灵芝等。

2. 高血压 原发性高血压的产生，主要由于机体阴阳不能相互平衡，产生血气上逆的偏胜所致，其中重点在于肝、肾的阴阳不平衡，而尤以"肾阴不足，肝阳偏亢"为主要类型，故临床多见眩晕耳鸣，头昏胀痛，上重下轻，五心烦热，失眠健忘，脉弦细等症。张蕴慧、薛金贵曾对高血压患者进行中医辨证分析，发现虚证占 96.91%，实证仅占 3.09%。此外，有少数表现为肾阳虚者，症见头晕欲吐，面部及下肢浮肿，便溏尿清，脉沉细等，应以温肾阳益气之法，不可牵强使用潜阳平肝之药。

由于高血压"阴虚阳亢"的特点，故治疗上确立了以"潜阳"治标，以"滋阴"治本的辨证论治原则，即"壮水之主，以制阳光"之意。

方药可用知柏地黄丸、加减百合固金汤、白薇汤、育阴平肝汤、首乌延寿汤等。

3. 慢性肠炎 慢性肠炎属中医学"泄泻"范畴，主要表现为泄泻日久，反复发作，经久不愈，或晨起即泄，或饭后即泄，或没有规律，每日 1 次或数次，甚或有达 20 次者，便不成形，刻不容缓，脉沉细弱，多系脾肾阳虚、命门火衰所致，治以温补脾肾之法。

方药可用四神丸、桂附理中丸等。

4. 慢性肾炎 该病以慢性水肿、蛋白尿、肾功能不全及脾肾虚弱的全身症状为主要表现。水肿的形成多由肾阳不足，脾土虚弱，排尿不畅，水湿泛滥所致，故治疗当以温肾健脾利水之法。蛋白尿系由肾气不固、肾精外流所致，故治疗亦当以补肾固涩之剂。肾功能不全及面色白，胸闷腹胀，形寒肢冷，尿少便溏等脾肾阳虚的全身症状，亦当从肾论治，所以慢性肾炎的关键即为肾阳虚兼脾阳虚。至于日久阳虚及阴，导致肝阳上亢的患者，应主要先以滋补肝肾为宜。

方药可用真武汤、金匮肾气丸、济生肾气丸、右归丸、大菟丝子丸等。

5. 神经衰弱 神经衰弱的病机较为复杂，临床分类也较繁琐，但主要病变在于心肾两脏。我们认为，神经衰弱主要症状有四：一是心悸，二是失眠，三是健忘，四是性神经病变。心悸主要在心，或心血不足，或心气不足。而失眠、健忘、性神经病变（如梦遗、滑精、阳痿等）则主要在肾。失眠多由肾阴虚兼心血虚，或心火旺所致，中医称为心肾不交，治疗一般以滋肾阴兼养心血、清心火为治。方药如黄连阿胶汤等。《黄帝内经》上说"肾者……伎巧出焉"，肾脏充足，则脑健、智力正常，肾虚则健忘、智力减退，故"治脑主要治肾"，一般以滋肾填精为主，方用地黄丸加黄精、枸杞、桑椹、龟板胶、益智仁、女贞子、旱莲草等。兼肾阳虚者，佐以温肾之品。

6. 再生障碍性贫血 该病以贫血、出血及反复感染为主要临床表现，属于中医学"虚劳"、"血证"的范畴，其病机主要与脾肾有关。肾为先天之本，主骨髓，若肾精亏损，则骨髓不充，髓虚则精血不能复。肾阳虚则脾土弱，脾土弱则不生化精血，亦不统血，故出现贫血、出血之症。脾肾虚弱，则外邪易袭，出现发热之症。

该病急性发作阶段，多系阴虚内热，症见面色白，眩晕心悸，疲乏无力，两颊潮红，低热盗汗，五心烦热，舌质红，苔少，脉弦细等。方以滋肾为主，佐以凉血养血为治，可予大补元煎加减、一贯煎、左归饮等，药用生地黄、龟板、阿胶、女贞子、旱莲草、丹参、藕节、枸杞、黄精等。在慢性阶段，一般均见脾肾阳虚之证，故以温肾健脾为主要治法。临床证实，红参、党参、白术、甘草、陈皮、地黄、补骨脂、鹿角胶、肉桂、黄芪、阿胶等，能促使骨髓的造血功能恢复，对骨髓象呈灶性型或增生型者效果最好，对增生不良型效果很差。

方药可用龟鹿二仙胶、还少丹、右归饮、河车大造丸等。

7. 无排卵性功能性子宫出血 该病以月经出血过多为主要表现而属于中医"崩漏"的范畴，过去一些医家多宗"脾不统血"之法，而以归脾汤及胶艾四物汤为基础方剂。近来证实，这种治法在停药后多有复发，且卵巢功能不易恢复正常。于是有些人以补肾、调补阴阳为主治疗该病，取得显著疗效，不但迅速控制月经出血，调整月经周期，疗效巩固，而且还可促使患者排卵。

肾阴不足者可用六味地黄丸、知柏地黄丸等，阴阳俱虚者加用温补肾阳药，如杜仲、川续断、补骨脂、鹿角胶等。阳虚严重者加附子、肉桂等。

以上仅举出7种常见的内科病、妇科病，介绍补肾法的应用，实则临床上绝不限于上述疾患。实践证实，慢性疾患多见肾虚证，在适宜的阶段采用补肾治疗是行之有效的方法。

（张勉之　张大宁）

"肾虚血瘀·湿热论"与港、澳地区慢性肾炎发病关系的研究

慢性肾小球肾炎（CGN）简称慢性肾炎，是由多种原因、多种病理类型组成的原发于肾小球的一组有进行倾向的慢性肾脏炎症，也是一个自身免疫反应过程。其临床特点是起病隐匿，病程冗长，可以有一段相当长时间的无症状期，尿常规检查有不同程度的蛋白尿、血尿及管型尿。随着病情的逐渐发展，大多数患者可以出现不同程度的水肿、高血压及肾功能损害。慢性肾炎发病率较高，且预后较差，患者多于2～3年或20～30年后进入肾衰竭期。是我国引起慢性肾衰竭的首要病因，约占64.6%。

国内中医界自20世纪50年代，认为该病的发病机理主要是脾肾阳虚，逐渐发展到80年代初的正虚为主、邪实为辅的认识。我们在总结前人经验的基础上，提出了"肾虚血瘀·湿热"，即肾虚血瘀为本，血瘀湿热为标，是该病发病的主要病因和病机。

一、临床资料

（一）病例选择及诊断标准

该组278例慢性肾炎患者，全部来自港、澳地区门诊患者，经随机抽样进行辨证分析及治疗随访。278例CGN患者均采用1985年第二届全国肾脏病学术会议修订的诊断标准及临床分型：①起病缓慢，病程迁延，时轻时重，肾功能逐渐减退，后期可出现贫血、视网膜病变及尿毒症。②有蛋白尿、血尿、水肿及高血压表现，轻重不一。③病程中可因呼吸道感染等原因诱发急性发作，出现类似急性肾炎的表现，也有部分病例可有自动缓解期。④根据临床表现常进一步区分以下类型（临床分型）。

（1）普通型：持续性中等量的蛋白尿或尿沉渣异常、轻度水肿或轻度高血压，部分病例可有轻度氮质血症。有些慢性肾炎患者可以始终没有水肿的表现，但迟早会发生程度不等的高血压。

（2）高血压型：在普通型临床表现的基础上，而以高血压为突出表现，舒张压常为中度以上升高。随着病情发展，可伴有高血压性心脏病和脑血管病变，常伴有高血压眼底改变。

（3）急性发作型：在急性非特异性病毒或细菌感染后不久或数日内出现蛋白尿和尿沉渣异常加重，肾功能恶化情况经过一段时间后会自动减轻，恢复至原来状态。临床表现类似急性肾炎。

（二）一般资料

（1）年龄与性别：其中男性183例，女性95例。年龄14岁以下21人；14～30岁72人；31～50岁127人；51～70岁44人；70岁以上14人。

（2）病程与分型：该组278例CGN患者的病程均在1年以上，其中病程1～2年106例；2～5

年 43 例；5～15 年 47 例；15 年以上 82 例。临床分型属普通型的 159 例，属高血压型 87 例，属急性发作型 32 例。

二、"肾虚血瘀·湿热" 与 CGN 发病关系的研究分析

（一）病因病机及 "肾虚血瘀·湿热" 的提出

慢性肾炎属中医学 "水肿"、"尿血" 等范畴，主要临床表现为水肿、高血压、贫血、蛋白尿、血尿等。绝大多数慢性肾炎由其他原发性肾小球疾病直接迁延发展而来，如 IgA 肾病、系膜增生性肾炎、局灶性肾小球硬化、膜增生性肾炎、膜性肾病等。起病多因上呼吸道感染或其他感染而致，极少数病例可能由急性链球菌感染后演变而来。中医学认为，主要是外邪日久伤及脏腑功能，尤其是导致肾脾虚损而成。因饮食劳倦、房事不节等耗伤脾肾为病；或因脏腑功能失调、复感外邪而发，如《诸病源候论·水病诸候》曰："水病无不由脾肾虚所为，脾肾虚则水妄行，盈溢肌肤而令周身肿满。"说明脾肾虚损是该病的病理基础。随着近代对血证研究的发展，人们认识到瘀血与该病的发生有关，如《血证论》"血中有气，即有水"，"瘀血化水，亦发水肿，是血病而兼水也"。

目前，临床上对 CGN 的病因病机认识基本统一。即本虚，肺、脾、肾虚是发病的基础，尤其是肾虚；标实即湿热、瘀血，是外在病因及病理产物。风寒、湿热、瘀血（指外感、皮肤疮疡及其他感染，或因七情内伤、饮食、劳伤、房劳等）标实通过本虚起作用。本虚是慢性肾炎的决定性因素，而标实是该病持续性发展和肾功能进行性减退的重要原因。

张大宁教授在长期肾病临床的研究基础上，发现该病的发生与其他各类慢性病一样，具备共同的特性即 "肾虚血瘀"。并认为 "肾虚血瘀" 是脏腑功能虚损及气血功能失调的结果，是 "久病及肾" 和 "久病多瘀" 的结果，也是各类慢性疾病包括肾病某一特定阶段的病理基础。并基于上述认识提出了著名的 "肾虚血瘀论"。"肾虚血瘀论" 指出，在临床上肾虚和血瘀不是孤立的，而是相关并存的。肾虚必兼血瘀，血瘀加重肾虚，肾虚是本，血瘀是标，肾虚为因，血瘀是果；反过来，瘀血又构成新的致病因素，从多方面加重肾虚的程度，形成恶性循环。因此，CGN 的本证不仅仅是 "本虚"，即以肾虚为主的肺、脾、肾三脏虚损，它们又同时兼有血瘀，故提出 CGN 的本证应为虚中夹实之证。而瘀血作为新的病理产物又同湿热一起，形成所谓的 "标实"。故这一突破传统的新观点、新理论，我们称其为肾虚血瘀湿热论。

从以上论述我们看出，肾虚血瘀是贯穿该病发生发展过程中的根本要素。现代研究也证实，免疫反应（主要指肾虚）是引起肾小球疾病的关键，而免疫反应介导的凝血激活（中医指瘀血）则是病变持续发展和肾功能进行性减退的重要因素。我们曾观察慢性肾炎患者的血、尿 FPA 均增高，说明肾虚患者有着显著的肾内凝血；而湿热的产生又是 CGN 患者大量水湿存在的前提下日久化热的必然结果。它与肾虚血瘀一样始终贯穿于慢性肾炎的全过程。近年来有人通过科学实验证实，引起慢性肾炎的不是抗体或免疫复合物沉积直接所致，而是补体系统被激活所引起的破坏性炎症（指湿热）和凝血（指瘀血）的结果。再一次证明了湿热与瘀血作为标实（重要的病理因素），作用于本虚（主要的病理基础）的事实。

（二）278 例港澳地区 CGN 患者发病与 "肾虚血瘀·湿热论" 的关系

该组 278 例 CGN 患者全部来自港、澳地区。港、澳地区地处珠江三角洲毗邻珠江入海口。

由于特殊的地理环境和天气影响，该地区常年平均温度在20℃左右，平均相对湿度达75%～90%，高出内地相对湿度近四成。可能这也是该地区湿热证较多，诱发CGN多发的原因之一。此外，该地区由于海陆通航、商贾聚集、盛产各种海鲜及热带水果，形成了该地区特殊的饮食及生活习惯。

1. "肾虚血瘀·湿热论"与港澳地区278例CGN患者生活习惯的关系 从表7统计结果看，饮食习惯致脾胃升降失职，影响三焦决渎，而生湿化热；起居失常、不良嗜好及房劳均耗伤气血、劳则伤肾、肾精暗耗、气滞血瘀；最终导致"肾虚血瘀·湿热论"，成为港、澳地区CGN发病的重要病理因素。正如明·李梴《医学入门》指出："阴水多因……饥饱、劳役、房欲而见阴证。"

表7 "肾虚血瘀·湿热论"与港澳地区CGN患者生活习惯关系（例）

证型	饮食	起居		嗜好		夜生活
	喜食海鲜油腻或湿热性水果	打麻雀	夜睡（12点以后）	吸烟（每日1盒以上）	饮酒（每周3次以上）	
肾虚血瘀·湿热证	153	97	165	73	66	24
非肾虚血瘀·湿热	78	15	39	26	13	5
P	P<0.01					

2. 278例港澳地区CGN患者"肾虚血瘀·湿热论"的关系 统计结果表明，港、澳地区278例CGN肾虚血瘀证患者大多与湿热证相伴而生，说明"肾虚血瘀·湿热论"符合该地区CGN发病的病理机制。

3. "肾虚血瘀·湿热论"与港澳地区CGN患者临床分型的关系 从以上统计结果看出，"肾虚血瘀·湿热论"作为CGN发病的主要病理机制普遍存在于临床各型CGN中，而在普通型及高血压型中肾虚血瘀情况更为突出。特别是高血压型，这可能也是该型不仅伴有CGN眼底病变，且常伴有肾血管痉挛而致肾功能进一步恶化，导致临床疗效较低的原因之一。至于湿热证也是港、澳地区CGN发病中广泛存在的证候，从统计结果看，急性发作型最高，普通型次之，高血压型再次之，但普通型与高血压之间则无显著性差异（表8～表10）。

表8 港澳地区278例CGN患者肾虚血瘀与湿热证关系（例）

证型	湿热（%）	无湿热（%）	合计（%）
肾虚血瘀证	175（78.5）	48（21.5）	223（80.2）
非肾虚血瘀证	16（29）	39（71）	55（19.8）
合计	191（68.7）	87（31.3）	278（100）

注：经χ^2检验，P<0.01

表9 肾虚血瘀证与港、澳地区278例CGN临床分型关系（例）

临床分型	肾虚血瘀证（n）	无肾虚血瘀证（n）	合计
慢性肾炎普通型	126*	33	159
慢性肾炎高血压型	79**	8	87
慢性肾炎急性发作型	18	14	32
合计	223	55	278

相互比较，*P<0.05，**P<0.01

表 10　湿热证港、澳地区 278 例 CGN 临床分型关系（例）

临床分型	湿热证（n）	无湿热证（n）	合计
慢性肾炎普通型	106*	53	159
慢性肾炎高血压型	57*	30	87
慢性肾炎急性发作型	28**	4	32
合计	191	87	278

相互比较：* $P<0.05$，** $P<0.01$

三、讨　论

通过以上临床观察和疗效分析可以看出，"肾虚血瘀·湿热论"是港、澳地区慢性肾炎发病率高的重要因素，而作为慢性肾炎发病主要病理机制的"肾虚血瘀·湿热论"，则是广泛适用于各类慢性肾病的辨证基础。"肾复康"就是依据这一基本理论，研制成功的治疗各类慢性肾病的纯中药制剂。方中重用生黄芪益气健脾、补气升阳、利水消肿。《本经疏证》言："黄芪，其味甘，其气微温，直入中土而行三焦，故能内补中气，则本经所谓补虚，别录所谓补丈夫虚损、五痨、羸瘦益气也。"李东垣云："内伤者，上焦阳气下陷，气下陷为虚热，非黄芪不可。"刘潜江云："治虚损膀胱有热，尿血不止者。"现代药理研究认为，黄芪能增加网状内皮系统的吞噬功能，促进抗体形成，提高 E 玫瑰花环率，促进 T 淋巴细胞分化和成熟，增强 NK 细胞的细胞毒活性，诱生干扰素；黄芪还具有利尿、消除蛋白尿的作用，能治疗动物增殖性肾炎，肾毒血清性肾炎肾病，提高机体抗氧化和抗氧化剂的活力，降低血清脂褐质含量，并能杀灭溶血性链球菌、痢疾杆菌、金黄色葡萄球菌、炭疽杆菌、肺炎双球菌、结核杆菌等多种细菌，对流感病毒、腺病毒、滤泡性口腔炎病毒等也有对抗作用。冬虫夏草补肾益肺、止血化痰，有明显减轻肾脏病理改变的作用，能提高机体细胞免疫功能，改善肾衰竭患者的肾功能状态，有抗炎、抗惊厥、抗菌、抗病毒作用。白术、补骨脂健脾固肾，两药一味属土，一味属火，土非火不生，火非土不旺；脾健必得温肾之助，两者相辅相成；对消除水肿、蛋白尿有奇效。丹参、川芎活血化瘀，成为控制肾炎持续性发展和延缓肾功能持续减退的重要因素。现代药理证实，两者均有调节机体免疫功能、改善肾脏血液循环、促进肾脏病理损害的修复和纤维蛋白吸收的作用，并有抗变态反应性炎症、抗肾性高血压等作用。半枝莲、蒲公英均有清热解毒、利水消肿之功效。现代药理证实，两者不仅有杀灭金黄色葡萄球菌、耐药菌株、溶血性链球菌、结核杆菌等灭菌作用，并能激发机体免疫功能，提高外周血淋巴细胞的转化率，并有参与肾外因素的利尿作用。全方配伍立意缜密，相得益彰，共奏补肾健脾、活血化瘀、清热利湿之功，实为针对"肾虚血瘀·湿热论"病机，治疗慢性肾炎之良效佳方。

（张大宁　沈伟梁　张勉之　张敏英）

张大宁谈肾病1——走出肾脏五误区

日常生活中，人们经常谈到"肾脏"，不仅医生谈，患者谈，没病的人也谈。但在这闲谈漫聊中，明显地看到有以下五个误区。

1. 没有区分中医学的"肾"与西医学的肾　有时听患者说："我在中医看病时，大夫说我肾有问题，但到西医那看，大夫又说我肾没有问题，到底我有没有问题呢？"还有一次，一位患者问我："中医说肾很重要，可我得了肾结核，摘掉一个肾，怎么还活得好好的呢？"这些都是由于中西医对"肾脏"的概念不同所引起的。中医学"肾"的功能"很广泛、很重要"，称之为"人体生命之本"；而西医所说的"肾脏"，即指解剖学中泌尿系统的肾脏，其功能主要是指排泄代谢废物，调节水、电解质和酸碱平衡及分泌某些激素等。一般说，中医学肾的概念较大，西医学肾的概念较小，所以人们习惯将前者称为"广义的肾"，后者称为"狭义的肾"。

2. 把"肾"与男人的"性功能"等同　认为一说到"肾亏"，就是男人"性无能"，就是阳痿、早泄等，甚至不少人经常以此开玩笑，而由此不少男人很怕别人说他"肾亏"，说他"肾"有问题。这些实际上把"肾"的功能局限在"性功能"上，无形中大大地缩小了中医学"肾脏"的功能。

3. 认为"肾虚"只是男人的事，女人谈不上"肾虚"　实际上，"肾是人体生命之本"。这个"人体"，既包括男人，也包括女人，换言之，男人有"肾虚"，女人也有"肾虚"。

4. "补肾"即"壮阳"，"壮阳就容易上火。"　岂不知肾虚有阴虚、阳虚、阴阳两虚之分，而补肾自然就有"补肾阴、补肾阳、阴阳并补"之别。所以"补肾"绝对不仅仅是"补阳、壮阳"，自然也谈不上"补肾就上火"了。

5. "虚不受补说"　临床上我们经常遇到一些患者说："我身体很弱，虚不受补，一用补药就上火，所以虽然我很弱，千万别给我补啊。"这其实也是一个误区。中医学的治疗八法中，明确指出"虚者补之"，这是医之大理，绝不存在"人体虚弱而不能补之"的道理。而临床上确实存在着"虚弱的人用了补药反而出现不良反应"的情况，其道理何在呢？我们说这是"补不得当"所造成的。概括起来有两种：一是补的对象不准，二是补得时机不对。所谓补的对象不准，指的是热体虚弱有五脏六腑的不同，且同一脏器，如肾脏又有"阴虚阳虚"之别，如果辨证不清，心虚反补肾，阴虚反补阳，自然会出现不良反应，那绝不是"虚不受补"，而只是补的对象、部位不对罢了。

另外，补的时机要对。人体虚热，但恰逢外感，邪气外侵，"急则治标"，当先以"祛邪"为主，待邪气去后，再行补法。若不论"急缓"，外邪壅滞亦用补法，自然会加重病情，伤及身躯，病情反而加重了，但那绝不是"虚不受补"，只是"补不得当"罢了。

张大宁谈肾病 2——现代医学所说的"肾脏"

西医所说的"肾脏"，即指解剖学中泌尿系统的肾脏，其功能主要是排泄代谢废物，调节水、电解质和酸碱平衡及分泌某些激素等。可以说肾脏是泌尿系统的"核心"，俗称"腰子"。一般人有两个肾脏，左右各一，形如蚕豆，呈红褐色。肾脏位于脊柱两侧，介于第12胸椎下缘和第3腰椎上缘之间，其长度大体相当于3个半椎体，左肾略大于右肾，女性肾脏体积和重量小于同龄男性。肾脏主要有如下生理功能。

1. 分泌尿液，排出人体的代谢废物　一般说，肾脏的血流量占全身血流量的1/5～1/4，肾小球滤液每分钟生成120ml，24h总滤液量170～180L，滤液经肾小管时，99%被回吸收，故正常尿量为1500～2000ml。葡糖糖、氨基酸、维生素、多肽类物质和少量蛋白质在进曲小管几乎全部被回收，而肌酐、尿素、尿酸及其他代谢产物，经过选择，或部分吸收，或完全排出。肾小管尚可分泌排出物及毒物，如酚红、对氨马尿酸、青霉素类、头孢霉素类，药物若与蛋白结合，则可通过肾小球滤过而排出。

2. 调节体内水和渗透压　肾脏调节人体水和渗透压平衡的主要部位在肾小管。在近曲小管中，葡萄糖及氨基酸被完全回收，碳酸氢根回收70%～80%，水和钠的回收65%～70%，滤液进入髓襻后进一步被浓缩，约25%氯化钠和15%水被回吸收。远曲及集合小管不透水，但能吸收部分钠盐，因而液体维持在低渗状态。

3. 调节电解质浓度　肾小球滤液中含有多种电解质，当进入肾小管后，钠钾钙镁碳酸氢根、氯几磷酸根离子等大部分被回吸收，按人体需要，由神经-内分泌及体液因素调节其吸入量。

4. 调节酸碱平衡　人体肾脏对酸碱平衡的调节，一是排泄氢，重新合成碳酸氢根，由远端肾单位完成；二是排出酸性阴离子，如硫酸根、磷酸根等；三是重吸收滤过的碳酸氢根。

5. 内分泌功能　肾脏还是重要的内分泌器官，可分泌多种包括促红细胞生成素、肾素、前列腺素在内的多种激素和生物活性物质。

总之，西医肾脏，是通过上述功能来维持体内环境的稳定，促进人体新陈代谢的正常运行。

张大宁谈肾病3——中医学"肾"的功能

中医学也是有解剖的，只不过后来由于孔子"剖尸不仁"的理论，限制了古代解剖学的发展，但这也使中医学从另一条道路——临床经验医学发展，并且用阴阳五行等古代哲学学说，分析、归纳、推断出一整套完全不同于西医学的理论体系。也就是说，就"肾脏"的解剖学而言，中医学也认为是指实质上的肾脏，即"位于腰部、脊柱两侧，左右各一，形如蚕豆"，正如《素问·脉要精微论》上所说"腰者，肾之府"，之后《难经·四十二难》亦有"肾有二枚，左右各一"的记载。

但谈到中医学"肾"的功能，则非常之多，几乎涉及人体生命活动的各个内容，与五脏六腑、四肢百骸都有着直接或间接的关系，为脏腑阴阳之本，生命之源、生命之本，故有"肾为生命之根"的说法。肾藏精，精化气，肾的一切功能是靠肾中精气来完成的，肾精属阴，肾气属阳，从一定意义上讲，肾精与肾阴，肾气与肾阳是一致的。《素问·六节脏象论》上说："肾者主蛰，封藏之本，精之处也。""肾脏所藏之精"，包括先天之精和后天之精，先天之精禀受于父母，是形成生命的原始物质，与生俱来，《灵枢·决气》"两神相搏，合而成形，常先身生，是谓精"，以及《灵枢·本神》"生之来，谓之精"等论述，皆指先天之精，正是由于这种精禀受于先天，故称"先天之精"。"后天之精"是指出生之后，来源于摄入的食物，通过脾胃运化功能而生成的水谷之精，以及脏腑生理活动中化生的精通过代谢后的剩余部分，所以《内经》上有"肾受五脏六腑之精而藏之"的记载。

先天、后天之精来源虽异，但均藏于肾，两者相互依存，相互为用，"先天之精"有赖于"后天之精"的不断补充，"后天之精"又依赖于"先天之精"的活力资助，两者相辅相成，在肾中有机结合，成为人体生命活动的基础。

为了系统说明中医学肾的功能，我们将肾的生理功能概括为以下八个方面。

一、肾与人体生长发育有关

中医学认为，人体的生长发育衰老过程，就是由于肾中精气盛衰所造成，《黄帝内经》中对此有较详细的论述。《素问·上古天真论》曰："女子七岁肾气盛，齿更发长；二七而天癸至，任脉通，太冲脉盛，月事以时下，故有子；三七肾气平均，故真牙生而长极；四七，筋骨坚，发长极，身体盛壮；五七，阳明脉衰，面始焦，发始堕；六七，三阳脉衰于上，面皆焦，发始白；七七任脉虚，太冲脉衰少，天癸竭，地道不通，故形坏而无子也。丈夫八岁，肾气实，发长齿更；二八，肾气盛，天癸至，精气溢泻，阴阳和，故能有子；三八，肾气平均，筋骨劲强，故真牙生而长极；四八，筋骨隆盛，肌肉满壮；五八，肾气衰，发堕齿槁；六八，阳气衰竭于上，面焦，发鬓斑白；七八，肝气衰，筋不能动；天癸竭，精少，肾藏衰，形体皆极；八八，则齿发去。"

《灵枢·天年》亦载："人生十岁，五脏始定，血气已通，其气在下，故好走；二十岁，血气始盛，肌肉方长，故好趋；三十岁，五脏大定，肌肉坚固，血脉盛满，故好步；四十岁，五脏六腑十二经脉，皆大盛以平安，腠理始疏，荣华颓落，发颇斑白，平盛不摇，故好坐；五十岁，肝气始衰，肝叶始薄，胆汁始灭，目始不明；六十岁，心气始衰，苦忧悲，血气懈惰，故好卧，七十岁，脾气虚，皮肤枯；八十岁，肺气衰，魄离，故言善误；九十岁，肾气焦，四脏经脉空虚；百岁，五脏皆虚，神气皆去，形骸独居而终矣。"

从以上两段经文可以看出，人体生、长、壮、老、已的自然规律，以及与肾中精气盛衰的密切关系。我们基于这个理论，曾对632例随机抽样调查分析，得出的结论印证了这一关系；临床上对68例未老先衰的患者，使用补肾治法，往往获效。

二、肾与呼吸功能有关

中医认为，人体的呼吸要靠肺、肾两脏来完成。肾主纳气，若人体肾虚不能纳气时，则会出现呼多吸少的症状。肺气肿、肺源性心脏病的患者，出现这类症状时，可用补肾纳气的治法。近年来，全国许多地区在防治慢性气管炎的研究中，都证实了大多数肾虚患者呼吸功能不全。我们曾对90例60岁以上西医诊断无呼吸系统疾病，而中医诊断为肾虚的老年人做过摒气实验及肺脏残气量的测定，结果表明，90例老年人均有不同程度的呼吸功能不全，显示了"肾"与呼吸功能的关系。

三、肾与人体消化功能有关

人体的消化主要靠脾胃，但亦与肾有关。肾阳可以温煦脾胃，促进水谷的消化，如同要煮熟一锅稀粥，既要有锅（胃主收纳），又要有勺（脾主运化），还要有火（肾阳的温煦），三者缺一不可，命门火衰时，水谷得不到很好的消化，可出现脾肾阳虚而致的慢性腹泻。临床上，我曾用"三联法"治疗慢性腹泻，即早晨一丸人参健脾丸，中午一丸补中益气丸，晚上一丸四神丸，一个月一个疗程，连服3个疗程，取得满意疗效。

四、肾与人体生殖功能有关

人体的生殖功能都与"肾"有关，无论男子性功能减退，如性欲减退、阳痿、遗精、早泄或女子性冷淡，以及各种不孕不育等，都属于"肾虚"的范畴。经过多年研究和临床实践，我提出一个治疗男子阳痿的新理论，即"以肾为主，肝肾并治，活血化瘀，辛温香窜"，意思是说，在中医"治肾"的基础上，注意到"肝"，注意到"活血化瘀"，而在"活血化瘀"中，注意使用"辛温香窜"的中药。如川芎，《本草纲目》称其为"血中气药也，辛以散之，故气郁者宜之，药中加芎为佐，气行血调，其病立止"。男子阳痿一症，固然肾虚为基础，但不少患者亦因大恐、抑郁等"五志伤肾"所致，气滞血瘀，而"肝主筋，为罢极之本"，血气瘀滞，筋脉不通，自然"阳器不举"，临床可用"起阳胶囊"，以活血助阳。

五、肾与人体水液代谢有关

中医学将肾与人体水液代谢的关系称为"肾主水"，即肾具有主持全身水液代谢以维持平衡的作用，《素问·逆调论》说："肾者水脏，主津液。"

肾主水液代谢的作用，主要靠肾阳的作用完成，具体地说，有三方面的功能：一是肾阳对于肺脾的蒸腾温煦作用，如肾脏虚弱，温煦无力，则"升清"作用减弱，以致水液滞留，可形成水肿或腹水。二是肾对于"清中之浊"的再次分利。清者通过三焦上升，归于肺而再布于周身，浊者化为尿液，下输膀胱。三是肾司"尿之开合"。《素问·灵兰秘典论》上说："膀胱者，州都之官，津液藏焉，气化则能出焉。"这里的"气化"，主要是指肾对于膀胱的气化作用。所以临床上一些尿少、尿多、遗尿、无尿、尿余沥等病证，以及水肿、腹水等，多从肾论治，著名的金匮肾气丸、真武汤均针对此证。

肾虚则水液代谢失调，水湿泛滥而为水肿、腹水；另外肾虚则不能"升清降浊"，致使"清降"、"浊升"，大量蛋白从尿液漏出，而"浊"——体内代谢废物不能"降"（即从尿内排出），反而"升"，则口中氨味，面色黧黑，恶心呕吐等。所以对于蛋白尿，采取"升清与固涩并用"之法，而氮质血症则采取"降浊与排毒并用"之法，取得良好的效果。

六、肾与脑有关

中医认为，肾生精，精生髓，髓聚于骨为骨髓，髓聚于脑为脑髓，故有"脑为髓之海"之说。肾精充盛，人体聪慧；肾精虚弱，髓海不足，则健忘失眠，智力低下。

人的思维正常与否，主要是心，人的聪慧程度，则主要在肾。俗话讲"疯子治在心，傻子治在肾"，所以，自古以来"益智健脑"的方药，多从补肾论治，补肾中药"益智仁"的来历即源于此。

七、肾与人体骨、齿、腰有关

肾主骨，精生髓，肾与人体骨壮与否有着直接的关系。肾精充足，骨髓得健，则人体骨髓发育正常，骨坚有力；反之，肾精虚弱，则骨骼发育失常，骨质疏松，易发骨折，或发病伛偻。所以，临床上对于肾虚患者，尤其老年人多采取补肾健骨之法。我曾以古代补肾优方六味地黄丸加龙骨、牡蛎，命名龙牡地黄丸给老人服用补肾健骨，效果很好。

中医认为"齿为骨之余"，即是说牙齿是骨质的延伸，肾精充实，骨充齿健；反之，则牙齿松动、脱齿无牙等。

此外，"腰为肾之腑"，肾与腰的关系甚为密切，大凡腰酸、腰痛、腰冷诸症，多与肾有关，年老或肾虚患者，腰膝酸软无力，动则腰痛等，均可以用补肾壮腰之药，如杜仲、桑寄生、川断等。

八、肾与头发、耳、二阴及唾液有关

人体毛发的生长与脱落、润泽与枯槁，与肾中精气的盛衰有着密切的关系。肾藏精，肝藏血，精生血，血化精，精血可以互生互化，中医称之为"肝肾同源，乙癸同源"。而毛发的营养滋润，要靠精血的滋养，所谓"发为血之余"，中药"血余炭"即是以人体头煅烧炮制而成。所以，中医治疗白发、脱发等，多从肾论治。

耳是听觉器官，人体听觉功能的正常与否，与肾中精气的盈亏有着密切的关系。《灵枢·脉度》上说："肾气通于耳，肾和则耳所闻五音矣。"若肾中精气不足，耳失所养，则可出现耳鸣、听力减退，甚至耳聋等症。

二阴指前阴和后阴，两者负责人体的排尿、生殖和排便的功能。尿液的排泄，必须依赖肾阳的气化功能，肾气充足，膀胱开合正常，贮尿排尿及生殖功能才能正常。如果肾气虚衰，封藏不固，则除出现遗精、早泄等症之外，还可因膀胱开合失度而致尿频、遗尿或尿少、尿闭等症，甚至影响人体整体的水液代谢。

大便的排泄，也要受到肾的气化作用所支配，且肾阴为一身阴液之本，肾阴不足，津液亏乏，亦可致大便秘结，称之为"水乏舟停"，治疗当以"增水行舟"，如老年人大便秘结多为此类，切不可用苦寒通便、攻下通便的大黄。此外，肾阳不足，脾失温煦，运化无力，水湿不运，而致大便溏泻、饭后泄泻等，临床常以健脾补肾、温补命门之法而收到意外之功。另外，肾气不固，亦可致脱肛等，也须用升提中气、温肾补气之法。

肾亦与人体"唾液"有关。唾液包括唾和液，其中稠者为唾，稀者为液。前者为肾所主，后者为脾所司；唾为肾精所化，常唾久唾，均可耗损肾中精气，故古人有"保唾养精"之说，气功家常以吞咽唾液以养肾，正是这个道理。

张大宁谈肾病 4——导致肾虚的病因

"导致肾虚的病因"，指的是导致中医所讲的"肾虚"辨证原因，而不是导致所有中西医所列的"肾脏疾病"的病因。概括起来，导致肾虚的病因主要有六条。

1. 先天不足 中医认为"肾为先天之本"。这个"先天"有两个含义：一是"你的先天在于你父母的肾"，即你父母"肾的强弱"影响你的体质；二是"你的肾是你子女的先天"，即你"肾的强弱"影响你子女的体质。所以，先天不足是导致肾虚，尤其是儿科病症中肾虚的重要原因。

"人之生，先生精"，父母肾精不足，可致子女肾虚。临床上对于小儿遗尿、鸡胸、龟背等症，多采用补肾的治疗方法。对于成人的肾虚，有时也要考虑到先天不足的影响。

2. 寒邪侵袭 寒邪是六淫之一。六淫即风、寒、暑、湿、燥、火六种外感病邪的总称。风、寒、暑、湿、燥、火，本是自然界气候变化，正常的变化出现的"六气"。六气是万物生长变化的自然条件，也是人类赖以生存的自然条件，不会使人致病。而当气候变化异常，则成为致病因素，导致人体发病。这种使人致病的"六气"，中医称之为"六淫"。

六淫中的寒邪是临床常见外邪之一，在五行学中属"水"，对应五脏中的"肾"。寒本为冬季主气。冬季气候寒冷，若不注意防寒保暖，最易感受寒邪。雨淋涉水、汗出当风，或其他季节气温骤降，亦感受寒邪。此外，空调冷气直吹，或睡眠时仍开冷气或冬泳太过等，均可致病。寒邪致病，因其所伤部位不同，有伤寒、中寒之别，伤于肌表者为伤寒，直中于内者为中寒，而直中于"肾"或"少阴肾经"者，临床居多，张仲景《伤寒论》中称为"少阴寒化证"。常见症状如恶寒、手足厥冷、下利清谷、小便清长、精神委靡、脉微细等。

3. 房事过度 一个人到了一定的年龄，自然对异性感兴趣，需要有一定的性生活，这是自然的。《内经》在讲到"男子二八"十六岁时，指出"肾气足、精气溢泻"，意思是说 16 岁的男孩子，由于肾中精气旺盛，会出现"满则溢"的现象，即"遗精"，这是正常的生理现象，不会对人体造成伤害。但如果房事过度，性生活过于频繁，早婚或手淫过度等，则致使精液流失过多，肾阴、肾阳因之缺损而致肾虚。

4. 精神因素 精神因素伤肾，主要有三个方面，一是大恐伤肾。恐与惊相似，同属肾志，但惊为不自知，事出突然而受惊；恐为自知，自知而胆怯。但无论大恐，还是大惊，均可使气下、气乱、气虚。二是指人之情欲太过，致使邪火妄动，损耗肾阴，虽无房事，亦可致肾虚，正如朱丹溪所说："心动则相火亦动，动则精自走，相火翕然而起，虽不交会，亦暗流而疏泄矣。"三是指各种神志活动太过，久之都可导致肾虚，即所谓"先伤其气者，气伤必及于精"，这也是"七情太过，均可伤肾"的道理。

5. 年事已老 自然肾中精气虚弱，临床上，凡治老年人疾病时，无论何种病症，均应考虑到肾虚的因素。经对青少年、壮年、老年人（健康者）的尿 17-羟皮质类固醇含量进行测定，发现青年组高于壮年组高于老年组，说明垂体-肾上腺皮质系统和垂体-性腺系统的功能随年龄变化而变化。有人在研究老年慢性气管炎的病因时，经对老年大白鼠和摘除睾丸或肾上腺的青壮年大白鼠的呼吸道对细菌清除能力进行比较，发现两组均明显减弱，且两组之间无明显差异，说明老年人性腺、肾上腺功能均减退，对外界刺激的防御能力亦降低。

6. 久病伤肾　各种慢性疾病随着病程的延长，正气逐渐衰弱，所谓"久病伤肾"，肾虚症的出现也就日益增多。经对慢性气管炎、消化性溃疡、冠心病、高血压、糖尿病、慢性肾炎，以及慢性妇科病、眼科病等二十余种慢性疾病大样本的统计分析，发现病程在 5 年以内者，肾虚证占 48.3%，6~10 年者占 60.2%，10 年以上者占 80.6%，20 年以上者占 95.2%，在经过辨证治施后，有 85% 的患者均获不同程度的好转，这也说明了"久病伤肾"的道理。

张大宁谈肾病 5——肾虚的辨证

中医认为，五脏之病皆有虚实，而唯独肾只虚不实，换言之，肾只有虚证，没有实证。本来，人体元阴元阳之本均在于肾，肾阴为一身阴液之本，肾阳为一身阳气之本，所以就肾虚而言，无外乎偏阴虚、偏阳虚和阴阳两虚三种，若合并其他脏腑，则属于兼证范围，以下谨将临床常见的肾虚本证、兼证归纳为十一种。

1. 肾阴虚证 临床表现为形体消瘦、腰膝酸痛、眩晕耳鸣、失眠多梦、男子阳强易举、遗精、妇女经少经闭、五心烦热、潮热盗汗、口舌咽干、小便黄赤、大便秘结、舌红少津、脉沉细数等。辨证时以腰膝酸痛、眩晕耳鸣、男子梦遗、女子月经不调和阴虚证并见为要点。

2. 肾阳虚证 临床表现为面色㿠白或黧黑、腰膝疲软、精神委靡、形寒肢冷、男子阳痿、妇女宫寒不孕、大便久泻不止、五更泄泻或饭后泄泻、浮肿，以腰以下为甚，按之凹陷不起，舌质胖淡，苔白，脉象沉弱等。辨证时以腰膝疲软、全身功能低下伴见阳虚证为要点。

3. 肾精不足证 临床表现为小儿发育迟缓、囟门迟闭、身材矮小、智力低下、动作迟缓、骨骼痿软，男子精少不育，女子经闭不孕、性功能减退、成人早衰、发脱齿摇、耳鸣耳聋、健忘恍惚、老年痴呆、骨软无力、精神呆滞、舌淡、脉弱等。辨证时以生长迟缓、生殖功能减退，以及成人出现早衰征象，并无明显寒热象为要点。

4. 肾气不固证 临床表现为腰膝疲软，面白神疲，小便频数而清，尿后余沥不尽，甚或遗尿、尿失禁、夜尿频多、男子遗精早泄、女子带下清稀、或胎动易滑、或女子崩漏、或大便泄泻不止、舌胖色淡、脉沉弱等。辨证时以小便频数清长、滑精早泄、经带清稀、胎元不固为要点。

5. 肾阴阳两虚证 临床上对肾阴虚证、肾阳虚证，以及肾精不足证、肾气不固证兼杂并见者，以此为辨证要点。

6. 心肾不交 临床表现为心烦少寐、惊悸多梦、遗精、头晕耳鸣、腰膝疲软、五心烦热、潮热盗汗、舌红少苔、脉沉细数等。辨证以腰膝疲软、惊悸失眠、多梦遗精，以及伴阴虚内热为依据。

7. 肺肾阴虚证 临床表现为干咳无痰，或咳嗽痰少、痰中带血、口燥咽干、声音嘶哑、腰膝疲软、骨蒸潮热、盗汗颧红、形体消瘦、男子梦遗、女子月经不调、舌红少苔、脉沉细数等。辨证以干咳或咳而少痰、腰膝疲软、梦遗，并伴虚热之象为要点。

8. 肺肾气虚证 临床表现为哮喘日久、喘促无力、呼多吸少、动则气喘、腰膝疲软、言语无力、乏力少气、舌质淡、脉沉细等。辨证以咳喘日久、动则气喘、言语无力等肺气虚兼肾不纳气为要点。

9. 肝肾阴虚证 临床表现为头晕目眩，耳鸣耳聋、腰膝酸软、失眠多梦、面色㿠白、盗汗梦遗、月经量少、舌红少苔、脉沉细数等。辨证以腰膝疲软，女子月经量少，面色㿠白等为要点。

10. 脾肾阳虚证 临床表现为面色㿠白、形寒肢冷、腰膝疲软、下腹冷痛、久泄久痢、五更泄泻、饭后泄泻、便不成形、肢体浮肿、小便不利、或有腹水、舌质胖淡、边有齿痕、脉沉迟无力等。辨证以腰膝疲软、久泄久痢、肢体浮肿，并伴有寒证为重点。

11. 心肾阳虚证 临床表现心悸怔忡、形寒肢冷、小便不利、神疲乏力，甚则唇甲青紫、舌质淡、苔白滑、脉沉细等。辨证以心悸怔忡、肢体浮肿，并伴见虚寒之象为重点。

张大宁谈肾病6——谈谈肾保健

肾在整个人体生命活动中，起着非常重要的作用，一般人到中年之后，肾中精气开始衰弱，人体整体素质亦随之衰退，古人有"人过四十，阴气自半"的说法，尽管"四十之后"尚不至于"（肾）阴气自半"，但肾中精气不断衰退，则是必然的。人类出生时肾脏重约50g，至30～40岁时重量可达250～270g，40岁以后，肾脏逐渐萎缩，重量减轻，至80～90岁时可降至185～200g，减少20%～30%，肾脏体积缩小。研究显示，只需一半的肾组织就可以基本完成整个肾的生理功能，所以并不会表现出"肾功能减退"。但老年之后肾组织的衰减，即表现为肾皮质的变薄及功能性肾单位数目的减少，则是不可避免的。下面从六个方面谈谈中老年在肾保健中应注意的问题。

1. 注意寒邪的侵袭　"六淫"是指使人致病的风、寒、暑、湿、燥、火六种病邪的总称。自然界的气候变化，虽是生长发育的条件，但又是产生疾病的因素，而人体能否发病，另一个重要因素还在于人体正气的强弱，正气强盛，则邪不能害，反之则易感六淫而致病。

寒为阴邪，易伤阳气，其伤人有两个途径：一是外寒侵袭肌表，损伤卫阳，称为"伤寒"。二是外寒直中脏腑，损伤脏腑之阳，称为"中寒"，后者尤为严重。中医认为"正气存内，邪不可干"，"邪之所凑，其气必虚"。人至中老年后，肾中精气亏乏，极易感受寒邪，轻则伤风感冒，重则直中肾脏。肾保健的第一条就是注意寒邪的侵袭，中老年之后注意保暖，睡着后要多加被服，以免感受寒邪；暑天注意适当使用空调冷气，避免直吹身体，睡眠时要关闭空调，性生活时，不仅冷气不可直吹，而且室温不宜太低。

2. 注意饮食调养　一是注意控制脂肪和胆固醇的摄入量。过量摄入脂肪、胆固醇，如肥肉、蛋黄等，可使血管粥样硬化，不仅可造成高血压、冠心病、脑血管病等，间接影响肾脏，而且还可使肾动脉硬化，直接损及肾脏。二是注意摄入充足的蛋白质。蛋白质是生命的基础，是人体内极为重要的营养物质，是人体内氮的唯一来源，消化吸收的氮量与排出氮量相等时称为氮总平衡。三是注意高嘌呤食物的摄入。血清尿酸含量与食物内嘌呤含量成正比，高嘌呤食物对体内尿酸浓度有显著影响，也是导致痛风及肾病的重要原因。所以注意控制高嘌呤食物的摄入是肾保健的重要内容。新鲜果蔬还含有少量的钾元素，也可促进肾脏排出尿酸。另外，要多饮水，节制每日进食量，控制每日饮食中的总热量，减轻体重。高尿酸者以饮食控制在正常人的8%为妥，严禁暴饮暴食。四是注意盐的摄入。饮食过咸，会使钠离子在体内积累过剩，引起血管收缩，致使血压升高，造成脑血管障碍。

3. 注意适当的运动　现代研究证实，人到中老年之后，适当的运动可减缓人体内分泌衰退过程，增强垂体−肾上腺皮质轴的功能，有利于蛋白质、脂肪、糖类、无机盐的代谢，增强甲状腺功能，提高细胞的新陈代谢，从而使生命力更旺盛。研究还表明，中老年适当运动可改善肾脏的血液供应，提高肾脏排泄代谢废物的能力，加强肾脏对水和其他对身体有益物质的重吸收，有利于保持人体内环境的恒定，维持水与电解质的平衡及泌尿系统的正常功能。运动不可"太过与不及"，"太过"即超过自身的适应量，会影响人体的脏腑功能，如持续强烈运动会使尿量明显减少，甚至会出现"运动性蛋白尿"，这是由于过量运动时，肾小球的通透性增强，或血中乳酸增多，使蛋白质体积变小，肾小管上皮细胞肿胀而出现蛋白尿；如"不及"则会导致肌体代谢紊乱，尤其是脂类代谢，引起一系列诸如肥胖病、高脂血症、脂肪肝、糖尿病、冠心病、高血压等疾病。

4. 注意精神调养　中医将人的精神、情绪变化概括为"七情"，即喜、怒、忧、思、悲、恐、惊，与人体五脏有着直接的关系。《素问 · 天元纪大论》中说："人有五脏五气，以生喜怒思忧恐。"历代医家认为"五志过度皆可伤肾"，也就是说，无论哪一种情志太过，均可影响人体体内气机升降、血运畅通和肾中精气的旺盛，从而使肾脏致病，所以要保持情绪的平和，注意精神的调养。《医学心悟 · 保生四要》有"人之有生，惟精与神，精神不敝，四体长春"的论述。一个人如果能始终保持安定清静的状态，心情舒畅，心境坦然，不贪欲妄想，修性怡神，则可达到养肾护肾、防病长寿的目的。

5. 注意睡眠的养生调养　睡眠是阴阳消长平衡的一个过程，《灵枢 · 大感论》上说："阳气尽则卧，阴气尽则寤。"这里阳是指白昼活动、兴奋的过程，属功能；阴是指静止、休息、恢复的过程，属物质。有人认为，老人觉少，睡眠五六个小时即可，特别是老人睡眠迟，醒得早，睡得浅，老年男性多前列腺肥大，夜尿频，似乎理所当然睡眠少。但近年来的大量研究证实，老年人必须保证每日 7～8h 的睡眠，才可以达到填肾精、养肾气的目的，每日平均睡眠不足 4h 的人，死亡率是前者的 2 倍，所以保证睡眠是养肾的重要一环。

6. 注意性生活的适度　医学上常说的"房事不节"，系指性生活的过度，包括次数频繁，每次时间过长，早婚或手淫过多等，这些会使肾中精气受伤、亏损，人体正气损伤，则百病丛生，出现腰膝酸软、头晕耳鸣、两目干涩、神疲乏力、健忘失眠、梦遗滑精、阳痿早泄、性欲减退、男子不育，或女子白淫、闭经、崩漏、不孕等。

临床研究

"补肾活血法"是由著名中医肾病学家张大宁教授于 20 世纪 70 年代末在国内首先提出的。张氏在多年的临床实践中发现绝大多数患者均存在着不同程度的"肾虚"与"血瘀"，符合古人"久病及肾、久病多瘀"的观点。鉴于此，张氏创立了"补肾活血法"。"补肾活血法"不是传统意义上"补肾法"与"活血法"的简单叠加，更不是补肾药物与活血药物的合用，而是通过补肾促进活血，应用活血加强补肾，两者相互协调、相得益彰。因此，"补肾活血法"是一全新的治疗大法。在张大宁教授提出"补肾活血法"后的 30 年间，通过不断地研究，使其在大法准则、治疗范围及用药选择等方面愈发完善，得到了国内外同道的认可。据统计，目前，"补肾活血法"已经在全身 10 余个系统、100 余种疾病中得到应用，并取得了良好的效果，受到医患的赞誉。多年来，张大宁教授及其学生们以补肾活血法为治疗大法，进行补肾活血法治疗肾病的临床疗效及机理研究，中西医结合治疗各种类型肾脏疾病，其中慢性肾衰竭、肾小球肾炎、糖尿病肾病、泌尿系感染等疾病，有效率均超过 80%，居于国内领先水平，取得了初步成果。同时，对补肾活血法治疗马兜铃酸肾病、老年病及性功能障碍等疾病的研究也取得了一定的成果。

　　本章节共收录 20 世纪 80 年代至今张大宁教授及其弟子有关临床研究方面的论文 29 篇，涵盖了慢性肾衰竭、肾小球肾炎、泌尿系感染、马兜铃酸肾病等多种肾脏疾病，同时也收录了张大宁教授对于老年病、性功能障碍、流行性感冒、慢性咽炎等杂病的治疗经验。这些文章基本上反映了张大宁教授"肾虚血瘀论"、"补肾活血法"的学术思想，体现了张大宁教授多年来丰富的临床经验，希望大家能结合本书的其他节，相互参阅，才能更加全面深刻地理解其学术思想的内涵。

补肾活血法结合西药治疗肾衰竭临床观察

慢性肾衰竭（chronic renal failure，CRF）是慢性肾疾病所引起的肾组织损伤和肾小球滤过功能下降，以及由此产生的代谢紊乱和临床症状组成的综合征，是各种类型肾脏疾病终末期的共同阶段。补肾活血法是张大宁教授于 1978 年提出的中医病机理论和临床治疗大法。笔者应用该法治疗 95 例慢性肾衰竭患者，取得了较为满意的疗效，现报告如下。

一、临 床 资 料

1. 病例选择　全部病例符合 1992 年原发性肾小球疾病分型与治疗及诊断标准专题座谈会纪要所修订的诊断标准。所选病例来源于住院及门诊患者并符合以下条件：神志清楚，能配合治疗；不伴有传染病、精神病及中毒性疾病；非未满规定观察期而中断治疗，无法判断疗效或资料不全者。

2. 一般资料　171 例原发性慢性肾炎患者随机分成两组，治疗组 95 例，其中男性 46 例，女性 49 例；年龄 27 ~ 81 岁，平均 50.7 岁；病程 1 ~ 14 年，平均 6.2 年；原发病：慢性肾炎 48 例，高血压肾病 13 例，糖尿病肾病 12 例，肾病综合征 15 例，慢性肾盂肾炎 4 例，狼疮性肾病 3 例。对照组 76 例，其中男性 37 例，女性 39 例；年龄 25 ~ 79 岁，平均 52.8 岁；病程 1 ~ 13 年，平均 6.15 年；原发病：慢性肾炎 40 例，高血压肾病 10 例，糖尿病肾病 8 例，肾病综合征 13 例，慢性肾盂肾炎 3 例，狼疮性肾病 2 例；两组患者的性别比例、年龄分布、病程长短及原发病等方面均无明显差异（$P>0.05$），具有可比性。

3. 西医分期　①肾功能不全代偿期：治疗组 16 例，对照组 13 例。GFR 50 ~ 80ml/min，血尿素氮、血肌酐正常。②肾功能不全失代偿期：治疗组 35 例，对照组 29 例。GFR 50 ~ 20ml/min，血肌酐 186 ~ 442μmol/L，尿素氮超过 711mmol/L。③肾衰竭期：治疗组 29 例，对照组 22 例。GFR 20 ~ 10ml/min，血肌酐 451 ~ 707μmol/L，尿素氮 1719 ~ 2816mmol/L。④肾衰竭终末期：治疗组 15 例，对照组 12 例。GFR 小于 10ml/min，血肌酐高于 707μmol/L，尿素氮 2816mmol/L 以上。

4. 中医分型　根据张大宁教授提出的"肾虚血瘀论"为理论依据，依据中医辨证论治原则，我们将慢性肾衰竭分为四型：①虚型：主要是脾肾气虚和肝肾阴虚两种多见。治疗组有 95 例，对照组为 76 例。②瘀型：有瘀血证候的治疗组有 95 例，对照组为 76 例。③湿型：有水湿滞留证候的治疗组占 88 例，对照组为 70 例。④逆型：有浊阴上逆和肝阳上亢两种表现。治疗组为 85 例，对照组为 68 例。

5. 统计学处理　根据数据的性质与分步情况，分别采用 χ^2 检验及 t 检验。

二、治 疗 方 法

1. 治疗方案　治疗 4 周为 1 个疗程，2 个疗程后统计疗效。

2. 常规治疗 ①高血压：限制每日食盐摄入量 2～3g，效果不佳或血压高于 160/95mmHg 者，加用钙通道阻滞剂。②少尿、水肿：对于每日尿量少于 1L 者，适当饮水或喝淡茶以使尿量达到每日 115L 或以上；水肿严重者加用利尿剂。③氮质血症：轻、中度氮质血症者不限制蛋白质摄入，若内生肌酐清除率在 30ml/min 以下者，蛋白每日摄入量 30～40g，以动物蛋白为主。可口服氧化淀粉。④蛋白尿：常规激素治疗，晨起顿服，逐渐减量，若内生肌酐清除率在 30ml/min 以上者，雷公藤多苷口服，20mg，每日 3 次。⑤其他：降脂、抗凝、降尿酸等对症治疗。

3. 补肾活血法治疗 根据张大宁教授提出的补肾活血法为治疗大法，方剂组成：黄芪、冬虫夏草、芡实、杜仲、白术、丹参、川芎、三棱、莪术、大黄、大黄炭等，再根据患者病例特点加减。水煎服，3 日 1 剂，每剂分 6 次，每日 2 次。

4. 观察指标及方法 主要观察临床症状、体征及实验室指标的变化情况。BUN 采用尿素酶法测定，Scr 采用苦味酸法测定，采用 Jaffe's 反应测尿肌酐定量，Hg 采用氰化高铁血红蛋白（HiCN）法。

5. 疗效标准 目前临床上 CRF 疗效判断标准尚未统一，有人分析自身观察期与治疗期回归直线斜率（b）的变化，对治疗结果作出判断；也有人根据肾脏疾病严重程度判断标准，分期判定疗效。我们根据多年临床实践，结合目前临床大多数采用的标准，将疗效分为显效、好转、无效三类。显效：临床症状明显改善或消失，Scr 降至正常或下降>30%，Hg 升高；好转：临床症状改善，Scr 下降≤30%，Hg 无明显变化；无效：临床症状无改善或有发展，Scr 无变化或上升，Hg 下降。

三、结　果

1. 两组治疗后疗效比较 结果见表 11。

表 11　两组总疗效比较

组别	例数	显效（%）	好转（%）	无效（%）	总有效率（%）
治疗组	95	56（58.9）**	32（33.7）*	7（7.4）**	88（92.6）**
对照组	76	17（22.4）	20（26.3）	39（51.3）	37（48.7）

与对照组比较，*$P<0.05$，**$P<0.01$

从表 11 可以看出，治疗组显效率和总有效率分别为 58.9% 和 92.6%，均显著高于对照组的 22.4% 和 48.7%，差异有非常显著性意义（$P<0.01$）。

2. 两组患者治疗前后实验室检查指标的比较 结果见表 12。

表 12　两组患者治疗前后实验室检查指标比较

组别	例数		Hg（g/L）	BUN（mmol/L）	Scr（μmol/L）	Ccr（ml/min）
治疗组	95	治疗前	87.6±19.3	27.5±3.8	378.0±19.9	34.0±8.0
		治疗后	90.3±25.2	15.1±2.9#	183.5±17.6#△	57.0±7.0#△
对照组	76	治疗前	88.1±18.5	26.7±3.5	369.0±18.6	36.0±5.0
		治疗后	86.3±20.4	20.3±1.7#	266.4±21.5	38.0±4.0

与同组治疗前比较，#$P<0.01$；与对照组治疗后比较，△$P<0.01$

从表12可以看出，两组治疗后实验室检查均有明显改善，其中治疗组 BUN、Scr 治疗后均明显低于对照组，Ccr 明显高于对照组，差异有非常显著性意义（$P<0.01$）。Hg 两组间差异不明显。

四、讨　论

慢性肾衰竭是各种肾脏疾病终末期的共同表现，是一种严重危害人类生命的疾病，且发病率正逐年增高。防治 CRF 是世界医学界尚待解决的难题，而西医目前没有一种有效治疗和完全控制的药物，只能运用对症治疗或替代疗法。张大宁教授在多年肾病临床实践的基础上，通过探索、总结终于发现了该病的四大病机"虚、瘀、湿、逆"，并根据中医补肾活血法的原理，临床上采用补肾、滋阴、活血、温阳、益气、行气等治法予以扶正、培本、祛邪的治疗原则，通过对机体局部的调整作用，扩张肾血管、提高肾血流量，促进纤维组织吸收。

我们通过多年临床总结，从扶正入手，大剂量使用黄芪、冬虫夏草等补肾益气之品。现代药理研究证实，黄芪对体液免疫、细胞免疫、网状内皮系统、外体系统均有增强其功能的作用，并有强心作用，能改善血液流变性，改善肾脏微循环，抑制病毒、细菌和消除变态反应原。冬虫夏草也具有多方面的免疫作用，其优点还在于不影响机体造血系统，又无淋巴细胞毒性，是一种极好的免疫调节药物，且对肾毒性损伤有保护作用，并有明显减轻肾脏病理改变和抗肾衰竭的作用。通过以上扶正治疗，不仅能保护残余的肾单位，还能修补已破坏的肾单位，达到恢复肾功能的作用。此外，应用川芎等活血化瘀药，通过该类活血药达到降低肾小球球内压，改善肾小球血流动力学的目的。现代药理学证实川芎对 CRF 有降低血浆脂质过氧化物和提高 SOD 的作用，从而减少氧自由基在体内的潴留，阻止对肾组织的损害。有人提出血瘀是肾衰竭病机中的"标"，但中医素有"久病多瘀"之论，慢性肾衰竭既然是由多种肾脏疾病迁延日久发展而来，就说明血瘀在慢性病 CRF 病机中的重要性。而血瘀既是病因，又是病理产物，它往往与肾虚相伴而生，互为因果，因此，我们认为血瘀应与肾虚一起作为慢性肾衰竭之"本"，始终贯穿于该病发生发展的全过程。所以，我们将活血与补肾一起列入扶正的范畴之中，即补肾活血法贯穿于 CRF 治疗的始终。

（张勉之　张大宁）

补肾活血法治疗 IgA 肾病 160 例临床研究

IgA 肾病是以反复发作性肉眼或镜下血尿、肾小球系膜细胞增生、基质增多，伴广泛 IgA 沉积为特点的原发性肾小球疾病。迄今为止，现代医学对该病尚无满意的治疗方案。近两年我们对 320 例 IgA 肾病患者进行了临床对照研究，现报告如下。

一、临床资料

1. 病例入选标准　全部病例均符合 1992 年原发性肾小球疾病分型与治疗及诊断标准专题座谈会纪要所修订的诊断标准。所选病例来源于住院及门诊患者，并符合以下条件：①神志清楚，能配合治疗；②非系统性红斑狼疮、紫癜、糖尿病等原因造成的肾损害；③不伴有传染性疾病、精神病及中毒性疾病；④非未满规定观察期而中断治疗，无法判断疗效或资料不全者。

2. 一般资料　320 例原发性慢性肾炎患者随机分成两组。治疗组 160 例，其中男性 93 例，女性 67 例；年龄 27～62 岁，平均 39.7 岁；病程 1～8 年，平均 3.2 年。对照组 160 例，其中男性 92 例，女性 68 例；年龄 25～62 岁，平均 38.8 岁；病程 1～9 年，平均 3.5 年。两组患者的性别比例、年龄分布、病程长短等差异无显著性（$P>0.05$），具有可比性。

3. 临床分型　参照文献分为 5 型：①反复发作性肉眼血尿（GH）：临床上以肉眼血尿反复发作为特点，多数不伴有大量蛋白尿及高血压；②无症状尿检异常（U-ab）：临床表现为镜下血尿伴或不伴轻-中度蛋白尿（<2.0g/d），通常不伴高血压；③肾病综合征/大量蛋白尿型（NS/MP）：临床表现为肾病综合征，或尿检大量蛋白尿（>2.0g/d）；④高血压伴/不伴肾衰竭型（HT/CRF）：临床表现为血压增高，有或无肾衰竭，尿检有血尿及蛋白尿；⑤血管炎型（VC）：临床表现为急进性肾炎，肾脏组织学表现为新月体形成，伴肾小球毛细血管襻坏死和（或）间质血管炎。入选病例中，治疗组 GH 30 例、U-ab 76 例、NS/MP 31 例、HT/CRF 20 例、VC 3 例，对照组分别为 31 例、77 例、30 例、18 例、4 例。两组患者临床分型比较差异无显著性（$P>0.05$）。

4. 病理分型　320 例患者均经肾穿刺活检确诊，病理分级标准依据 1982 年 WHO 制定的《IgA 肾病病理分型标准》分为 5 型。Ⅰ型：微小病变型；Ⅱ型：轻度病变型；Ⅲ型：局灶节段性肾小球肾炎型；Ⅳ型：弥漫系膜增生性肾小球肾炎型；Ⅴ型：弥漫性硬化性肾小球肾炎型。治疗组Ⅰ型 14 例、Ⅱ型 18 例、Ⅲ型 91 例、Ⅳ型 32 例、Ⅴ型 5 例，对照组分别为 15 例、18 例、90 例、33 例、4 例。两组患者病理分型比较差异无显著性（$P>0.05$）。

5. 中医辨证分型　根据张大宁教授提出的"肾虚血瘀论"，将 IgA 肾病分为肝肾阴虚兼血瘀型、脾肾阳虚兼血瘀型、阴阳两虚兼血瘀型 3 种类型。其中治疗组各类型分别为 38 例、55 例和 67 例，对照组分别为 36 例、56 例和 68 例。两组患者中医辨证分型比较差异无显著性（$P>0.05$）。

二、治疗及观察方法

1. 治疗方法　对照组给予双嘧达莫，每次 50mg，每日 3 次，配合饮食及对症治疗等；治疗组在对照组的基础上，采用张大宁教授提出的"补肾活血、降浊排毒、清利湿热"治则，处方：生黄芪 90g，土茯苓 30g，丹参 30g，川芎 30g，赤芍 30g，覆盆子 30g，黄芩 30g，仙鹤草 30g，茜草 30g，生甘草 30g 等。水煎服，两煎共取汁 1800ml，每日早晚饭后 1h 分别服用 300ml，3 日 1 剂。两组均治疗 2 个月为 1 个疗程，共观察 3 个疗程。

2. 观察指标及方法 尿相差镜检，尿常规，24h 尿蛋白定量（双缩脲法），血免疫检查（免疫比浊法），溴甲酚绿法测定血浆总蛋白（TP）、白蛋白（Alb）等，苦味酸法测定血肌酐（Scr）等。

3. 统计学方法 根据数据的性质与分布情况，计数资料采用 $V2$ 检验；计量资料采用 t 检验；等级资料采用秩和检验。所有数据均采用 SPSS10.0 统计软件包进行统计学处理。

三、治疗结果

1. 疗效标准 参照国家中医药管理局 1987 年制定的《中医中药治疗慢性肾脏疾病疗效标准》。完全缓解：自觉症状、体征消失，肾功能正常，尿蛋白持续阴性，尿红细胞持续消失；基本缓解：自觉症状、体征缓解，肾功能正常，尿蛋白持续减少≥50%，尿红细胞持续减少≥50%；好转：自觉症状、体征好转，肾功能基本正常，尿蛋白检查持续减少≥25%，尿红细胞持续减少≥25%；无效：自觉症状、体征无好转，肾功能恶化，尿蛋白或尿红细胞无变化或恶化。

2. 两组总疗效比较 表 13 所示，治疗组完全缓解率、部分缓解率和有效率分别为 21.3%、23.8% 和 30.6%，均显著高于对照组的 10.0%、15.0% 和 20.0%（$P<0.05$）；治疗组总有效率为 75.6%，显著高于对照组的 45.0%（$P<0.01$）。

表 13 两组总疗效比较 [例（%）]

组别	例数（例）	完全缓解例（%）	部分缓解例（%）	有效例（%）	无效例（%）	总有效例（%）
治疗组	160	34（21.3）	38（23.8）	49（30.6）	39（24.4）	121（75.6）
对照组	160	16（10.0）	24（15.0）	32（20.0）	88（55.0）	72（45.0）

3. 两组不同辨证分型疗效比较 表 14 所示，治疗组中肝肾阴虚兼血瘀型、脾肾阳虚兼血瘀型、阴阳两虚兼血瘀型的总有效率较对照组差异均有显著性（$P<0.01$）；治疗组中以脾肾阳虚兼血瘀型的疗效最佳，与肝肾阴虚兼血瘀型比较差异有显著性（$P<0.05$）。

表 14 两组不同辨证分型疗效比较

中医辨证分型	组别	例数（例）	完全缓解（例）	部分缓解（例）	有效（例）	无效（例）	总有效率（%）
肝肾阴虚兼血瘀型	治疗组	38	3	10	12	13	65.8
	对照组	36	5	4	6	21	41.7
脾肾阳虚兼血瘀型	治疗组	55	15	13	17	10	81.8
	对照组	56	5	9	13	29	48.2
阴阳两虚兼血瘀型	治疗组	67	16	15	20	16	76.1
	对照组	68	6	11	13	38	44.1

4. 两组不同临床类型疗效比较　表 15 所示，治疗组中 CH、U-ab、NS/MP、HT/CRF、VC 的总有效率较对照组差异均有显著性（$P<0.01$）；治疗组中以 GH 的疗效最佳，与 VC 比较差异有显著性（$P<0.01$）。

表 15　两组不同临床类型疗效比较

临床类型	组别	例数（例）	完全缓解（例）	部分缓解（例）	有效（例）	无效（例）	总有效率（%）
GH	治疗组	30	9	10	8	3	90.0
	对照组	31	6	5	7	13	58.1
U-ab	治疗组	76	16	18	28	14	81.6
	对照组	77	7	12	18	40	48.1
NS/MP	治疗组	31	5	5	10	11	64.5
	对照组	30	2	5	4	19	36.7
HT/CRF	治疗组	20	4	5	2	9	55.0
	对照组	18	1	2	2	13	27.8
VC	治疗组	3	0	0	1	2	33.3
	对照组	4	0	0	1	3	25.0

5. 两组不同病理类型疗效比较　表 16 所示，治疗组中 Ⅰ 型、Ⅱ 型、Ⅲ 型、Ⅳ 型、Ⅴ 型的总有效率较对照组差异均有显著性（$P<0.01$）；治疗组中以 Ⅰ 型的疗效最佳，较 Ⅴ 型比较差异有显著性（$P<0.01$）。

表 16　两组不同病理类型疗效比较

病理类型	组别	例数（例）	完全缓解（例）	部分缓解（例）	有效（例）	无效（例）	总有效率（%）
Ⅰ	治疗组	14	6	5	2	1	92.9
	对照组	15	4	4	2	5	66.7
Ⅱ	治疗组	18	5	6	5	2	88.9
	对照组	18	4	5	1	8	55.6
Ⅲ	治疗组	91	20	20	36	15	83.5
	对照组	90	6	12	21	51	43.3
Ⅳ	治疗组	32	3	6	5	18	43.8
	对照组	33	2	3	7	21	36.4
Ⅴ	治疗组	5	0	1	1	3	40.0
	对照组	4	0	0	1	3	25.0

6. 两组治疗前后实验室指标比较　表 17 所示，两组实验室指标在治疗前比较差异无显著性，

治疗组治疗后除 TC 外其他指标与治疗前比较差异均有显著性（$P<0.01$）；对照组治疗前后除 Alb、TC、TG 外其他指标差异亦均有显著性（$P<0.01$）。两组间比较，治疗组治疗后 Scr、TP、IgA、IgG、24h 尿蛋白定量、U-RBC 较对照组差异有显著性（$P<0.05$ 或 $P<0.01$），其他指标比较差异无显著性（$P>0.05$）。

表 17   两组治疗前后实验室指标比较（$\bar{x}\pm s$）

组别	时间	例数 (例)	Scr (μmol/L)	TP (g/L)	Alb (g/L)	IgA (g/L)	IgG (g/L)	TC (mmol/L)	TG (mmol/L)	24h 尿蛋 白定量 (g)	U-RBC (个/HP)
治疗组	治疗前	160	82.33±4.25	67.33±5.65	38.55±6.37	2.23±0.25	15.12±0.79	4.11±1.67	1.65±0.22	1.53±0.87	22.15±12.08
	治疗后	160	76.82±3.56 *△△	70.33±6.83 *△	40.36±5.67 *	1.82±0.26 *△△	16.05±0.67 *△△	3.96±1.55	1.53±0.35 *	0.56±0.23 *△△	3.59±2.67 *△△
对照组	治疗前	160	80.26±3.55	66.25±5.59	38.12±6.57	2.33±0.31	14.98±0.68	4.23±1.52	1.62±0.59	1.57±0.79	23.10±11.32
	治疗后	160	8.11±0.36 *	68.79±5.68 *	39.23±6.11	2.21±0.33 *	14.67±0.52 *	4.19±1.35	1.61±0.62	1.32±0.60 *	15.23±5.62 *

与本组治疗前比较，$*P<0.01$；与对照组治疗后比较，$\triangle P<0.05$，$\triangle\triangle P<0.01$

四、讨   论

IgA 肾病多在上呼吸道感染 1~3 日后出现反复发作的肉眼血尿，可伴有水肿和高血压。肾组织可见以 IgA 为主的免疫球蛋白沉积。在我国其发病率占原发性肾小球疾病的 30%~48%。IgA 肾病以血尿为主要临床表现，可归属于中医学尿血范畴，即表现为小便中混有血液，或伴有血块夹杂而下，多无疼痛感，与该病所见的肉眼血尿相吻合。

补肾活血法是将补肾法与活血法有机结合，通过补肾促进活血，应用活血益于补肾，两者相互协同，从而改善肾虚血瘀的病理变化，使机体阴阳平衡、邪祛正存的一种新的治疗大法，但绝不是补肾法（或补肾药物）与活血法（或活血化瘀药）两者简单机械地迭加或同时使用。近年来的研究已经证实，补肾活血法可以通过调节神经内分泌、免疫功能，改善微循环等一系列作用治疗各种慢性病、老年病及延缓衰老。

张大宁教授指出，在各种致病因素作用于人体而产生疾病的过程中，其表现形式有两个方面：一是表现在外的，就是我们通常意义上病的概念，它是特异性的，是疾病的个性，可以有不同的表现形式，如心脏病、脑病、肾病等；二是表现在内的，就是我们通常意义上病理变化的概念，它是非特异性的，是造成疾病的根源，是疾病的共性。长期的临床研究发现，不同的致病因子所导致的不同疾病，发展到某一阶段，都会出现相同的病理改变，即"肾虚血瘀、浊毒内停"。其为各类疾病的非特异性表现，即疾病的共性，同样也是病理基础，进而导致患者机体发生膀胱湿热的病理改变。因此，我们在治疗 IgA 肾病时采用补肾活血为主，辅以降浊排毒、清利湿热的方法，总有效率在 75% 以上，表明该法对 IgA 肾病的血尿及蛋白尿有明显治疗作用，是治疗 IgA 肾病的有效方法。

（张勉之   张大宁   张敏英   孙岚云   年树强   徐   英）

补肾活血法治疗动脉粥样硬化 56 例

动脉粥样硬化（atherosclerosis，As）是心脑血管疾病的主要病理过程，是防治各类缺血性疾病的基础。随着人们生活水平的日益提高及饮食结构的改变，AS 发病率有逐渐增高的趋势，因此国内外十分重视对该病的研究，但降血脂仍是目前防治 AS 的重要措施，而尚未得出更为有效的治疗方案，我们根据张大宁教授于 20 世纪 70 年代末首先提出的补肾活血法治疗动脉粥样硬化，取得一定疗效，现报道如下。

一、临 床 资 料

将所选的 112 例符合标准的动脉粥样硬化患者按随机配对 1：1 的原则分为观察组和对照组。观察组 56 例，其中男性 31 例，女性 25 例；年龄 32～78 岁，以 40～70 岁者居多 43 例，占 76.8%。单纯 TC（胆固醇）升高者 22 例，单纯 TG（三酰甘油）升高者 16 例，TC、TG 都升高者 18 例；首诊时伴有血糖增高者 12 例，血压增高者 26 例。对照组 56 例，其中男性 32 例，女性 24 例；年龄 34～81 岁，以 40～70 岁者 42 例，占 75%；单纯 TC 升高者 24 例，单纯 TG 升高者 15 例，TC、TG 都升高者 17 例；首诊时伴有血糖增高者 11 例，血压增高者 28 例。两组患者的年龄分布、性别比例等无显著性差异，具有可比性。

本文 112 例均符合 WHO 的诊断标准，即 TC≥6.0mmol/L 或 TG≥1.54mmol/L，或高密度脂蛋白（HDLC）男性≤1.04mmol/L、女性≤1.17mmol/L，有一项符合标准者，即可入选。所选病例来源于住院患者、门诊患者及常规体检者。全部病例符合以下条件：①神志清楚，能配合治疗者。②不伴有传染病、精神病及中毒性疾病者。③非未满规定观察期而中断治疗，无法判断疗效或资料不全者。④除外糖尿病、甲状腺功能低下、肾病综合征、阻塞性肝胆疾病、胰腺炎及口服避孕药等继发性高脂血症。

二、治 疗 方 法

中医治疗：根据张大宁提出的补肾活血法为治疗大法，予患者补肾及活血治疗，通过补肾促进活血，又通过活血加强补肾，外加"柴胡"一味，以达到"气行则血行"的功效。方剂主要包括冬虫夏草、熟地、山萸肉、山药、丹皮、茯苓、泽泻、丹参、川芎、三棱、莪术、柴胡等。再根据患者的个人病例特点进行加减。4 周为 1 个疗程，2 个疗程后统计疗效。观察组患者在观察期间停用降血脂及相关的药物，采用本法治疗，而保留降糖、降压等对症治疗。对照组保持原有一切治疗。检测方法：TC、TG、HDLC、低密度脂蛋白（LDLC）采用自动生化分析仪常规方法；载脂蛋白 A（ApoA）、载脂蛋白 B（ApoB）采用免疫比浊法，（用 Beckman700 型生化分析仪）；脂蛋白（a）[Lp（a）]、氧化型低密度脂蛋白（OX-LDL）用 BIO-TEKEL311 型全自动酶标仪，采用酶联免疫法测定；血浆内皮素（ET）水平采用均相竞争法直接测定，程序按解放军总医院东亚免疫技术研究所提供的 125I 标记放免法进行。

数据处理和结果：数据均用均值±标准差（$\bar{x}±s$）表示，方差分析用组间 Q 检验。

三、治 疗 结 果

见表 18 ~ 表 21。

表 18　治疗前后两组血脂水平及生化指标的变化

项目	治疗前		第四周		第八周	
	观察组	对照组	观察组	对照组	观察组	对照组
TC（mmol/L）	1.90±0.85	1.88±0.86	1.76±0.75	1.80±0.81	1.48±0.26	1.69±0.56
TG（mmol/L）	12.02±2.10	12.00±2.12	8.21±1.80	9.25±1.52	6.14±1.10	8.20±2.05
HDLC（mmol/L）	0.22±0.09	0.23±0.08	0.62±0.12	0.58±0.18	1.22±0.12	0.93±0.18
LDLC（mmol/L）	11.59±1.56	11.61±1.55	9.36±1.23	9.52±1.05	6.49±1.33	8.61±1.96

与同组治疗前比较：$P<0.01$。与对照组同期比较：$P<0.01$

从表 18 我们可以看出：治疗前两组患者的血脂水平无明显差异；而至治疗第四周时，观察组和对照组的各数值均有不同程度的降低，虽观察组降低更为明显，但两组之间仍无显著性差异（$i2=10.05$，$P>0.05$）；两组患者在治疗第八周后血脂水平及生化指标均较治疗前明显降低，且两组之间有显著性差异（$i2=22.61$，$P<0.01$）。

表 19　治疗前后血清脂蛋白含量的变化

项目	治疗前		第四周		第八周	
	观察组	对照组	观察组	对照组	观察组	对照组
ApoA（g/L）	1.92±0.60	1.90±0.57	2.46±0.56	2.37±0.14	4.12±0.49	3.07±0.14
ApoB（g/L）	5.91±1.12	5.95±1.08	4.01±1.32	4.33±1.20	1.13±0.01	3.19±1.00
Lp（a）（mg/L）	164.6±11.4	160.6±13.5	122.8±11.0	145.6±5.9	98.8±3.4	129.3±6.3
OX-LDL（μg/L）	95.9±6.1	96.1±6.5	76.2±3.1	81.3±2.8	40.3±3.5	75.8±2.5

从表 19 我们可以看出：治疗前两组患者的血清脂蛋白含量无明显差异（$P>0.05$）；而至治疗第四周时，观察组和对照组的各数值均有不同程度的降低，而 ApoA 含量则相反，虽观察组变化更为明显，但两组之间仍无显著性差异（$P>0.05$）；两组患者在治疗八周后血清脂蛋白含量均较治疗前明显变化（$i2=70.71$，$P<0.01$），且两组之间除 OX-LDL 外，各项脂蛋白均有显著性差异（$P<0.01$）。表明虫草地黄活血汤能明显对抗动脉粥样硬化患者的血清脂蛋白含量的升高。

表 20　治疗前后血浆内皮素水平的变化

项目	治疗前		第四周		第八周	
	观察组	对照组	观察组	对照组	观察组	对照组
ET（ng/L）	735.95±127.10	714.33±110.52	598.36±83.28	631.87±92.65	232.40±72.79	547.92±86.10

从表 21 我们可以看出：治疗前两组患者的 24h 蛋白尿定量无明显差异（$P>0.05$）；而至治疗第四周时，观察组和对照组的各数值均有不同程度的降低，虽观察组变化更为明显，但两组之间仍无显著性差异（$P>0.05$）；两组患者在治疗八周后 24h 蛋白尿定量较治疗前明显变化（$P<$

0.01），且两组之间有显著性差异（$P<0.01$）。

表21 治疗前后24h蛋白尿定量的变化

项目	治疗前		第四周		第八周	
	观察组	对照组	观察组	对照组	观察组	对照组
24h蛋白尿定量	34.30±14.69	35.32±13.41	28.93±10.45	32.62±10.12	17.33±3.56	25.77±6.68

与同组治疗前比较：$P<0.01$。与对照组同期比较：$P<0.01$

四、讨　论

该研究结果表明，以张大宁首先提出的补肾活血法为大法组方的虫草地黄活血汤治疗动脉粥样硬化，有降低患者血清总胆固醇、三酰甘油、低密度脂蛋白、血清脂质过氧化物的活力、载脂蛋白B、脂蛋白（a）、氧化型低密度脂蛋白、血浆内皮素水平及升高高密度脂蛋白、全血谷胱甘肽过氧化物酶活力、血清超氧化物歧化酶活力、载脂蛋白A的作用。且相对于对照组有显著性差异，说明以补肾活血法为大法治疗动脉粥样硬化有明显的作用。

动脉粥样硬化是动脉硬化中的常见类型，发病机理尚未完全阐明，其特点为病变发生在动脉内膜，且主要局限于该处。先后有脂质和复合糖类聚积、出血和血栓形成、纤维组织增生和钙质沉着并有动脉中层的逐渐退变和钙化。病变多累及大、中型动脉，多呈偏心性分布。该研究的大量结果证实，降低过高的TC、TG及LDLC，提高血中TG、HDLC水平，对阻抑动脉粥样硬化的发展甚至消退都是有益的。LP（a）是新近认识的一种特殊脂蛋白。大量研究证实它是动脉粥样硬化的独立危险因子。该研究证实补肾活血法及其虫草地黄活血汤对LP（a）有明显的影响。OX-LDL与动脉粥样硬化有着非常密切的关系，与LDL相比，OX-LDL具有很强的细胞毒性，由于它为动脉粥样硬化病灶中特有的成分，其浓度与病变范围成正比例，故可作为动脉粥样硬化性心脑血管病特异性的辅助诊断指标，同时也可作为观测药物干预动脉粥样硬化性疾病效果的一项标准。

而动脉粥样硬化不只会导致心脑血管疾病，还会损害肾脏，通过24h尿蛋白定量检测，得出动脉粥样硬化患者，24h尿蛋白定量明显增加，其机制可能与一氧化氮合成酶产生一氧化氮，并与肾组织中的超氧离子发生反应生成过氧化亚硝酸盐，从而造成细胞凋亡；一氧化氮增多与蛋白尿有关；一氧化氮合成酶表达增加及一氧化氮的增多，可能通过细胞凋亡导致肾小球硬化及肾小管间质肾损害。而观察组患者治疗后24h尿蛋白定量检测较对照组均有显著性差异，说明补肾活血法可起到一氧化氮合成抑制剂的作用，防治肾小球系膜细胞溶解，阻止蛋白尿并降低肾小球转化生长因子β的表达和胞外基质的积聚，防止肾小球硬化。

近年对动脉粥样硬化的中医病因病机探讨，认为其外因为嗜食肥甘厚味，内因为脾肾不足，属本虚标实之证，脾肾不足为本，痰浊瘀血为标。故补肾活血法采用滋补肝肾、益气健脾，佐以行气活血以奏效，不仅能有效地治疗动脉硬化，而且很好地保护了肾脏的功能。

（张勉之　张大宁）

补肾活血法治疗马兜铃酸肾病65例

近年来，关木通及广防己等中药所引起的肾损害已被确认，并日益受到重视。比利时学者Vanherweghem 等称之为"中草药肾病"（Chinese herbs nephropathy，CHN），这一命名显然不当。由于此类肾病系由马兜铃酸（aristolochic acid，AA）引起，故国内学者建议将其称为"马兜铃酸肾病"（aristolochic acid nephropathy，AAN）。我们应用补肾活血法诊治 AAN 患者 65 例，取得了较为满意的疗效，现报道如下。

一、临床资料

1. 一般资料 共选取 65 例 AAN 患者，均来源于我院住院及门诊患者。其中男性 19 例，女性 46 例；年龄 22～76 岁，平均 42.8±12.7 岁；病程 1～8 年，平均 3.2±0.4 年；均有服用含有马兜铃酸的中药史。同时符合以下条件：①神志清楚，能配合治疗；②非系统性红斑狼疮、紫癜、糖尿病及其他药物造成肾损害；③不伴有传染、精神病及中毒性疾病；④非未满规定观察期而中断治疗，无法判断疗效或资料不全者。这些病例均已做如下检查：①病史及体检；②实验室检查，重点为尿化验、肾功能、电解质化验及血气分析等；③肾脏 B 型超声检查；④肾穿刺组织病理检查，包括光镜、免疫荧光及电镜检查。

2. 西医分型 根据以上检查及临床表现，将 65 例马兜铃酸肾病分为三型：①急性型（5 例）：临床出现急性肾衰竭，病理呈急性肾小管坏死；②肾小管功能障碍型（17 例）：临床出现肾小管酸中毒和（或）Fanconi 综合征，病理呈肾小管变性及萎缩；③慢性型（43 例）：临床出现慢性进行性肾衰竭，部分病例肾损害进展迅速，病理呈寡细胞性肾间质纤维化。

3. 中医辨证 依据中医辨证论治原则，将马兜铃酸肾病分为三个类型：①脾肾阳虚（26 例）：纳呆、腹胀、面浮或肢肿、便溏、畏寒肢冷、周身乏力、舌质胖淡、齿痕、脉沉细无力等；②肝肾阴虚（20 例）：眩晕、耳鸣、五心烦热、两目干涩或视物不清、口咽发干、腰膝酸软、易于急躁、舌红少苔、脉细数等；③湿热壅阻（19 例）：遍体浮肿、胸脘憋闷、咽喉肿痛、大便秘结、小便赤短、烦热口渴、舌苔黄腻、脉沉数或濡数等。

4. 观察指标及方法 主要观察临床症状、体征及实验室指标的变化情况。BUN 采用尿素酶法测定，Scr 采用苦味酸法测定，采用 Jaffe′s 反应测尿肌酐定量，尿蛋白采用微量双缩脲法测定，血尿测定采用 Wright′s 染色，班（Benedict′s）氏法测定尿糖，酶联免疫吸附测定尿 β2 微球蛋白，采用尿的折光指数来测定尿渗透压等。

5. 统计学处理 数据的录入和分析使用 Stata6.0 统计软件，相关指标治疗前后的比较采用 t 检验，有效率的比较采用 χ^2 检验。

二、治疗方法补肾活血法治疗

根据张大宁教授提出的补肾活血法为治疗大法，予补肾、活血、补气等药物，药物组成主要包括：黄芪、冬虫夏草、芡实、杜仲、白术、丹参、川芎、三棱、莪术等，再根据患者的个人病例特点加减。汤剂水煎服，3日1剂，每剂分6次，每日2次。治疗期间停用激素、细胞毒药物等西药。对症治疗包括降压、纠正酸中毒及电解质紊乱、改善贫血等。4周为1个疗程，2个疗程后统计疗效。

三、疗 效 标 准

显效：临床症状消失，水肿消退，血压正常，实验室检查恢复正常，病理变化减轻。有效：临床症状基本缓解或有改善，水肿减轻，血压降低，肾功能、生化指标、尿常规等实验室检查有改善，肾脏病理学检查无明显改变。无效：症状无改善，水肿、血压无好转，实验室检查无变化或变坏，肾脏病理恶化。

四、治 疗 结 果

1. 治疗前后疗效比较　由表22和表23资料可以看出，马兜铃酸肾病患者经补肾活血法治疗后的总有效率为81.5%，其中显效31例，有效22例；并且肾功能较治疗前有明显好转，具有非常显著性差异（$P<0.01$）；血红蛋白、24h尿蛋白定量、尿渗透压、β2微球蛋白及尿糖等治疗较前亦有明显好转，有显著性差异（$P<0.05$）。从病理学改变我们发现，治疗后显效患者的肾穿刺报告：纤维化的肾间质面积减少，纤维化程度减轻，肾小管较治疗前数目增多，无单核细胞及淋巴细胞浸润，未见明显的肾小球毛细血管襻塌陷等。较治疗前明显好转。

表22　治疗前后相关指标的比较

	例数（例）	BUN（mmol/l）	Scr（μmol/l）	Ccr（ml/min）	Hg g/dl	尿蛋白（g/d）	尿糖（mmol/l）	β_2MG（mg/l）	渗透压（mOsm/l）
治疗前	65	18.6±4.3	289±78	41±12	8.7±2.6	0.74±0.12	9.5±3.6	0.4±0.2	478±157
治疗后	65	9.5±3.1*	157±53*	59±16*	10.7±3.1△	0.53±0.11△	4.5±2.0△	0.2±0.1△	355±126△

治疗后与治疗前比较，*$P<0.01$；治疗后与治疗前比较，△$P<0.05$

表23　三种类型AAN疗效比较

	例数（例）	显效（例）	有效（例）	无效（例）	总有效率（%）
马兜铃酸肾病	65	31	22	12	81.5
急性型	5	1	1	3	40.0
肾小管功能障碍型	17	4	8	5	70.6△
慢性型	43	26	13	4	90.7*

治疗后与治疗前相比较，*$P<0.01$；治疗后与治疗前比较，△$P<0.05$

2. 三种类型AAN疗效比较　由表23我们可以看出，三型马兜铃酸肾病经补肾活血法治疗后，慢性型AAN效果最为明显，较治疗前差异有非常显著性意义（$P<0.01$）；肾小管功能障碍型较治疗前差异有显著性意义（$P<0.05$）；急性型较治疗前差异无显著性意义（$P>0.05$）。

3. 三种辨证分型疗效比较　由表24我们可以看出，三种辨证分型马兜铃酸肾病经补肾活血法治疗后，脾肾阳虚型效果最为明显，较治疗前差异有非常显著性意义（$P<0.01$）；肝肾阴虚型及湿热壅阻型较治疗前差异有显著性意义（$P<0.05$）。

表 24　三种辨证分型疗效比较

	例数（例）	显效（例）	有效（例）	无效（例）	总有效率（%）
脾肾阳虚型	26	17*	7	2	92.3*
肝肾阴虚型	20	8△	8	4	80.0△
湿热壅阻型	19	6△	7	6	68.4△

治疗后与治疗前相比较，*$P<0.01$；治疗后与治疗前比较，△$P<0.05$

五、讨　论

在马兜铃酸肾病的 3 种类型中，急性 AAN 多在短期内大量服用含 AA 中药后发生，临床以少尿或非少尿性 ARF 为主要表现，病情发展迅速，治疗效果不佳；肾小管功能障碍型 AAN 病理改变轻，仅呈肾小管变性及萎缩，临床出现肾小管酸中毒（renaltubularacidosis，RTA）和（或）Fanconi 综合征，但病情不稳定，可迅速进展至慢性肾衰竭；慢性 AAN 是马兜铃酸肾病中最常见的类型，本次观察 43 例，占总病例数的 66.2%，该型进展速度不一，病理以寡细胞性肾间质纤维化为主，多为长期间段小量服药后发生。

目前国际上对于 AAN 尚无成熟的治疗方案，国外 Vanherweghem 等曾应用泼尼松龙治疗慢性马兜铃酸肾病，效果尚可，但例数太少（仅 12 例），仍需进一步验证。国内尚无关于马兜铃酸肾病治疗的成熟方案的报道。

通过中医对马兜铃酸肾病辨证分型以脾肾阳虚、肝肾阴虚、水湿壅塞为主，由于"久病必肾虚"、"久病必血瘀"的道理，"虚"、"瘀"为各型 AAN 的共同基本病机，所以补肾活血法为治疗马兜铃酸肾病的基本治法。根据中医补肾活血法原理，我们在临床上采用补肾、滋阴、活血、温阳、益气、行气等治法予以扶正、培本、祛邪的治疗，通过对机体局部的调整作用，扩张肾血管、提高肾血流量，促进纤维组织吸收。在此方剂中，尤其重视对冬虫夏草和黄芪的应用，药理实验证实，其有补肾、健脾、利尿和降血压的作用。我们还曾经给小鼠每日灌服冬虫夏草、黄芪汤剂，可使小鼠游泳时间延长，体重增加等，说明冬虫夏草、黄芪等能调整机体的免疫功能，调节新陈代谢，提高机体对各种复杂刺激因子的适应性与耐受性，改善体液免疫与细胞免疫，从而改善整体状况，使疗效稳定。

中草药防治常见病、多发病及在疑难杂症中发挥越来越大的作用，已得到广大学者的公认，但如何防止其毒不良反应是目前摆在人们面前的又一重大课题，所以我们要在正确使用中草药的前提下，防止其带来的不良反应。应该警惕并加强有关这方面的认识，以使传统中医学更好地造福于人类。我们应用补肾活血法结合患者临床特点进行辨证加减，疗效肯定，对于马兜铃酸肾病患者的治疗，尤其是慢性马兜铃酸肾病的治疗，开辟了一条新的途径。

（张勉之　张大宁）

补肾活血法治疗慢性肾小球肾炎86例

　　慢性肾小球肾炎是各种病因引起的不同病理类型的双侧肾小球弥漫性或局灶性炎症改变。迄今为止，西医尚无很有效的治疗方法。补肾活血法是张大宁于1978年首先提出的一种新的中医理论和临床治疗大法。我们选取167例原发性慢性肾小球肾炎患者，随机分成治疗组和对照组，治疗组86例，采用补肾活血法配合常规西医对症治疗，予患者补肾、活血、行气等药物，方剂组成主要包括：黄芪、冬虫夏草、芡实、杜仲、白术、丹参、川芎、三棱、莪术等，再根据患者的个人病例特点加减；对照组81例常规治疗。4周为1个疗程，两疗程后统计疗效；一年后对复发率进行比较。主要观察患者的临床症状、体征及实验室指标：BUN、Scr、24h尿蛋白定量、尿红细胞计数等。疗效标准参照《临床疾病诊断依据治愈好转标准》所制定的各项指标。采用 t 检验。统计学处理后得出：治疗组总缓解率95.3%，对照组60.5%（$P<0.01$）；一年后治疗组复发率3.5%，对照组29.6%（$P<0.01$）。说明补肾活血法对于慢性肾小球肾炎有良好的治疗效果，尤其是对于疾病的远期效更为显著。

　　中医认为，慢性肾炎属于"水肿"、"腰痛"、"虚劳"等病症的范畴，由于"久病必肾虚"、"久病必血瘀"的道理，补肾活血法成为治疗慢性肾小球肾炎的基本治疗大法。从现代医学的观点，免疫反应所引起的肾小球毛细血管内凝血也符合中医"血瘀"的概念。我们根据中医补肾活血法原理，临床上采用补肾、滋阴、温阳、益气、活血、行气等治法，通过对机体局部的调整作用，扩张肾血管、提高肾血流量，改善肾脏供血，促进纤维组织吸收。

　　总之，应用补肾活血法结合患者临床特点进行辨证加减，疗效确定，长期效果显著，对于慢性肾炎患者的治疗开辟了一新的途径。

（张勉之　张大宁）

补肾活血法治疗男子性功能障碍的临床研究

男子性功能障碍是一种临床常见病，它是以男子勃起功能障碍和性欲减退为主要症状的临床症候群。国内外的大量统计资料证实，40 岁以上男子发病率在 35%～85%，严重地影响了人们的健康与生活。现代医学认为其由内分泌性、血流动力学性、神经性、心理性，以及药源性等各种原因引起。阳痿一病，医学上概念不尽相同，至于患者则用词更为混乱。美国国立卫生研究院对勃起功能障碍的定义为：勃起功能有障碍是指持续不能达到或维持充分的勃起以获得满意的性生活。据此定义，凡阴茎勃起硬度不足以插入阴道或勃起维持的时间不足以圆满地完成性交，而且其发生频度超过性生活的 50% 时即可诊断为勃起功能障碍。多年来，笔者在继承中医学保健理论"补肾填精壮阳"的大法基础上，根据张大宁教授提出的"补肾为主，肝肾并治，活血化瘀，辛温香窜"的基本治法，运用张氏"黄氏川芎汤"治疗 496 例男子性功能障碍患者，取得满意疗效。

一、资料与方法

1. 病例选择　802 例患者均符合美国国立卫生研究院（NIH）对勃起功能障碍（ED）的诊断标准。为了临床实用及便于统计疗效，虽然勃起功能障碍比一般使用的"阳痿"更为确切，但因为本研究系中医药课题，故仍沿用中医"阳痿"病名，参照勃起功能障碍的诊断。所选病例来源于本院住院及门诊者。并符合以下条件：①神志清楚，能配合治疗；②不伴有传染病精神病及中毒性疾病；③非未满规定观察期而中断治疗、无法判断疗效或资料不全者。

2. 一般资料　802 例患者，年龄 25～65 岁，随机分成两组：治疗组 496 例患者中 20～29 岁 64 例，占 12.9%；30～39 岁 104 例，占 21.0%；40～49 岁 240 例，占 48.4%；50～59 岁 64 例，占 12.9%；60 岁以上 24 例，占 4.8%。对照组 306 例患者中 20～29 岁 33 例，占 10.8%；30～39 岁 67 例，占 21.9%；40～49 岁 144 例，占 47.1%；50～59 岁 42 例，占 13.7%；60 岁以上 20 例，占 6.6%。病程最短者一个月，最长者 24a，其中以病程在 5a 以上者为最多：治疗组半年以下 88 例，占 17.7%，0.5～1a48 例，占 9.7%；1～2a112 例，占 22.6%；2～5a120 例，占 24.2%；5a 以上 128 例，占 25.8%；对照组半年以下 48 例，占 15.7%；0.5～1a32 例，占 10.5%；1～2a66 例，占 21.6%；2～5a71 例，占 23.2%；5a 以上 89 例，占 29.1%。治疗组伴有前列腺炎者 240 例，占 48.4%；神经衰弱 120 例，占 24.2%；附睾丸炎 8 例，占 1.6%；鞘膜积液 4 例，占 0.8%；隐睾症 4 例，占 0.8%；阴囊水肿 4 例，占 0.8%；阴茎海绵体纤维化 4 例，占 0.8%；对照组伴有前列腺炎者 138 例，占 45.1%；神经衰弱 67 例，占 21.9%；附睾丸炎 7 例，占 2.3%；鞘膜积液 4 例，占 1.3%；隐睾症 3 例，占 1.0%；阴囊水肿 2 例，占 0.7%；阴茎海绵体纤维化 2 例，占 0.7%。两组患者的年龄分布、病程长短等比较差异均无显著性（$P>0.05$），具有可比性。

3. 诊断标准　参考国内外相关资料的基础上，结合临床体会，确定阳痿诊断标准如下：Ⅰ度，即全痿，阴茎不能勃起，无性欲要求，不能性交。治疗组 288 例占 58.1%，对照组 175 例占

57.2%。Ⅱ度，即半痿，有性要求，夜间或晨起尿意时偶有阴茎勃起，但不能性交。治疗组160例占32.3%，对照组98例占32.0%。Ⅲ度，软痿，有性要求，但同房开始阴茎即刻痿软，伴射或不射精。治疗组48例占9.6%，对照组175例占10.8%。两组患者比较差异不显著（$P>0.05$），具有可比性。

4. 中医辨证分析　参考中医传统理论，根据临床实际，将阳痿分为肾阳虚血瘀型、单纯肾阳虚型及肾阴阳两虚型3种，其中治疗组肾阳虚血瘀型368例占74.2%，单纯肾阳虚型40例占8.1%，肾阴阳两虚型88例占17.7%；对照组肾阳虚血瘀型223例占72.9%，单纯肾阳虚型24例占7.8%，肾阴阳两虚型59例占19.3%。两组患者均以肾阳虚血瘀型最多，且两组患者中医辨证分析比较差异无显著性（$P>0.05$），具有可比性。

5. 治疗方法　治疗组口服黄芪川芎汤，每日2次，每次300ml，3日一剂，单剂方药组成：黄芪90g、川芎60g、蛇床子30g、冬虫夏草3g等，药材均购自天津市药材公司，并经天津市中医药研究院鉴定；对照组口服美国辉瑞公司生产的万艾可（批号45883001），每次50mg，每日1次。4周为1个疗程，两个疗程后统计疗效。

6. 统计学处理　实验数据以 $\bar{x}\pm s$ 表示，计数资料采用 χ^2 检验，计量资料采用 t 检验。

二、结　果

1. 疗效判断标准　参照国内外疗效标准。痊愈：阴茎勃起有力，可以经历性生活兴奋、强化、高潮、消退4期。显效：阴茎勃起有力，但上述4期不完整。好转：阴茎勃起时尚有力，时而不坚，不能完成兴奋、强化、高潮、消退4期。无效：勃起稍有或无改善，不能性交。

2. 治疗结果

（1）总疗效分析：见表25。治疗组痊愈率、显效率和总有效率均显著高于对照组（$P<0.01$）。

表25　治疗组与对照组疗效比较

组别	例数（例）	痊愈		显效		好转		无效		总有效率（%）
		（例）	（%）	（例）	（%）	（例）	（%）	（例）	（%）	
治疗组	496	292	58.87**	170	34.27**	9	1.81	25	5.04	94.95**
对照组	306	66	21.57	40	13.07	4	1.31	196	64.05	35.95

与对照组比较：**$P<0.01$

（2）治疗组疗效与年龄、病程的关系：见表26和表27。治疗组疗效随年龄的增长，而呈一种递减的趋势，其中以20～29岁组、30～39岁组和40～49岁组最为明显，较最高年龄组比较差异显著（$P<0.05$）；而病程的长短与疗效无明显关系（$P>0.05$）。

表26　治疗组疗效与年龄的关系

年龄	例数（例）	痊愈		显效		好转		无效		总有效率（%）
		（例）	（%）	（例）	（%）	（例）	（%）	（例）	（%）	
20～29岁	64	55	85.94	6	9.38	2	3.13	1	1.56	98.44*
30～39岁	104	67	64.42	33	31.73	2	1.92	2	1.92	98.08*
40～49岁	240	131	54.58	97	40.42	2	0.83	10	4.17	95.83*
50～59岁	64	29	43.31	28	43.75	1	1.56	6	9.38	90.63
60岁以上	24	10	41.67	6	25.00	2	8.33	6	25.00	75.00

与60岁以上组比较：*$P<0.05$

表 27　治疗组疗效与病程的关系

病程	例数（例）	痊愈		显效		好转		无效		总有效率（%）
		（例）	（%）	（例）	（%）	（例）	（%）	（例）	（%）	
≤0.5a	88	63	71.59	22	25.00	2	2.27	1	1.14	98.86
0.5~1a	48	28	58.33	17	35.42	1	2.08	2	4.17	95.83
1~2a	112	67	59.82	40	35.71	1	0.89	4	3.57	96.43
2~5a	120	61	50.83	48	40.00	2	1.67	9	7.50	92.50
≥5a	128	73	57.03	43	33.59	3	2.34	9	7.03	92.97

（3）治疗组疗效与伴有病症的关系：见表 28。治疗组中，伴有隐睾症及阴茎海绵体纤维化等阳痿患者，疗效不很满意。

表 28　治疗组疗效与伴有病症关系

伴有病症	例数（例）	痊愈		显效		好转		无效		总有效率（%）
		（例）	（%）	（例）	（%）	（例）	（%）	（例）	（%）	
慢性前列腺炎	240	125	52.08	76	31.67	24	10.00	15	6.25	93.75
神经衰弱	120	69	57.50	33	27.50	10	8.33	8	6.67	93.33
附睾丸炎	8	3	37.50	2	25.00	2	25.00	1	12.50	87.50
鞘膜积液	4	1	25.00	1	25.00	1	25.00	1	25.00	75.00
隐睾症	4	0	0	1	25.00	1	25.00	2	50.00	50.00
阴囊水肿	4	1	25.00	1	25.00	1	25.00	1	25.00	75.00
阴茎海绵体纤维化	4	0	0	1	25.00	1	25.00	2	50.00	50.00

（4）治疗组疗效与阳痿分度的关系：见表 29。治疗组中，Ⅲ度患者较其他两种疗效好，尤其是较Ⅰ度患者更好。

表 29　治疗组疗效与阳痿分度的关系

分度	例数（例）	痊愈		显效		好转		无效		总有效率（%）
		（例）	（%）	（例）	（%）	（例）	（%）	（例）	（%）	
Ⅰ度	288	140	48.61	126	43.75	4	1.39	18	6.25	93.75
Ⅱ度	160	112	70.00	40	25.00	2	1.25	6	3.75	96.25
Ⅲ度	48	40	83.33	4	8.33	3	6.25	1	2.08	97.92

（5）治疗组疗效与中医分型的关系：见表 30。黄芪川芎汤对肾阳虚血瘀型患者较其他两种疗效更佳，尤其是较肾阴阳两虚型患者更为明显。

表 30　治疗组疗效与中医分型的关系

中医分型	例数（例）	痊愈		显效		好转		无效		总有效率（%）
		（例）	（%）	（例）	（%）	（例）	（%）	（例）	（%）	
肾阳虚血瘀型	368	246	66.85	111	30.16	4	1.09	7	1.90	98.10
单纯肾阳虚型	40	18	45.00	15	37.50	3	7.50	4	10.00	90.00
肾阴阳两虚型	88	28	31.82	44	50.00	2	2.27	14	15.91	84.09

三、讨　论

　　按中医传统治疗阳痿方法来看，"补肾填精壮阳"为基本大法，其历代医学遣方用药亦基本如此。两千年来阳起石、淫羊藿、巴戟天及各种动物"肾"的广泛使用，均说明了这点。但由于疗效不佳，"上火"不良反应的大量出现，证明此种治法存在不少弊端。张大宁教授根据古人"壮阳当以填精为本"及"肝主筋"、"疲极之本"的理论，结合当今对"活血行气"的最新研究，大胆提出"肝主筋，为罢极之本，筋不舒则阳不举，活血行气使气行血畅，气行血畅则阳自举，阳痿自愈"新的治疗观点，并在选药上，突出冬虫夏草的阴阳并补，川芎的"辛温香窜、行血中之气"，研制成黄芪川芎汤治疗阳痿，临床上取得突出疗效，既延长了勃起时间，又增强了性欲，且改善了患者的整体素质，显示了中医中药的优势，值得进一步深入探讨与研究。

（张勉之　张大宁）

补肾活血法治疗难治性肾病综合征临床观察

难治性肾病综合征（intractable nephritic syndrome）是肾综的特殊类型，主要指常复发型（含激素依赖型）和激素无效型肾病综合征，是临床医生常遇到的棘手问题。笔者采用补肾活血法治疗难治性肾病综合征67例，取得满意疗效，现总结如下。

一、资料与方法

临床资料 135例原发性慢性肾炎患者来源于住院及门诊患者，均符合1992年全国原发性肾小球疾病分型与治疗及诊断标准专题座谈会纪要中关于肾病综合征的诊断标准。并按激素治疗的标准方案治疗2个月以上"，三高一低"症状未消失者（激素无效型）；半年内复发2次或2次以上，或1年内复发3次或3次以上者（常复发型）；在激素服减过程中或激素停药14日内复发者（激素依赖型）。随机分成2组，治疗组67例，其中男性31例，女性36例；年龄9～61岁，平均38.7岁；病程2～43个月，平均19个月；初诊时24h尿蛋白定量3.5～19.2g，平均6.75g；血清白蛋白18～39g/L，平均25.3g/L；血清总胆固醇5127～14 162mmol/L，平均6185mmol/L；激素无效型14例，激素依赖型17例，常复发型36例；26例患者进行了肾穿刺活检，其中微小病变型（MCD）1例，局灶阶段性肾小球硬化（FSGS）10例，膜性肾炎（MN）7例，膜增殖性肾炎（MPGN）8例；中医辨证为肝肾阴虚兼血瘀型16例、脾肾阳虚兼血瘀型23例、阴阳两虚兼血瘀型28例。对照组68例，其中男性30例，女性38例；年龄8～58岁，平均37.3岁；病程2～41个月。平均18个月；初诊时24h尿蛋白定量3.5～19.4g，平均6.83g；血清白蛋白20～38g/L，平均26.6g/L；血清总胆固醇5110～13 174mmol/L，平均6157mmol/L；激素无效型12例，激素依赖型19例，常复发型37例；24例患者进行了肾穿刺活检，其中MCD 1例，FSGS 9例，MN 6例，MPGN 8例；肝肾阴虚兼血瘀型14例、脾肾阳虚兼血瘀型22例、阴阳两虚兼血瘀型32例。两组患者的性别比例、年龄分布、病程长短、实验室检查及肾活检、中医分型等方面比较均无明显差异（$P>0.05$），具有可比性。

二、统计学处理

根据数据的性质与分步情况，计数资料采用 χ^2 检验；计量资料采用 t 检验；等级资料采用秩和检验。所有数据均采用SPSS10.0统计软件包进行统计学处理。

三、治 疗 方 法

1. 治疗方案 对照组给予激素、细胞毒药物等常规治疗，配合饮食及对症治疗等，治疗组在对照组的基础上，以补肾活血法组方中医治疗为主。治疗两个月为一个疗程，6个疗程后统计疗效。

2. 激素治疗 按理想体重计算，给予泼尼松 1mg/（kg·d），如患者肝功能不正常则改用相当剂量的泼尼松龙治疗，治疗 8 周后，每 1~2 周减少原剂量的 10%；若病情好转，逐步将激素减至小剂量，即约为 0.4mg/（kg·d）；如 8 周激素治疗病情不见缓解，也应逐步减量，乃至停药。

3. 细胞毒药物 ①CTX：每日 100mg，分 1~2 次口服，累积量≤150mg/（kg·d）。②CsA：用量为 5mg/（kg·d）分 2 次口服，2~3 个月后减量。③MMF：每日 1~2g，半年后减为每日 0.5~1g，再用半年。

4. 补肾活血法治疗 根据张大宁教授提出的补肾活血法为治疗大法，予患者补肾、活血、行气等药物，方剂组成主要包括冬虫夏草、黄芪、芡实、丹参、川芎、三棱、莪术、柴胡等，再根据患者的个人病例特点加减，肝肾阴虚兼血瘀者加女贞子、旱莲草、当归等；脾肾阳虚兼血瘀者加白术、茯苓、陈皮等；阴阳两虚兼血瘀者加龟板、熟地、山萸肉、仙茅、淫羊藿、赤芍等。汤剂水煎服，3 日 1 剂，每剂分 6 次，每日 2 次。

5. 观察指标及检测方法 采用双缩脲法检测 24h 尿蛋白定量，采用溴甲酚绿法检测血浆白蛋白（ALB），酶法测定血清总胆固醇（TC），苦味酸法测定血清肌酐（Scr）等指标，并观察患者症状、体征及不良反应等。

6. 疗效判定标准 参照 1992 年全国原发性肾小球疾病分型与治疗及诊断标准专题座谈会纪要中 NS 的疗效标准，结合 1993 年"中药新药临床研究指导原则"所制定的标准，分为完全缓解、部分缓解、有效和无效。

四、结　果

1. 治疗前后疗效比较 从表 31 可以看出，治疗组完全缓解率和总有效率分别为 52.2% 和 92.5%，均显著高于对照组的 22.1% 和 47.1%，两者比较有非常显著性差异（$P<0.01$）。

表 31　两组总疗效的比较

组别	n（例）	安全缓解 [例（%）]	部分缓解 [例（%）]	有效 [例（%）]	无效 [例（%）]	总有效率 [例（%）]
治疗组	67	35（52.2）**	16（23.9）*	11（16.4）	5（7.5）**	62（92.5）**
对照组	68	15（22.1）	8（11.8）	9（13.2）	36（52.9）	32（47.1）

与对照组比较，*$P<0.05$，**$P<0.01$

2. 两组不同辨证分型疗效比较 从表 32 可以看出，治疗组中肝肾阴虚兼血瘀、脾肾阳虚兼血瘀、阴阳两虚兼血瘀的总有效率较对照组有非常显著性差异（$P<0.01$）；治疗组中，以脾肾阳虚兼血瘀的疗效最佳，较肝肾阴虚兼血瘀有显著性差异（$P<0.05$）。

表 32　两组不同辨证分型疗效比较

中医辨证	组别	例数（例）	完全缓解（例）	部分缓解（例）	有效（例）	无效（例）	总有效率（%）
肝肾阴虚	治疗组	16	6	5	3	2	87.5*
兼血瘀	对照组	14	3	2	1	8	42.9
脾肾阳虚	治疗组	23	14	5	3	1	95.7

中医辨证	组别	例数 （例）	完全缓解 （例）	部分缓解 （例）	有效 （例）	无效 （例）	总有效率 （%）
兼血瘀	对照组	22	4	2	3	13	40.9
阴阳两虚	治疗组	28	15	6	5	2	92.9
兼血瘀	对照组	32	8	4	5	15	53.1

与对照组比较，＊P<0.05

3. 两组不同类型肾活检疗效比较 从表33可以看出，两组比较，治疗组在微小病变型、膜性肾病及局灶阶段性肾小球硬化的总有效率较对照组有非常显著性差异（P<0.01），膜增殖性肾炎的疗效较对照组有显著性差异（P<0.05）。

表33 两组不同类型肾活检疗效比较

病理类型	组别	例数 （例）	完全缓解 （例）	部分缓解 （例）	有效 （例）	无效 （例）	总有效率 （%）
MCD	治疗组	1	1	0	0	0	100.0
	对照组	1	1	0	0	0	100.0
MN	治疗组	7	3	2	2	0	100.0
	对照组	6	2	1	1	2	66.7
MPGN	治疗组	8	2	3	2	1	87.5
	对照组	8	2	1	1	4	50.0
FSGS	治疗组	10	2	3	3	2	80.0
	对照组	9	1	1	1	6	33.3

4. 两组患者治疗前后实验室检查的比较 从表34可以看出，两组治疗后实验室检查均有明显改善，其中治疗组24h尿蛋白、ALB、Scr指标治疗后均明显低于对照组，有非常显著性差异（P<0.01）。TC较治疗前均有显著性差异（P<0.05），但两组间差异不明显。

表34 两组患者治疗前后实验室检验比较

组别	例数（例）		24h 尿蛋白（g）	ALB（g/L）	TC（mmol/L）	Scr（μmol/L）
治疗组	67	治疗前	8.43±5.21	23.8±10.1	8.55±2.46	138.1±19.9
		治疗后	0.32±0.76＊△	38.9±5.7＊△	5.39±1.42＊	76.3±14.5＊△
对照组	68	治疗前	8.56±4.95	24.3±9.6	8.23±2.77	135.0±18.6
		治疗后	2.33±1.26＊	30.4±7.5	6.03±1.59＊	103.4±11.5

与同组治疗前比较，＊P<0.01，与对照组治疗后比较△P<0.01

5. 两组不良反应比较 使用激素后，两组均出现不同程度的不良反应，治疗组有7例出现向心性肥胖，2例出现骨髓抑制，2例出现口干、烦躁、失眠等精神症状，1例出现肝损害，1例出现膀胱炎；对照组有25例出现向心性肥胖，10例出现口干、烦躁、失眠等精神症状，5例出现胃痛，4例出现骨髓抑制（其中1例伴有向心性肥胖，1例失眠、烦躁），3例出现肝损害（均同时伴有向心性肥胖），2 例出现膀胱炎（其中 1 例出现胃痛），治疗组出现不良反应的患者共 13 例（19.4%）；对照组出现不良反应的患者有 43 例（63.2%）。两组不良反应出现率比较，治疗组显著低于对照组（$P<0.01$）。

五、讨　论

许多疾病可引起肾小球毛细血管滤过膜的损伤，导致肾病综合征，按病理诊断主要包括 MCD、MN、MPGN 和 FSGS。正常肾小球滤过膜对血浆蛋白有选择性滤过作用，只有极小量的血浆蛋白送入肾小球滤液。肾小球滤过膜的大小屏障和电荷屏障及血流动力学的改变是影响蛋白滤过的主要因素。尿中丢失白蛋白是低白蛋白血症的主要原因，但由于血浆白蛋白值是白蛋白合成与分解代谢平衡的结果，所以两者并不完全平行。

难治性 NS 除有 NS 的共同特征外，表现为对皮质激素的治疗不敏感或耐药，临床治疗难度较大。中医认为，肾病综合征与正气虚损、脾肾俱虚有关，其病程迁延日久，病本为虚。曾有"水病者，由脾肾俱虚故也"的论述。在湿浊、肾虚或血瘀等病理因素的协同作用下，临床辨证分型多以水湿泛滥、脾肾阳虚、肝肾阴虚等为常规。但由于"久病必肾虚"、"久病必血瘀"的道理，故补肾活血法即构成治疗难治性 NS 的基本治疗大法。从现代医学的观点，免疫反应所引起的肾小球毛细血管内凝血也符合中医"血瘀"的概念，而许多血液流变学检查也证实了各型均有血瘀，我们根据中医补肾活血法原理，临床上采用补肾、滋阴、温阳、益气、活血、行气等治法予以扶正、培本、活血、祛邪的治疗，通过对机体局部的调整作用，扩张肾血管、提高肾血流量，改善肾脏供血，促进纤维组织吸收。在此方剂中，冬虫夏草、黄芪等能调整机体的免疫功能，调节新陈代谢，提高机体对各种复杂刺激因子的适应性与耐受性，改善体液免疫与细胞免疫，从而改善整体状况，使疗效稳定。

总之，应用补肾活血法结合患者临床特点进行辨证加减，疗效确定，长期效果显著。对于难治性肾病综合征患者的治疗开辟了一新的途径。

（张勉之　张大宁　刘树松　沈伟梁　段建召）

"补肾活血降逆排毒法"治疗慢性肾衰竭的临床研究

慢性肾衰竭（chronic renal failure，CRF）是多种原因造成的慢性进行性肾实质损害，使肾脏不能维持其基本功能，导致体内代谢产物潴留水电解质及酸碱平衡失调、内分泌紊乱的一种综合病症，是慢性肾脏疾病的终末阶段。现代医学对该病的治疗仍停留在对症及替代治疗的水平，总体疗效欠佳。"补肾活血降逆排毒法"是张大宁教授首先提出的综合性治疗大法，笔者应用此法治疗慢性肾衰竭取得满意疗效，现汇报如下。

一、临床资料

1. 病例选择　全部病例符合 1992 年原发性肾小球疾病分型与治疗及诊断标准专题座谈会纪要所修订的诊断标准。所选病例来源于住院及门诊患者。并符合以下条件：①神志清楚，能配合治疗；②不伴有传染病、精神病及中毒性疾病；③非未满规定观察期而中断治疗，无法判断疗效或资料不全者。

2. 一般资料　补肾活血降逆排毒法 904 例：男性 427 例（47%）；女性 477 例（52.8%）；年龄 20~39 岁 71 例（26.7%）；40~59 岁 126 例（47.4%）；60 岁以上 69 例（25.9%），平均年龄（41.5±13.8）岁；病程 2~17 年，平均 4.6 年。原发病为原发性肾小球疾病者 374 例；继发性肾病 324 例（35%）；其中紫斑肾 56 例，狼疮肾 35 例，其他继发性肾病 14 例，慢性肾盂肾炎 85 例（94%），肾血管疾病 78 例（86%），肾脏先天性畸形 28 例（31%），肾肿瘤 15 例（17%）；属于慢性肾衰竭 I 期者 247 例（27.3%），II 期 424 例（46.9%），III 期 15 例（1.7%），IV 期 127 例（14.0%）。纯西药组 452 例：男性 235 例（52.0%），女性 217 例（48.0%）；年龄 20~39 岁 34 例（26.6%），40~59 岁 60 例（46.9%），60 岁以上 34 例（26.6%），平均年龄（45.4±15.3）岁；病程 3~20 年，平均 5.4 年。原发病为原发性肾小球疾病者 186 例（41.2%），继发性肾病 164 例（36.3%）（其中糖尿病肾病 14 例，紫癜肾 4 例，狼疮肾 3 例，尿酸性肾病 7 例，其他继发性肾病 1 例），慢性肾盂肾炎 40 例（8.8%），肾血管疾病 39 例（8.6%），肾脏先天性畸形 17 例（3.8%），肾肿瘤 6 例（1.3%）。属于慢性肾衰竭 I 期者 119 例（26.3%），II 期 215 例（47.6%），III 期 51 例（11.3%），IV 期 67 例（14.8%）。

两组患者的性别比例、年龄分布、原发病、分期等方面比较均无明显差异（$P>0.05$），具有可比性。

3. 辨证分析　张大宁教授提出的"本病四大病机——虚、瘀、湿、逆，即虚、瘀为本，湿、逆为标"为代表的认识，已在中医临床治疗本病上形成广泛共识。其中湿证（或称浊证）又有湿困、水湿两种表现，逆证（或称毒证）又有浊阴上逆和肝阳上亢两种表现。所有患者，同时具有"肾虚血瘀证"，即同时具有虚证（脾肾气虚或肝肾阴虚）兼有血瘀证。在标证方面：补肾活血降逆排毒法 904 例，属湿困型者 112 例，占 12.4%；水湿型 296 例，占 32.7%；浊阴上逆型 303 例，占 33.5%；肝阳上亢型 193 例，占 21.4%。

纯西药组 452 例，属湿困型者 56 例，占 12.4%；水湿型 148 例，占 32.7%；浊阴上逆型 152 例，占 33.6%；肝阳上亢型 96 例，占 21.2%。

两组患者的中医辨证分型无明显差异（$P>0.05$），具有可比性。

二、治 疗 方 案

1. 方案

（1）补肾活血降逆排毒法（治疗组）：应用补肾活血降逆排毒法组成肾衰排毒散，主要由生黄芪、冬虫夏草、川芎、生大黄、大黄炭等组成，制成可溶性浓缩颗粒。每包 2.5g，相当于生药量 5.98g。每日 1~2 次（以患者大便次数 2~3 为准，达到次数，每日服 1 次，未达到次数，每日服 2 次），温水冲服。西药及饮食配合：除采用肾衰排毒散外，根据病情适当配合西药协助治疗。饮食上给予高质低量蛋白、高热量饮食，并禁食羊肉、海鲜、辛辣刺激性食物等。

（2）纯西药组（对照组）：根据病情及血肌酐、血压、水电解质、血红蛋白等情况分别给予泼尼松、呋塞米、降压药、EPO 注射及必需氨基酸、补钙等药物常规治疗。其中 Scr 超过 354mmol/L 者，除外结缔组织病的肾损害，不宜使用激素；持续性高血压、严重镜下血尿、选择性蛋白尿的情况差及年龄超过 50 岁者，不宜使用激素。当 Scr 低于 265mmol/L 时，以 ACEI 和钙离子拮抗剂为主要降压药，若超过，单使用后者。

2. 疗程 1 年为 1 个疗程，随访 1 年后统计疗效。

3. 观察指标及方法 主要观察临床症状、体征及实验室指标的变化情况。BUN 采用尿素酶法测定，Scr 采用苦味酸法测定，采用 Jaffe's 反应测尿肌酐定量，Hg 采用氰化高铁血红蛋白（HiCN）法。

4. 疗效标准 目前临床上 CRF 疗效判断标准尚未统一，有人分析自身观察期间与治疗期间回归直线斜率（b）的变化，对治疗结果做出判断；也有人根据肾脏疾病严重程度判断标准，分期判定疗效。笔者根据多年临床实践，结合目前临床大多数采用的标准，将疗效分为显效、好转、无效 3 类。显效：临床症状明显改善或消失，Scr 降至正常或下降 30%，Hg 升高；好转：临床症状改善，Scr 下降≤30%，Hg 无明显变化；无效：临床症状无改善或有发展，Scr 无变化或上升，Hg 下降。

5. 统计学处理 根据数据的性质与分布情况，计数资料采用 χ^2 检验；计量资料采用 t 检验；等级资料采用秩和检验。所有数据均采用 SPSS10.0 统计软件包进行统计学处理。

三、结　　果

1. 两组总疗效比较 从表 35 可以看出，治疗组显效率和总有效率分别为 68.69% 和 92.58%，均显著高于对照组的 23.01% 和 51.54%，差异具有显著性（$P<0.01$）。

表35　两组总疗效比较

	n（例）	显效率（%）	有效率（%）	无效率（%）	总有效率（%）
治疗组	904	68.69**	23.89*	7.42*	92.58**
对照组	452	23.01	28.54	48.46	51.54

与对照组比较，* $P<0.05$，** $P<0.01$

2. 两组实验室检查比较 从表 36 可以看出，两组治疗后实验室检查均有明显改善，其中治疗组 BUN、Scr 治疗后均明显低于对照组，Cr 明显高于对照组，差异具有显著性（$P<0.01$）。Hg 两组间差异不明显。

表 36 两组实验室检查比较（$\bar{x}\pm s$）

组别	n（例）		Hg（g/L）	BUN（mmol/L）	Scr（μmol/L）	Cr（ml/min）
治疗组	904	治疗前	97.87±19.86	13.11±6.03	230.32±86.78	20.87±10.14
		治疗后	106.73±15.83	9.18±5.24**△△	189.12±107.81**△△	28.29±13.54*△
对照组	452	治疗前	96.25±20.17	13.23±5.87	231.48±87.92	21.33±8.25
		治疗后	98.36±19.20	19.98±5.67*	221.10±106.17	22.57±9.16

与对照组比较，**$P<0.01$；与本组治疗前比较，△$P<0.05$，△△$P<0.01$

3. 治疗组疗效与辨证分型关系比较 从表 37 可以看出，在治疗组中，4 种辨证分型经肾衰排毒散治疗后，较治疗前改善明显。4 型间比较，$P>0.05$，无显著性差异。

表 37 治疗组疗效与中医辨证分型关系比较

分型	n（例）	显效率（%）	好转率（%）	无效率（%）	总有效率（%）
湿困型	112	60.7	33.0	6.3	93.7
水湿型	296	59.9	33.3	6.7	93.3
浊阴上逆型	303	58.2	33.9	7.9	92.1
肝阳上亢型	193	59.8	33.5	6.7	93.3

4. 治疗组疗效与分期的关系 从表 38 可以看出，在治疗组中，Ⅰ期患者的疗效最为肯定，其显效率较Ⅲ期患者有显著性差异，较Ⅳ期患者有非常显著性差异；总有效率较Ⅳ期患者有显著性差异。

表 38 治疗组疗效与分期的关系

分型	n（例）	显效率（%）	好转率（%）	无效率（%）	总有效率（%）
Ⅰ期	247	72.1△##	26.3	1.6	98.4#
Ⅱ期	424	63.7	31.4	5.0	95.0
Ⅲ期	106	46.2	43.4	10.4	89.6
Ⅳ期	127	31.5	44.9	23.6	76.4

与Ⅲ期患者比较，△$P<0.05$；与Ⅳ期患者比较，#$P<0.05$，##<0.01

四、讨　　论

CRF 是各种肾脏疾病终末期的共同表现，是一种严重危害人类生命的疾病。防治 CRF 是世界医学亟待解决的难题，而西医目前尚没有一种有效治疗和控制的药物，只能运用替代疗法或器官移植。笔者在多年肾病临床实践的基础上，通过不断摸索和创新终于发现了该病的四大病机"虚、瘀、湿、逆"，并据此病机提出了治疗该疾病的治疗大法——补肾活血降逆排毒法，突破了中医治疗慢性肾衰竭以排毒为主的治疗原则，并在此理论基础上研制出新一代治疗 CRF 的药物——肾衰排毒散。由单一降低血肌酐、尿素氮等指标，发展为提升内生肌酐清除率，全面改善肾功能，改善临床症状，提高患者生活质量，降低病死率。

笔者用补肾活血降逆排毒法治疗慢性肾衰竭的思路是：从扶正入手，大剂量使用黄芪、冬虫夏草等补肾益气之品，改善血液流变学各项特征，改善肾脏微循环、抑制病毒细菌和消除变态反应原。不仅能保护残余的肾单位，还能修补已破坏的肾单位，达到恢复肾功能的作用。此外还重用川芎等活血化瘀药物，通过该类活血药达到降低肾小球内压，改善肾小球血流动力学的目的。有人提出血瘀是肾衰竭病机中的"标"，但中医素有"久病多瘀"之论，慢性肾衰竭既然是由多种肾脏疾病迁延日久发展而来，就说明血瘀在慢性病 CRF 病机中的重要性。而血瘀既是病因，又是病理产物。它往往与肾虚相伴而生，互为因果。因此，笔者认为瘀血应与肾虚一起作为慢性肾衰竭的"本"，始终贯穿于该病发生发展的全过程。所以，笔者将活血与补肾一起列入扶正的范畴之中。

补肾活血降逆排毒法的另一组方特点是降逆排毒，方中大黄及大黄炭有降浊排毒作用，现代药理学研究表明大黄蒽醌和大黄蒽酮葡萄糖苷，通过抑制肾小球系膜细胞 DNA 和蛋白质的合成而引起系膜细胞生长抑制，减缓参与肾组织肾小球硬化的进展。此外，大黄及其提取物还可选择性抑制肾小管细胞的高代谢状态，从而减轻高代谢对健存肾单位的损害，有效地降低肾小管上皮细胞的增殖，降低其细胞代谢。

总之，笔者经过长期、大量的临床观察研究认为，虚、瘀、湿、逆是慢性肾衰竭的四大病机，补肾活血降逆排毒法是根据发病机制提出的治疗该病的大法。

补肾活血胶囊治疗慢性肾炎278例

在大量的临床基础上发现"肾虚血瘀、湿热证"是慢性肾炎的主要表现。根据张大宁教授提出的补肾活血法原理,采取标本同治的方法以补肾活血胶囊治疗慢性肾炎,取得了较好的效果,现报告如下。

一、临床资料

该研究共观察398例来源于2000年1～6月天津市中医药研究院及澳门中医医疗中心门诊及住院患者,均符合1992年安徽太平会议"原发性肾小球疾病分型与治疗及诊断标准专题座谈会纪要"的诊断标准。并符合以下条件:①神志清楚,能配合治疗;②除外系统性红斑狼疮、紫癜、糖尿病等原因造成的肾损害;③不伴有传染病、精神病及中毒性疾病;④除外未满规定观察期而中断治疗,无法判断疗效或资料不齐全者。

398例随机分为两组,其中观察组278例,西药对照组120例,两组进行对照观察。

观察组278例中男性183例,女性95例,14岁以下21例,14～30岁72例,31～50岁127例,51～70岁41例,70岁以上11例;病程1～15年。临床分型属普通型159例,高血压型87例,急性发作型32例;278例中大部分已出现不同程度的肾功能减退,其中尿素氮正常33例,7.1～9mmol/L者157例,9～20mmol/L者68例,20mmol/L以上20例;血肌酐正常58例,107～177μmol/L者135例,178～442μmol/L者66例,443～707μmol/L者19例。

西药对照组120例,年龄14岁以下9例,14～30岁31例,31～50岁55例,51～71岁18例,70岁以上7例;病程1～15年。临床分型属普通型69例,高血压型35例,急性发作型16例,大部分患者已出现不同程度的肾功能减退,其中尿素氮正常16例,7.1～9mmol/L者70例。9～20mmol/L者28例、20mmol/L以上6例;血肌酐正常27例,107～177μmol/L者59例,178～442μmol/L者27例,443～707μmol/L者7例。

两组患者的性别、年龄、病程、分型及实验室检查等方面均具有可比性。

二、治疗方法

观察组用补肾活血胶囊适当配合少量西药降压、利尿对症治疗,不用激素及免疫抑制剂。补肾活血胶囊组成生黄芪、冬虫夏草、白术、补骨脂、丹参、川芎、三棱、半枝莲、蒲公英,浓缩制成胶囊。每粒0.5g,每次2～3粒,每日2～3次,温水送服。除采用西医通用的低盐、高质低量蛋白饮食外禁食海鲜、羊肉及刺激性食物,当患者肾功能正常且伴大量蛋白尿时则适当放宽蛋白摄入量,但不超过1.0g/(kg·d)。

西药对照组除采用利尿、降压、抗凝等常规对症治疗外,适当根据病情运用激素。其中血肌酐超过354μmol/L者,除外结缔组织性疾病的肾损害,不宜使用激素及免疫抑制剂;持续性高血压、严重镜下血尿、选择性蛋白尿的情况差者,不宜使用激素及免疫抑制剂。当血肌酐低于265μmol/L时,以ACEI和钙离子拮抗剂为主要降压药,若超过,单使用后者。疗程均为6个月～

2 年，停药后随访 1 年统计疗效。

统计学方法根据数据的性质与分布情况，计数资料采用 χ^2 检验，计量资料采用 t 检验，等级资料采用秩和检验。所有数据均采用 SPSS10.0 统计软件包进行统计学处理。

三、结　　果

1. 疗效标准　参考《临床疾病诊断依据治愈好转标准》的方案。完全缓解连续 3 次以上尿蛋白及红细胞定性检查阴性，24h 尿蛋白定量<0.3g，离心尿红细胞计数 3 ~ 5<个/HP，血压<140/90mmHg，水肿消失，肾功能恢复正常。显著缓解：连续 3 次以上尿蛋白及红细胞定性检查弱阳性，24h 尿蛋白定量 0.3 ~ 1g，离心尿红细胞计数 3 ~ 5 个/HP，血压<140/90mmHg，水肿明显好转，肾功能恢复正常或血肌酐下降超过 50%。部分缓解：连续 3 次以上尿蛋白及红细胞定性检查减少，24h 尿蛋白定量较治疗前减少，离心尿红细胞计数减少，血压降低，水肿较前缓解，血肌酐及尿素氮下降或维持。无效：与治疗前相比蛋白尿、血尿、高血压、水肿及肾功能等无差别或恶化。

2. 结果　观察：278 例，完全缓解 162 例（58.3%），显著缓解 80 例（28.8%），部分缓解 29 例（10.4%），无效 7 例（2.5%），总有效率 97.5%；西药对照组 120 例，完全缓解 3 例 30.8%，显著缓解 46 例（38.3%），部分缓解 12 例（10%），无效 25 例（20.9%），总有效率 79.2%。两组比较差异有显著性（$P<0.05$）。观察组患者经治疗后，24h 尿蛋白、红细胞、肌酐及尿素氮等指标较治疗前有显著改善，与西药对照组比较差异有显著性（$P<0.05$）。

补肾活血胶囊治疗后，普通型、高血压型、急性发作型的总有效率分别为 97.5%、97.7%、96.9%，3 型组间疗效差异无显著性。

四、讨　　论

中医学认为，蛋白质属人体的精微物质。蛋白尿的产生是脏腑功能失调即肺、脾、肾三脏虚弱，特别应责之于肾。肾气不固，精关不固，封藏失职，致精微下注，随尿排出。而脾主升清，使精微上输若脾虚下陷亦致精微下注。因此，脾肾气虚是蛋白尿形成病机中的重要因素。此外，瘀血与湿热同样是蛋白尿形成的重要原因。蛋白尿长期反复地存在于肾炎的病程中湿郁日久，易从热化，形成湿热；脏器虚损，易反复感染，即生湿热；久用中医温肾壮阳之品，有助阳生热、助湿化热之弊。因此，湿热贯穿蛋白尿形成演变的全过程，"久病入络"、"湿热阻络"皆形成瘀血，使精微不循正道进而外泄下行，形成蛋白尿。从以上看来，蛋白尿的形成原理就是"肾虚血瘀·湿热论"的全部内容体现，可以说"肾虚血瘀·湿热论"是指导慢性肾炎临床的有效原则。所以，临床上治疗蛋白尿不能一味地独用固肾涩精方药，而应补肾健脾与活血化瘀、清热利湿同用。

水肿是肾脏疾病的重要体征，慢性肾小球肾炎除急性发作型外，其水肿的分布与急性肾小球肾炎不同，大多数为全身性，腰以下尤甚，面色㿠白，腰酸肢冷，腹胀便溏，舌体胖大齿痕、舌淡、脉沉细；如果是肾病型水肿，这种情况则更为突出，为全身高度水肿，甚至伴有腹水或胸腔积液。此类水肿通常属脾肾阳虚所致，治宜温阳益气、健脾利水。"补肾活血胶囊"的立法原则即蕴含此意。有关研究表明，该法对慢性肾炎的早、中、晚期都有不同的作用，早期可以减少肾小管回收，由此导致水与氯化物的大量排泄，继而提高肾小球滤过率及肾有效血流量的增加；改善后的肾功能又在慢性肾小球肾炎后期消肿中起着关键作用。

（张勉之　张大宁　沈伟梁）

肾衰排毒散治疗慢性肾衰竭 266 例临床研究

慢性肾衰竭（CRF）是各种肾脏疾病终末期的共同表现，是由于肾单位的严重破坏，造成机体排泄代谢废物功能减退，水、电解质酸碱平衡紊乱，以及某些内分泌功能异常的临床综合征，是一种严重危害人类生命的疾病。我们在多年治疗肾病临床实践的基础上，概括了慢性肾衰竭的四大病机）虚、瘀、湿、逆，提出了以补肾活血为本、祛湿降逆为标的基本治疗原则，配合整体与局部、理证与治病、多种治法相结合的总体治疗原则，创制了"肾衰系列方"，临床上取得了满意的效果。肾衰排毒散就是在上述理论和方剂的基础上研制的最新科研成果。以下对肾衰排毒散治疗 266 例 CRF 作一总结和分析。

一、临床资料

1. 病例选择　本研究共观察患者 474 例，来源于 2000 年 1～6 月天津市中医药研究院及澳门大宁中医医疗中心门诊及住院患者，均符合" CRF 诊断标准及分期"标准。并符合以下条件：①神志清楚，能配合治疗；②不伴有传染病、精神病及中毒性疾病。中医辨证分型参考相关文献。

2. 资料　474 例分为 3 组。观察组 266 例，男 158 例，女 108 例；年龄 20～60 岁，平均 50.6 岁。病程：0.5～6.5 年，平均 2.4 年；原发病：原发性肾小球疾病者 110 例，继发性肾病 95 例（其中糖尿病肾病 46 例，紫癜肾 17 例，狼疮肾 9 例，尿酸性肾病 20 例，其他继发性肾病 3 例）；慢性肾盂肾炎 26 例，肾血管疾病 24 例，肾脏先天性畸形 9 例，肾肿瘤 2 例。属于 CRF Ⅳ 期 72 例，Ⅲ 期 124 例，Ⅱ 期 32 例，Ⅰ 期 38 例。中医辨证属湿困型者 33 例，水湿型 87 例，浊阴上逆型 89 例，肝阳上亢型 57 例。

西药组 128 例，男 75 例，女 53 例；年龄 20～60 岁，平均 50.2 岁；病程：0.5～6.5 年，平均 2.3 年；原发病：原发性肾小球疾病者 53 例，继发性肾病 46 例（其中糖尿病肾病 21 例，紫癜肾 8 例，狼疮肾 5 例，尿酸性肾病 10 例，其他继发性肾病 2 例），慢性肾盂肾炎 12 例，肾血管疾病 11 例，肾脏先天性畸形 4 例，肾肿瘤 2 例。属于 CRF Ⅳ 期者 35 例，Ⅲ 期 60 例，Ⅱ 期 15 例，Ⅰ 期 18 例。中医辨证属湿困型者 16 例，水湿型 42 例，浊阴上逆型 43 例，肝阳上亢型 27 例。

三联疗法组 80 例，男 47 例，女 33 例；年龄 20～60 岁，平均 50.8 岁；病程 0.6～5.5 年，平均 2.4 年；原发病：原发性肾小球疾病者 33 例，继发性肾病 29 例（其中糖尿病肾病 14 例，紫癜肾 4 例，狼疮肾 3 例，尿酸性肾病 7 例，其他继发性肾病 1 例），慢性肾盂肾炎 7 例，肾血管疾病 7 例，肾脏先天性畸形 3 例，肾肿瘤 1 例。属于 CRF Ⅳ 期者 21 例，Ⅲ 期 38 例，Ⅱ 期 9 例，Ⅰ 期 12 例。中医辨证属湿困型者 10 例，水湿型 26 例，浊阴上逆型 28 例，肝阳上亢型 16 例。

3 组患者的性别、年龄、病程、原发病、分期及中医辨证分型等方面比较，差异无显著性（$P>$ 0.05），具有可比性。

二、方 法

（一）治疗方法

1. 观察组　采用肾衰排毒散，方药组成：生黄芪、冬虫夏草、川芎、生大黄、大黄炭等，制成可溶性浓缩颗粒，每包2.5g，相当于生药量4.98g。每次2.5g温水冲服，每日1～2次（以患者大便次数2～3次为准）；另根据病情适当配合西药协助治疗及控制原发病（与纯西药组用药相同），饮食上给予高质低量蛋白高热量饮食，并禁食羊肉、海鲜等。

2. 西药组　根据病情及血肌酐、血压、水电解质、血红蛋白等情况分别给予泼尼松、呋塞米、降压药、EPO注射及必需氨基酸、补钙等药物常规治疗。其中Scr超过354μmol/L者，除外结缔组织性疾病的肾损害，不宜使用激素；持续性高血压、严重镜下血尿、选择性蛋白尿的及年龄>50岁者，不宜使用激素。当Scr低于265μmol/L时，以ACEI和钙离子拮抗剂为主要降压药，若超过此值，单使用后者。

3. 三联疗法组　中药汤剂：补肾健脾汤（生黄芪、冬虫夏草、白术、土茯苓、茵陈等）、滋补肝肾汤（女贞子、旱莲草、山萸肉、黄精、当归等）、活血化瘀汤（丹参、川芎、赤芍、三棱、莪术等）、化湿汤（土茯苓、苦参、茵陈、茯苓、半枝莲等）、降浊汤（大黄、大黄炭、苦参、海藻炭等）。5个方剂辨证使用，有所加减。水煎服，每日2次，每次300ml。中成药：补肾扶正胶囊（冬虫夏草、西洋参、百合等，每粒0.5g，由天津中医药研究院生产）、活血化瘀胶囊（蜈蚣、天仙子，每粒0.5g，由天津市中医药研究院生产），每次各2～3粒，每日2～3次口服。中药灌肠：大黄、附子、赤芍、青黛等组成，制成颗粒剂，100ml保留灌肠每日2次。

3组均治疗1年后统计疗效。

（二）统计学方法

计数资料采用χ^2检验；计量资料采用t检验；等级资料采用秩和检验。所有数据均采用SPSS 10.0统计软件包进行统计学处理。

三、结 果

1. 疗效判断标准　参照1989年全国肾衰竭保守疗法专题学术会议和《中药新药临床研究指导原则》规定的标准，结合我们根据多年临床实践，将疗效分为显效、好转、无效三类。显效：临床症状明显改善或消失，Scr降至正常或下降>30%，Hb升高；好转：临床症状改善，Scr下降≤30%，Hb无明显变化；无效：临床症状无改善或恶化，Scr无变化或上升，Hb下降。

2. 3组总疗效的比较　见表39。观察组治疗CRF显效率为59.4%，总有效率达92.8%，与西药组比较，差异有显著性；与三联疗法组比较，差异无显著性（$P>0.05$）。

表39　三组总疗效的比较

组别	例数（例）	显效［例（%）］	好转［例（%）］	无效［例（%）］	总有效［例（%）］
观察	266	158（59.4）**	89（33.5）*	19（7.1）**	247（92.8）**
西药	128	29（22.7）	34（26.5）	65（50.8）	63（49.2）
三联疗法	80	47（58.8）	28（35.0）	5（6.2）	75（93.7）

与西药组比较，*$P<0.05$，**$P<0.01$

3. 观察组疗效与 CRF 分期的关系 见表 40。观察组中，Ⅳ期患者的疗效最佳，其显效率较Ⅱ、Ⅰ期患者为优（$P<0.05$，$P<0.01$）；总有效率与Ⅰ期患者比较差异有显著性（$P<0.01$）。

4. 观察组疗效与中医辨证分型关系的比较 见表 41。在观察组中，四种辨证分型经肾衰排毒散治疗后，较治疗前改善明显，四型间比较疗效，差异无显著性（$P>0.05$）。

表 40 观察组疗效与 CRF 分期关系比较

分期	例数（例）	显效 [例（%）]	好转 [例（%）]	无效 [例（%）]	总有效 [例（%）]
Ⅰ期	124	79（63.7）	39（31.5）	6（4.8）	118（95.2）
Ⅱ期	32	15（46.9）*	14（43.8）	3（9.4）	29（90.6）
Ⅲ期	38	12（31.6）**	17（44.7）	9（23.7）	29（76.3）**
Ⅳ期	72	52（72.2）	19（26.4）	1（1.4）	71（98.6）

与Ⅳ期比较，*$P<0.05$，**$P<0.01$

表 41 观察组疗效与中医辨证分型关系比较

分期	例数（例）	显效 [例（%）]	好转 [例（%）]	无效 [例（%）]	总有效 [例（%）]
湿困型	33	20（60.6）	11（33.3）	2（6.1）	31（93.9）
水湿型	87	52（59.8）	29（33.3）	6（6.9）	81（93.1）
浊阴上逆型	89	52（58.4）	30（33.7）	7（7.9）	82（92.1）
肝阳上亢型	57	34（59.6）	19（33.3）	4（7.0）	53（93.0）

四、讨　论

CRF 是各种肾脏疾病终末期的共同表现，是一种严重危害人类生命的疾病，且发病率正逐年增高。因此防治 CRF 是世界医学界急待解决的难题，而西医目前只能运用替代疗法或器官移植。张大宁教授在多年肾病临床实践的基础上，通过不断摸索提出了该病"虚、瘀、湿、逆"四大病机并研制出"肾衰系列方"，近期更在原有基础上研制出新一代治疗 CRF 药物——肾衰排毒散。肾衰排毒散不仅保持了"肾衰系列方"治疗 CRF 效果显著的特点，还在下列几个方面做了创新和改进。

1. 肾衰排毒散的组方思路 从扶正入手，大剂量使用黄芪、冬虫夏草等补肾益气之精品，现代药理研究证实，黄芪对体液免疫、细胞免疫、网状内皮系统均有增强其功能的作用，并有强心作用，能改善血液流变各项特性，改善肾脏微循环、抑制病毒、细菌和消除变态反应原。冬虫夏草也具有多方面的免疫作用，其优点还在于不影响机体造血系统，又无淋巴细胞毒性，是一种优良的免疫调节药物，且对肾毒性损伤有保护作用，并有明显减轻肾脏病理改变的作用和抗肾衰竭的作用。通过以上扶正治疗，不仅能保护残余的肾单位，还能修补已破坏的肾单位，达到恢复肾功能的作用。

2. 扶正思路还表现在运用川芎等活血化瘀药物上 通过该类活血药达到降低肾小球内压，改善肾小球血流动力学的目的，现代药理学证实活血化瘀药具有降低血脂、改善血液黏度的作用，并能不同程度地减缓肾衰竭的进展。其中川芎对 CRF 有降低血浆脂质过氧化物和提高 SOD 的作用，从而减少氧自由基在体内的潴留，阻止对肾组织的损害。中医素有"久病多瘀"之论，慢性肾衰竭既然是由多种肾脏疾病迁延日久发展而来，就说明血瘀在慢性病 CRF 病机中的重要性。我们认为瘀血应与肾虚一起作为慢性肾衰竭的"本"，始终贯穿于该病发生发展的全过程。所以，我们将活血与补肾一起列入扶正的范畴之中。即补肾活血法将贯穿于 CRF 治疗的始终，而且越早应用越好，不等患者出现明显的血瘀证，就开始使用活血化瘀药。例如，一些由糖尿病发展而来的 CRF 患者，在无任何症状的早期就已存在广泛的微血管病变，后期血液高凝状态及血管病变更为突出。因此，这类患者尽早应用活血化瘀药尤为重要。

3. 肾衰排毒散另一组方思路是从祛邪入手　方中大黄及大黄炭有降浊排毒作用，现代药理学研究表明大黄蒽醌和大黄酸蒽酮葡萄糖苷，通过抑制肾小球系膜细胞 DNA 和蛋白质的合成而引发系膜细胞生长抑制，减缓残余肾组织肾小球硬化的进展。此外，大黄及其提取物还可选择性抑制肾小管细胞的高代谢状态，从而减轻高代谢对健存肾单位的损害，有效地降低肾小管上皮细胞的增殖，降低其细胞代谢。

以上 266 例慢性肾衰竭临床研究分析证明，肾衰排毒散确为治疗 CRF 的理想中成药，值得推广使用。有关治疗机理尚待进一步研究探讨。

（张勉之　沈伟梁　张大宁）

肾衰系列方药延缓 CRF 进程的临床研究

CRF 是一种常见的临床综合征。其发病率大致为 1/万，每年将有 12 万新的患者。任何肾脏疾病，肾小球滤过率只要下降到正常的 25%左右时，肾衰竭就会通过一个共同的途径，呈进行性而且是不可逆的向前发展，直至出现终末期肾脏疾病（ESRD）。虽然采用透析及肾移植方法治疗，可延缓该病的进程。但由于其治疗方法本身尚未完善，加之价格昂贵，尚不能为我国所有 CRF 患者接受。我们采用肾衰系列方药治疗 CRF 患者，不仅取得很好的短期疗效，而且取得很好的长期疗效。现将我们的研究报道如下。

一、资料与方法

（1）纳入标准：各种原因造成的慢性肾衰竭，历时 3 个月以上，血 Cr（男>120μmol/L，女>105μmol/L）；对饮食管理依从性好；观察期内不再用其他药物。

（2）排除标准：严重的心功能不全、尿路梗阻、低血容量等肾前性、肾后性的肾衰竭、急性肾炎、肾病综合征等引起的可逆性肾衰竭；合并肿瘤、严重的营养不良、恶性高血压。

（3）一般资料：95 例 CRF 患者均为门诊或住院患者。其中男 50 例，女 45 例；年龄 12 岁~81 岁，平均（47.77 ±15.34）岁；病程 0~60 个月。血 Cr 105~401 μmol/L，平均（229.32 ±87.078）μmo l/l。

（4）治疗方法：①休息、避免感冒、优质低蛋白饮食（每日 20~30g）。②开同 4 粒，日 3 次，口服；复合氨基酸胶囊 2 粒，日 3 次，口服。③补肾扶正胶囊 3 粒，日 3 次，口服。④活血化瘀胶囊 3 粒，日 3 次，口服。⑤中药予补肾扶正活血化瘀降浊排毒之法，予肾衰方（黄芪 90g、荠菜花、柴胡、土茯苓、三棱、莪术、丹参、大黄、大黄炭、川芎各 30g）加减。水肿加茯苓皮、桑皮；阴虚加女贞子、旱莲草；阳虚加仙茅、淫羊藿；血虚加当归。水煎服，180ml/次，日 2 次，3 日 1 剂。⑥肾衰灌肠液 200ml，保留灌肠 2h。⑦控制血压。

2 个月为 1 个疗程，每月测血 BUN、Cr、UA、Hb 值，并记录临床症状的变化，共治疗 4 个疗程。并对其中 30 例进行为期 3 年的观察。

（5）统计学方法：采用 SPSS 统计软件进行统计学处理。

二、结 果

1. 疗效标准 血 Hb 升高，症状积分、血 BUN、Cr、UA 降低幅度在 30%以上为显效，0~30%为有效；血 Hb 降低，症状积分、血 BUN、Cr、UA 升高为无效。

2. 疗效观察 95 例 CRF 患者经 4 个疗程的治疗，其临床症状积分及血 BUN、Cr、UA 下降，Hb 提高，经 SPSS 统计软件处理，具有显著性差异（表42）。血 Cr 倒数与时间关系做回归分析表明，回归系数 $b>0$（图4）；30 例疗效显著患者 28 个月内的血 Cr 倒数与时间关系回归系数 $b>0$（图5）。

表 42　治疗前后症状积分及 BUN、Cr、UA、Hb 的改变（$\bar{x} \pm s$）

项目	治疗前	治疗后
症状积分	27.33±10.92	19.69±10.42
血 BUN（mmol/L）	12.96±6.03	10.18+5.15
血 Cr（μmol/L）	229.32±87.08	189.08±117.80
血 uA（μmol/L）	395.62±117.48	361.94±143.59
血 Hb（g/L）	98.27±19.86	106.67±15.85

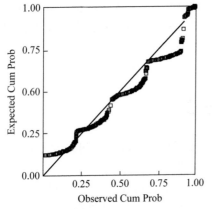

图 4　95 例 8 个月血 Cr 倒数与时间关系回归图
注：横坐标为时间；纵坐标为血 Cr 倒数

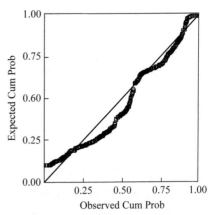

图 5　30 例疗效显著患者 28 个月内的血 Cr 倒数
与时间关系回归图
注：横坐标为时间；纵坐标为血 Cr 倒数

三、讨　论

我们经多年的临床实践，总结概括了 CRF 的病机为虚、瘀、湿、逆，提出了"补虚活血为本，祛湿降浊为标"和整体与局部相结合、辨证与辨病相结合、多种治法相结合的原则创立了肾衰竭系列方药。我们的临床观察表明，肾衰系列方药，合并内科综合治疗可降低患者临床症状积分及血 BUN、Cr、UA，提高血 Hb，能提高 CRF 患者的生存质量。血 Cr 倒数与时间回归系数 $b>0$，表明该方法能控制血 Cr 的增长，从而可延缓慢性肾衰竭进展。同时 30 例疗效显著患者 28 个月内的血 Cr 倒数与时间关系回归系数亦 $b>0$，表明可使患者血 Cr 水平保持稳定。因此肾衰系列方药合并内科综合治疗不仅有很好的短期疗效，而且有很好的长期疗效。

（车树强　徐　英　孙岚云　司福全　陈翠兰　于顺义　周世芬　张大宁）

天津 CRF 临床研究取得进展

慢性肾衰竭（CRF）是一种严重危害人类生命的疾病，天津市公安医院、天津市中医药研究院与澳门大学中医医疗中心联合，以补肾活血为本、祛湿降逆为标的基本治疗原则治疗 266 例 CRF，取得了良好的疗效。

研究人员共观察了 474 例 CRF 患者，分为观察组 266 例、西药组 128 例、三联疗法组 80 例，三组患者的性别、年龄、病程、原发病、分期及中医辨证分型等方面比较，差异无显著性（$P>0.05$），具有可比性。观察组除给予常规西药治疗外，根据补肾活血为本、祛湿降逆为标的治疗原则，采用中药生黄芪、冬虫夏草、川芎、生大黄、大黄炭等，制成可溶性浓缩颗粒治疗；西药组按西药常规分别给予泼尼松、呋塞米、降压药、EPO 注射及必需氨基酸、补钙等药物常规治疗；三联疗法组为以中药补肾健脾汤（生黄芪、冬虫夏草、白术、土茯苓、茵陈等）、活血化瘀汤（丹参、川芎、赤芍、三棱、莪术等）、滋补肝肾汤（女贞子、旱莲草、山萸肉、黄精、当归等）、化湿汤（土茯苓、苦参、茵陈、茯苓、半枝莲等）和降浊汤（大黄、大黄炭、苦参、海藻炭等）5 个方剂辨证使用，并给予中成药补肾扶正胶囊、活血化瘀胶囊及中药大黄、附子、赤芍、青黛灌肠。

3 组疗效比较，观察组治疗 CRF 显效（临床症状明显改善或消失，Scr 降到正常或下降 > 30%，Hb 升高）158 例，西药组显效 29 例，三联疗法组显效 47 例。观察组与西药组比较，有显著性差异（$P<0.05$）。观察组与 CRF 分期的关系可以看出，观察组中 I 期患者疗效最佳；其显效率较 III 期、IV 期患者比较差异有显著性（$P<0.01$）。

研究人员指出，经过多年治疗肾病的临床实践，CRF 的四大病机为虚、瘀、湿、逆，因此，以补肾活血为本、祛湿降逆为标进行药物治疗，均能取得较好疗效。

（张勉之　沈伟梁　张大宁）

血清肿瘤坏死因子 α 水平与糖尿病肾病的关系

糖尿病肾病（diabetic nephropathy，DN）是糖尿病（diabetes mellitus，DM）的严重血管并发症之一，也是 DM 致死、致残的主要原因。国内外研究表明，DN 的影响因素众多，其发生机制涉及糖、脂代谢紊乱，以及高血压、血液性状改变、细胞因子、遗传因素和环境因素等多方面。近年来研究结果显示，细胞因子和 DN 关系日益明确，肿瘤坏死因子 α（TNF-α）被认为是 DM 状态下多种生理、生化改变导致 DN 最后的共同中介物质，对 DN 等 DM 微血管病变具有多样性效应。笔者以不同临床期的 DN 患者作为病例组，以单纯 2 型 DM 患者作为对照组，探讨 TNF-α 对 DN 发生及临床进展的影响，以期指导临床及早期防治 DN。

一、对象与方法

（一）研究对象

240 例患者均为该院 2003 年 1～2005 年 12 月收治的住院患者，其中单纯 2 型 DM 120 例，DN120 例。DM 的诊断按照 1997 年美国糖尿病协会（ADA）的标准。24 h 尿蛋白排泄率（UAER）≥ 20mg 的 DM 患者诊断为 DN。

1. 病例选择 2 型 DM 患者住院期间连续 2 次以上 24 h UAER≥ 20mg 者作为 DN 病例入选，排除其他原因引起的肾脏损害、泌尿系统感染及血尿患者。120 例中男 63 例，女 57 例；平均年龄（58.02± 9.52）岁。早期 DN（UAER 20～200 μg /min）60 例，其中男 28 例，女 32 例；临床 DN（UAER>200μg /min）60 例，男 35 例，女 25 例。

2. 对照选择 无 DN 史，且住院期间连续 2 次 24 h UAER<20mg 的 DM 患者，并排除其他内分泌疾病和其他原因引起的肾脏损害、泌尿系统感染及血尿患者。120 例患者中男 64 例，女 56 例；平均年龄（57.83± 9.09）岁。

3. 两组可比性 统计学检验结果，两组性别（$\chi^2 = 0.0167$，$P = 0.8970$）、年龄（$U = 0.1581$，$P = 0.8745$）差异无显著性，两组间有可比性。

（二）方法

入院后次日清晨抽取空腹静脉血 3ml，乙二胺四乙酸（EDT A）抗凝，3500 r /min（离心半径 15cm）离心 15min 后分离血清，-20℃ 保存，待测 TNF-α。同时抽血测血脂、肾功能、空腹血糖、餐后 2 h 血糖，并测量血压和体重。抽血前 1 周、2 日和当日进行 24 h 尿蛋白定量检测。TNF-α 检测采用酶联免疫吸附法（ELISA 法），试剂盒购自深圳晶美生物制品有限公司，试验操作和结果判定严格按照试剂盒说明书进行。

（三）统计学处理

采用 SPSS 12.0 进行资料的录入和分析。数据以均数±标准差（$\bar{x}\pm S$）表示，组间比较采用 U

检验，并进行 Pearson 相关分析和多因素非条件 Logistic 回归分析，$P<0.05$ 为差异有统计学意义。

二、结　果

（一）两组临床特征分布的比较

比较 DN 组和 DM 组的各项临床检测指标发现，DM 病程、TNF-α、载脂蛋白 B（ApoB）、血肌酐（Scr）、尿酸（UA）、脉差水平与 DM 组比较，差异均有显著性。而血糖、三酰甘油（TG）、胆固醇（CH）、低密度脂蛋白胆固醇（LDLC）、高密度脂蛋白胆固醇（HDLC）、载脂蛋白 A（ApoA）和体质指数，差异均无显著性。与早期 DM 组比较，临床 DN 组 TNF-α、Scr 和 UA 水平均较高，差异均有显著性（$P<0.01$）（表43）。

表43　DN 组和 DM 组临床特征比较（$\bar{x}\pm s$）

组别	例数（例）	DM 病程（年）	TNF-α/（μg/L）	空腹血糖（mmol/L）	餐后2h 血糖（mmol/L）	脉差（mmHg）	Scr（μmol/L）	UA（μmol/L）
DM 组	120	3.42±3.23	1.21±0.52	10.26±4.23	15.21±4.68	50.21±14.26	83.22±16.18	269.27±70.81
早期 DN 组	60	5.79±4.51	1.53±0.38	11.13±5.01	15.74±5.12	45.74±13.02	107.28±20.01	301.2±75.36
临床 DN 组	60	6.02±4.38	2.12±0.87*△	10.38±4.02	15.92±4.35	43.82±12.21	116.32±18.72*△	335.42±72.21*△

组别	例数（例）	TG（mmol/L）	CH（mmol/L）	LDLC（mmol/L）	HDLC（mmol/L）	ApoA（mmol/L）	ApoB（mmol/L）	体质指数（kg/m²）
DM 组	120	1.93±1.57	4.53±1.26	2.61±0.87	1.15±0.37	2.03±1.02	1.87±1.02	22.73±3.21
早期 DN 组	60	2.32±1.86	4.76±1.03	2.82±0.97	1.11±0.42	1.82±1.03	1.06±0.72	23.04±4.06
临床 DN 组	60	2.41±1.06	4.67±1.21	2.76±0.86	1.08±0.26	1.84±1.12	1.27±0.65	22.87±4.23

与 DM 组比较，＊$P<0.05$，＊＊$P<0.01$；与早期 DN 组比较，△$P<0.05$；1mm Hg＝0.133kPa

（二）UAER 影响因素的相关和回归分析

以 UAER 作为因变量，以临床特征的各种指标作为自变量，进行 Pearson 相关分析。结果表明：UAER 和 DM 的病程（$r^2=0.401$，$P<0.05$）、TNF-α（$r^2=0.639$，$P<0.01$）、Scr（$r^2=0.798$，$P<0.01$）、UA（$r^2=0.821$，$P<0.01$）呈正相关；与脉差（$r^2=0.526$，$P<0.01$）呈负相关。多元线性回归分析发现：进入多元线性回归方程的变量包括 TNF-α（$U=0.18$，$P<0.01$）、Scr（$U=0.52$，$P<0.01$）和 UA（$U=0.49$，$P<0.01$）。

三、讨　论

DN 是在糖代谢异常情况下出现的以微血管损害为主的肾小球病变，其基本病理改变是系膜细胞增生及细胞外基质（ECM）成分产生增加。虽然 DN 的发病机制复杂，但长期高血糖状态引起的代谢紊乱则是其最根本的原因。

该研究显示，DM 组血清 TNF-α 水平与早期 DN 组和临床 DN 组比较差异均有显著性，且 TNF-α 水平和 UAER 呈正相关，提示 TNF-α 在 DN 的发生、发展中起重要作用，这与国内外的某些研究结果相同。TNF-α 被认为是一种潜在的致纤维化因子，作为炎性介质在炎症急性期和硬化过程中起重要作用。已有实验证明，在用链脲佐菌素复制的大鼠 DM 模型中，肾损伤时血清 TNF-α 含量显著升高。TNF-α 参与 DN 发病的可能机制如下：① TNF-α 可刺激系膜细胞产生氧自由基，从而使过氧化脂质代谢产物增多，造成细胞内膜损伤；② TNF-α 促进系膜细胞产生前列腺素等，增加 ECM 的分泌，从而改变系膜细胞的形态和结构；③ TNF-α 提高系膜细胞单核细胞趋化蛋白的分泌，诱导聚集；④ TNF-α 刺激瘦素的分泌，从而刺激肾小球内皮细胞增殖及增强内皮细胞生长因子 β 的表达。

多因素 Logistic 回归分析发现，UA 和 Scr 水平与 DN 之间有关联，DN 组的 UA 和 Scr 水平显著高于 DM 组。有研究显示，由正常白蛋白尿组到各期 DN 组（微量蛋白尿组、临床蛋白尿组和终末期肾病组），Scr 水平逐渐升高，UA 和 Scr 水平呈正相关。DN 患者出现临床蛋白尿后很难逆转，所以控制 DN 的有效方法是早发现、早治疗。以往研究治疗 DN 的药物主要集中在抗高血压药物，特别是血管紧张素转换酶抑制剂类。而该研究提示，拮抗 TNF-α 活性也可能成为 DN 防治的方向之一。

总之，TNF-α 在 DN 发生、发展中起重要作用，研究 TNF-α 与 DN 的关系有重要临床意义。

（张敏英　张勉之　张大宁　李树茂　刘树松　程项阳）

野菊花复方治疗急性肾小球肾炎临床研究

急性肾小球肾炎主要由于链球菌感染所引发，非链球菌感染者临床较为少见。自从 R·Bright 于 1836 年首次描述全身浮肿及蛋白尿是由于肾炎所引起之后，对该病的研究已进行一个半世纪有余。虽然有些问题仍待解决，但链球菌感染后患急性肾小球肾炎的研究，从病因学、临床症状学、病理学、免疫学等都已经得到较明确的结论。但现代医学对该病的治疗迄今为止，仍然局限在休息、饮食、感染病灶的处理及对症治疗诸方面，尚无特异性的治疗方法。

我们在长期临床实践中，在研究了中医古今文献及各地临床经验的同时，结合现代医学理论，尝试性提出清热解毒、活血利湿之法，研制了野菊花复方，应用该方治疗 640 例急性肾小球肾炎，取得满意效果，现报道如下。

一、资料与方法

1. 临床资料 640 患者例中，男 344 例，女 296 例；年龄 5～30 岁，其中 5～14 岁 286 例，15～20 岁 176 例，21～30 岁 136 例；均符合急性肾小球肾炎诊断标准治疗组 330 例，对照组 310 例，两组患者入院后临床表现及实验室检查情况均相似，各项指标均无差异（$P>0.05$）。

2. 治疗方法 对照组：低盐饮食加西药治疗。治疗组：在对照组基础上清热解毒、活血利湿。加野菊花复方。处方：野菊花、鱼腥草、蒲公英、车前子草、白茅根、土茯苓、赤芍等。①蛋白尿严重者，加荠菜花等；②血尿严重者，加汉三七（冲服）；③热毒重者，加败酱草等；④浮肿严重者，加茯苓皮、大腹皮等。每煎 250～300ml，饭后 1 h 服用。每日 1 剂，分 2 次服，早晚各 1 煎。

3. 检测项目及方法 治疗前后均定期观察尿量、浮肿程度、血压、尿常规、血尿素氮、肌酐及红细胞沉降率（简称血沉）和抗链球菌溶血素"O"试验、C3 补体。

4. 统计学方法 计数资料采用 χ^2 检验。

二、结 果

见表 44。

表 44 两组患者治疗后临床及实验室恢复情况（例）

组别	例数	尿量增加		浮肿消退		血压稳定		镜下血尿恢复		血尿消失		抗链球菌溶血素"O"恢复		血沉正常		肾功能正常		C3回升	
		<7d	>7d	<7d	>7d	<7d	>7d	<7d	>7d	<6个月	>6个月	<6个月	>6个月	<1个月	>1个月	<6d	>6d	<6个月	>6个月
I	330	280*	50	282*	48	286*	44	256*	74	302*	28	286*	44	318*	12	322*	8	305*	25
II	310	220	90	223	87	218	98	212	98	262	48	236	74	276	34	292	18	279	31

与对照组比较，*$P<0.05$

三、讨　论

根据该病临床表现，一般属于中医"水肿"中"阳水"或"风水"的范畴。

该病的发生，多因感受外邪，水湿或疮毒入侵，导致肺、脾、肾三脏功能失调，气机升降失司，水液排泄障碍，弥漫三焦，溢于四肢而发为浮肿；湿热邪毒内侵，蓄结膀胱，热伤血络，则为尿血；肾为先天之本，藏真阴而寓元阳，为水火之脏，热毒伤肾，肾气失固，精微下泄故见尿蛋白；若热盛动风，上扰清阳，或血热扰肝，气逆上冲，发为头痛、头晕，甚则惊厥。关于该病的辨证分型，有以病因证候为纲分为：风水型、风寒型、风热型、热毒型、湿热型、寒湿型；有以病程发展阶段为纲，根据病程病情缓急分为：水湿泛滥、水湿逗留、邪退正虚、上盛下虚、正虚邪实等。有以脏腑为纲分为：脾虚型、肾虚型等。其治病原则为"宜下"、"宜汗"、"宜渗"、"宜清"。

水肿的治疗，《内经》提出"开鬼门"、"洁净府"、"去菀陈莝"三条基本原则，对后世影响深远，一直沿用至今。我们总结640例急性弥漫性肾小球肾炎的中医辨治，结合大量临床调查，发现86%以上病例均伴见"发热"、"咽喉肿痛"、"皮肤疮毒"、"小便短赤"、"大便干"、甚则"神昏"、"惊厥"等热毒亢盛的临床表现。因此我们拟以清热解毒、活血利湿之法，其临床疗效明显高于单纯利尿、发汗、凉血止血法。《内经》关于水肿治疗三原则侧重于治标，而清热解毒、活血利湿则是结合现代医学对急性肾小球肾炎发病原因认识所提出的治则。

现代医学认为急性肾小球肾炎的病因和发病机理与链球菌感染关系最为密切。由于机体对病原体产生的一种变态反应，以及非免疫因素的作用而致病。主要病理变化是肾小球基膜和其邻近组织的炎症，肾小球局部血管凝血和血小板凝集而形成微循环障碍。据现代药理研究表明，清热解毒药具有：①广谱抗病原体活性，具有较高的抗菌效果；②抗毒作用，对微生物的毒素有明显的对抗、减毒、灭活作用；③提高机体免疫力，增强白细胞的吞噬能力，在特异性免疫力方面还具有抑制体液免疫而增强细胞免疫。活血利湿药主要作用为：①抗变态反应，改善毛细血管通透性；②扩张血管，增加血流量，改善局部缺血，促进炎症消散；③增加纤维蛋白溶解活性和抑制血小板凝集作用。

研究表明，清热解毒与活血利湿药具有抗感染、抗变态反应，增加局部血流量及改善微循环等作用。

（张勉之　张大宁　孙亚南　李士刚　段建召）

"补肾活血降逆排毒法" 治疗慢性肾衰竭的临床及实验研究

慢性肾衰竭（CRF）是一种严重危害人类健康的难治性疾病，在我国其发病率很高且随着糖尿病、高血压等发病的增多，其发病率还会进一步提高。西医认为 CRF 系一种不可逆的、进行性恶化的疾病。迄今为止，西医对于 CRF 的治疗，早期仅采用对症治疗、营养疗法和肠道吸附疗法；晚期则采用透析和肾移植疗法。但透析会给患者带来诸多并发症，并严重影响其生活质量，而肾移植的十年存活率仅约为 35%。

为探讨中医治疗该病的有效方法，张大宁教授在长期的临床实践的基础上提出了中药治疗 CRF 的研究方向应"由排毒治疗向综合治疗过渡、由降血肌酐向提高内生肌酐清除率和全面改善肾功能过渡"的思想。我们的研究表明，CRF 的根本病理机制是肾虚血瘀为本，浊毒上逆为标，并且确立了"补肾活血以治本，降逆排毒以治标"的治疗法则，经过多年的潜心研究，开发研制出了肾衰排毒颗粒。试图通过肾衰排毒颗粒治疗慢性肾衰竭的临床及实验的研究，以探讨补肾活血降逆排毒法的有效性和科学性。我们从临床观察和动物实验两个层面对其进行研究。

1. 肾衰排毒颗粒治疗慢性肾衰竭的临床研究　观察 904 例患者与 452 例西药组对照，治疗组：肾衰排毒颗粒 10g，每日 2 次，温水冲；西药同对照组；对照组：药用炭片 5 粒，每日 3 次；包醛氧化淀粉 10g；开同 4 粒，每日 3 次；Hg 80g/L 以下予 EPO 2000U/次，皮下注射，2 次/周。并予降压、纠正电解质、酸碱失衡等对症治疗。对两组总有效率进行统计学检验，结果治疗组疗效优于对照组（$P<0.05$）；治疗组治疗后临床症状及化验指标明显改善（$P<0.05$），并优于对照组治疗后水平（$P<0.05$）。患者治疗前后 Ccr、血 Cr 差值经统计检验（$P<0.05$），其差别具有显著性。

2. 肾衰排毒颗粒治疗慢性肾衰竭临床疗效观察　900 例患者与 900 例辨证分型系列方药组对照，治疗组：肾衰排毒颗粒 10g，每日 2 次，温水冲服。对照组：予"辨证分型系列方药"，根据患者的具体症状辨证施治，选择补肾健脾汤、滋补肝肾汤、活血化瘀汤、化湿汤、降浊汤等加减。总有效率 92% 以上，疗效均优于对照组。

3. 肾衰排毒颗粒配合血透治疗慢性肾衰竭临床疗效观察　对 90 例血透患者与单纯血透对照组 90 例对照（治疗组：血透治疗 1 次/周；肾衰排毒颗粒：10g，每日 2 次，温水冲服；对照组：对照组予血透治疗 2 次/周），表明该药可改善患者症状并延长透析间隔时间。

4. 我们就该药（不同剂量）对腺嘌呤灌胃、5/6 肾切除 CRF 大鼠模型的影响分别进行实验研究　并与空白组、模型组、尿毒清组比较，结果表明该药可降低上述二模型大鼠的血 Cr、BUN 值，可升高其 Hg 和白蛋白，维持正常的白/球比，减轻肾脏的病理损伤，延缓大鼠的 CRF 进程。

5. 该研究的创新点　从中医理论方面，对 CRF 所谓"本虚标实"的病理机制提出了新的更为详尽的认识，即肾虚和血瘀均为其本，而浊毒上逆方为其标。开创了中医治疗 CRF "补肾扶正以治本，降逆排毒以治标"的治疗大法。肾衰排毒颗粒率先使用大黄炭等炭类药加强排毒，重用冬虫夏草、生黄芪、川芎等药以突出补肾活血的用药特点，使其能有效地改善患者的肾脏功能，提高 Ccr，从而降低血 Cr 等指标，改善临床症状，提高生活质量，此外，脱钾工艺的运用，克服了 CRF 患者因血钾升高而不能服中药的弊端。肾衰排毒颗粒是一种单剂型、多功能的药物，可替代灌肠疗法。

（张大宁　张勉之　陆伟根　车树强　张敏英　孙岚云　徐　英　李　立　孔德云　沈伟樑

于顺义　焦　剑　崔宇晨）

"补肾活血降逆排毒法"治疗慢性肾衰竭的临床研究

慢性肾衰竭（chronic renal failure，CRF）是多种原因造成的慢性进行性肾实质损害，使肾脏不能维持其基本功能，导致体内代谢产物潴留、水电解质及酸碱平衡失调、内分泌紊乱的一种综合病症，是慢性肾脏疾病的终末阶段。现代医学对该病的治疗仍停留在对症及替代治疗的水平，总体疗效欠佳。"补肾活血降逆排毒法"是张大宁教授首先提出的综合性治疗大法，我们应用此法治疗慢性肾衰竭取得满意疗效，现总结如下。

一、临床资料

1. 病例选择 全部病例符合1992年原发性肾小球疾病分型与治疗及诊断标准专题座谈会纪要所修订的诊断标准。所选病例来源于住院及门诊患者，并符合以下条件：①神志清楚，能配合治疗；②不伴有传染病、精神病及中毒性疾病；③非未满规定观察期而中断治疗，无法判断疗效或资料不全者。

2. 一般资料 补肾活血降逆排毒法治疗组（治疗组）904例：男性427例（47.2%），女性477例（52.8%）；年龄20～39岁71例（26.7%），40～59岁126例（47.4%），60岁以上69例（25.9%），平均年龄41.5±13.8岁；病程2～17年，平均4.6年。原发病为原发性肾小球疾病者374例（41.4%）；继发性肾病324例（35.8%），其中糖尿病肾病149例，紫癜肾56例，狼疮肾35例，尿酸性肾病70例，其他继发性肾病14例；慢性肾盂肾炎85例（9.4%）；肾血管疾病78例（8.6%）；肾脏先天性畸形28例（3.1%）；肾肿瘤15例（1.7%）。属于慢性肾衰竭Ⅰ期者247例（27.3%）；Ⅱ期424例（46.9%）；Ⅲ期106例（11.7%）；Ⅳ期127例（14.0%）。

纯西药治疗组（对照组）452例：男性235例（52.0%），女性217例（48.0%）；年龄20～39岁34例（26.6%），40～59岁60例（46.9%），60岁以上34例（26.6%），平均年龄45.4±15.3岁；病程3～20年，平均5.4年。原发病为原发性肾小球疾病者186例（41.2%）；继发性肾病164例（36.3%），其中糖尿病肾病14例，紫癜肾4例，狼疮肾3例，尿酸性肾病7例，其他继发性肾病1例；慢性肾盂肾炎40例（8.8%）；肾血管疾病39例（8.6%）；肾脏先天性畸形17例（3.8%）；肾肿瘤6例（1.3%）。属于慢性肾衰竭Ⅰ期者119例（26.3%）；Ⅱ期215例（47.6%）；Ⅲ期51例（11.3%）；Ⅳ期67例（14.8%）。

两组患者的性别比例、年龄分布、原发病、分期等方面比较均无明显差异（$P>0.05$），具有可比性。

3. 辨证分析 张大宁教授提出的"本病四大病机——虚、瘀、湿、逆，即虚、瘀为本，湿、逆为标"为代表的认识，已在中医临床治疗本病上形成广泛共识。其中湿证（或称浊证）又有湿困、水湿两种表现，逆证（或称毒证）又有浊阴上逆和肝阳上亢两种表现。所有1359例患者，同时具有"肾虚血瘀证"，即兼有虚证（脾肾气虚或肝肾阴虚）和血瘀证，在标证方面：治疗组904例，属湿困型者112例，占12.4%；水湿型296例，占32.7%；浊阴上逆型303例，占33.5%；

肝阳上亢型193例，占21.4%。

对照组452例，属湿困型者56例，占12.4%；水湿型148例，占32.7%；浊阴上逆型152例，占33.6%；肝阳上亢型96例，占21.2%。

两组患者的中医辨证分型无明显差异（$P>0.05$），具有可比性。

二、治 疗 方 法

1. 方案　①治疗组：应用补肾活血降逆排毒法制成肾衰排毒散，主要由生黄芪、冬虫夏草、川芎、生大黄、大黄炭等组成，制成可溶性浓缩颗粒。每包2.5g，相当生药量5.98g。每日1～2次（以患者大便次数2～3次为准，达到次数，每日服1次，未达到次数，每日服2次），温水冲服。②对照组：根据病情及血肌酐、血压、水电解质、血红蛋白等情况分别给予泼尼松、呋塞米、降压药、红细胞生成素（EPO）注射及补充必需氨基酸、补钙等常规治疗。其中血清肌酸酐（Scr）超过354μmol/L者，除外结缔组织性疾病的肾损害，不宜使用激素；持续性高血压、严重镜下血尿、选择性蛋白尿的情况差及年龄超过50岁者，不宜使用激素。当Scr低于265μmol/L时，以血管紧张素酶转化酶抑制剂（ACEI）和钙离子拮抗剂为主要降压药，若超过，单使用后者。1年为1个疗程，随访1年后统计疗效。

2. 观察指标及方法　主要观察临床症状、体征及实验室指标的变化情况。尿素氮（BUN）采用尿素酶法测定，Scr采用苦味酸法测定，采用Jaffe's反应测尿肌酐清除率（Ccr），血红蛋白（Hb）采用氰化高铁血红蛋白（HiCN）法测定。

3. 疗效标准　目前临床上CRF疗效判断标准尚未统一，有人分析自身观察期与治疗期间回归直线斜率（b）的变化，对治疗结果做出判断；也有人根据肾脏疾病严重程度判断标准，分期判定疗效。我们根据多年临床实践，结合目前临床常用的标准，将疗效分为显效、好转、无效3类：显效：临床症状明显改善或消失，Scr降至正常或下降>30%，Hb升高；好转：临床症状改善，Scr下降≤30%，Hb无明显变化；无效：临床症状无改善或有发展，Scr无变化或上升，Hb下降。

4. 统计学处理　根据数据的性质与分布情况，计数资料采用χ^2检验；计量资料采用t检验；等级资料采用秩和检验。所有数据均采用SPSS10.0统计软件包进行统计学处理。

三、结　　果

1. 两组总疗效比较　从表45可以看出，治疗组显效率和总有效率分别为68.69%和92.58%，均显著高于对照组的23.01%和51.54%，有极显著性差异（$P<0.01$）。

表45　两组总疗效比较（$\bar{x}\pm s$）

	例数（例）	显效率	有效率	无效率	总有效率
治疗组	904	68.69%**	23.89%**	7.42%**	92.58%**
对照组	452	23.01%	28.54%	48.46%	51.54%

与对照组比较，*$P<0.05$，**$P<0.01$

2. 两组实验室检查比较　从表46可以看出，两组治疗后实验室检查均有不同程度改善，其中治疗组治疗后BUN、Scr均明显低于对照组、Ccr明显高于对照组，有极显著性差异（$P<0.01$）。Hb两组间差异不明显（$P>0.05$）。

表 46　两组实验室检查比较（$\bar{x}\pm s$）

治疗组	时间	例数（例）	Hb（g/L）	BUN（mmol/L）	Scr（μmol/L）	Ccr（ml/min）
治疗组	治疗前	904	97.87±19.86	13.11±6.03	230.32±86.78	20.87±10.14
	治疗后	904	106.73±15.83	9.18±5.24 *△	189.12±107.81 *△	28.29±13.54 *△
对照组	治疗前	452	96.25±20.17	13.23±5.87	231.48±87.92	21.33±8.25
	治疗后	452	98.36±19.20	11.98±5.67 *	221.10±106.17	22.57±9.16

与治疗前比较，$*P<0.01$；与对照组比较，$\triangle P<0.01$

3. 治疗组疗效与辨证分型关系比较　从表 47 可以看出，在治疗组中，4 种辨证分型经肾衰排毒散治疗后，较治疗前明显改善，4 型间疗效比较无显著性差异（$P>0.05$）。

表 47　治疗组疗效与中医辨证分型关系比较（$\bar{x}\pm s$）

分型	例数	显效	好转	无效	总有效率
湿困型	112	60.7%	33.0%	6.3%	93.7%
水湿型	296	59.9%	33.3%	6.7%	93.3%
浊阴上逆型	303	58.2%	33.9%	7.9%	92.1%
肝阳上亢型	193	59.8%	33.5%	6.7%	93.3%

4. 治疗组疗效与分期的关系　从表 48 可以看出，在治疗组中，Ⅰ期患者的疗效最为肯定，其显效率较Ⅲ期患者有显著性差异（$P<0.05$），较Ⅳ期患者有极显著性差异（$P<0.01$）；总有效率较Ⅳ期患者有显著性差异（$P<0.05$）。

表 48　治疗组疗效与分期的关系（$\bar{x}\pm s$）

分期	例数	显效	好转	无效	总有效率
Ⅰ期	247	72.1%	26.3%	1.6%	98.4%
Ⅱ期	424	63.7%	31.4%	5.0%	95.0%
Ⅲ期	106	46.2% *	43.4%	10.4%	89.6%
Ⅳ期	127	31.5% **	44.9%	23.6%	76.4% *

与Ⅰ期比较，$*P<0.05$，$**P<0.01$

四、讨　论

CRF 是各种肾脏疾病终末期的共同表现，是一种严重危害人类生命的疾病。防治 CRF 是世界医学界急待解决的难题，而西医目前尚没有一种能有效治疗和控制 CRF 的药物，只能诉诸替代疗法或器官移植。我们在多年肾病临床实践的基础上，通过不断摸索和创新，终于发现了该病的四大病机"虚、瘀、湿、逆"，并据此病机提出了治疗该疾病的治疗大法——补肾活血降逆排毒法，突破了中医治疗慢性肾衰竭以排毒为主的治疗原则，并在此理论基础上研制出新一代治疗 CRF 药物——肾衰排毒散。由单一降低血肌酐、尿素氮等指标，发展为提升内生肌酐清除率，全面改善肾功能，改善临床症状，提高患者生活质量，降低病死率。

我们应用补肾活血降逆排毒法治疗慢性肾衰竭的组方思路是：从扶正入手，大剂量使用黄芪、冬虫夏草等补肾益气之品，改善血液流变各项特性，改善肾脏微循环、抑制病毒细菌和消除变态反应原。不仅能保护残余的肾单位，还能修补已破坏的肾单位，达到恢复肾功能的作用。此外重用川芎等活血化瘀药物，通过该类活血药达到降低肾小球内压，改善肾小球血流动力学的目的。有人提出血瘀是肾衰竭病机中的"标"，但中医素有"久病多瘀"之论，慢性肾衰竭是由多种肾脏疾病迁延日久发展而来，提示了血瘀在慢性肾衰竭病机中的重要性。血瘀既是病因，又是病理产物，它往往与肾虚相伴而生，互为因果。因此，我们认为，血瘀与肾虚一起作为慢性肾衰竭的"本"，始终贯穿于该病发生发展的全过程。所以，我们将活血与补肾一起列入扶正的范畴之中。

补肾活血降逆排毒法的另一组方特点是降逆排毒，方中大黄及大黄炭有降浊排毒作用，现代药理学研究表明，大黄蒽醌和大黄酸蒽酮葡萄糖苷，通过抑制肾小球系膜细胞 DNA 和蛋白质的合成而引发系膜细胞生长抑制，减缓残余肾组织肾小球硬化的进展。此外，大黄及其提取物还可选择性抑制肾小管细胞的高代谢状态，有效地降低肾小管上皮细胞的增殖，降低其细胞代谢，从而减轻高代谢对健存肾单位的损害。

总之，我们经过长期、大量的临床观察研究后认为，虚、瘀、湿、逆是慢性肾衰竭的四大病机，补肾活血降逆排毒法是根据其发病机制提出的治疗该病的治疗大法。

（张大宁　张勉之）

Treatment of Chronic Renal Failure with "Serial Recipes for Renal Failure": a Report of 64 Cases

The "Serial Recipes for Renal Failure" (SRRF), are 11 recipes formulated in accordance with the morbid mechanisms of deficiency, stagnation, dampness and reverse in chronic renal failure (CRF), for the purposes of replenishing deficiency, and activating blood stagnation as an etiological approach and eliminating dampness and suppressing reverse flow as an symptomatic approach. In the treatment of 64 cases of CRF, the total effective rate of SRRF was 84.4%, and the markedly effective rate was 51.6%. The author holds that blood stagnation is the main point in the pathogenic mechanism and recommends comprehensive therapeutic measures.

CRF, being the common terminal stage of all chronic renal diseases, is characterized by nitrogen retention in the blood, acidosis, electrolytes and transplantation are effective treatments, but these are hardly accessible for many patients.

From clinical experience, we have summarized the pathogenesis of renal failure into four aspects, i. e. deficiency, stagnation, dampness, and reverse, and accordingly proposed the curative principles of replenishing deficiency and activating blood stagnation as the fundamentals, and eliminating dampness and suppressing reverse as the ancillaries, in the form of the serial recipes for renal failure with satisfactory results. The following is the summary of the results in 64 cases.

1. Clinical Data

1. 1   Selection of Cases and Their Grading   This series of cases was classified on the criteria set up at the Beidaihe Conference in 1977, with reference to the 3 Grades proposed by Kerr, using Ccr, Cr, BUN and specific symptoms as parameters for observation. Grade I (stage ofimpaired renal function): low Ccr, Cr2. 0 ~ 3. 0mg%, BUN 20 ~ 35mg%, and increased nocturia; Grade II (stage of azotemia): Ccr20 ~ 501%, Cr 3. 1 ~ 5. 0 mg%, BUN 36 ~ 60 mg%, with vomiting and anemia; Grade III (stage of acidosis): Ccr<20 1%, Cr>5. 0 mg%, BUN>60 mg%, with acidosis manifestations.

1. 2   General Data of 64 Cases   Male, 38 cases; female, 26 cases. Age range: 20 ~ 39 years, 16 cases; 40 ~ 59 years, 30 cases; >60 years, 18 cases; averaging 50. 9 years. Primary renal glomerular disease, 33 cases (51. 6%); chronic pyelonephritis, 13 cases (20. 3%); renal vascular diseases, 13 cases (20. 3%); and congenital deformed kidney, 5 cases (7. 8%) . Severity of renal failure: grade I, 17 cases (26. 6%); grade II, 30 cases (46. 8%); and grade III, 17 cases (26. 6%) . The duration of disease all cases was over 3 months.

2. Analysis and Criteria for Syndrome Differentiation

2. 1   Criteria for Syndrome – Differentiation   For treatment, the disease was classified into the two fundamental categories of deficiency type and blood stagnation type, which in turn areclinically manifested as two ancillary categories of dampness type and reverse type.

(1) The deficiency type comprises deficiency of spleen and kidney Yang, and deficiency of liver and

kidney Yin. Manifestations of the former are pale complexion, general malaise, short breath, poor appetite, flatulence, sore waist, chilliness, cold extremities, oliguria, frequent nocturia, pale tongue, sunken and slender pulse; those of the latter are hot palm and sole, dry eyes and pharynx, tinnitus, dizziness, dark urine, dry stool, paroxysmal hot sensation, scarlet tongue with little fur, and slender pulse.

（2）The blood stagnation type sets in 5 years after the primary disease, with localized waist pain, purplish – dark blood, petechiae on the purplish tongue, hesitant pulse, urine less than 20ml/hour, abnormal capillary loops in the nailbed over 30% or congestion in the loop apices over 30%, and sluggish blood-flow in the microcirculation.

（3）The dampness type comprises symptoms of dampness stress and water–dampness. For the former, the patient complains of heaviness in the head, slimy feeling in the mouth, and sticky stool; the tongue fur is greasy, and the pulse soft and thread; patients of the latter category have edema, hydrothorax and ascites, stuffiness in the chest with short breath; the tongue fur is whitish and moist, the pulse soft and tardy.

（4）The reverse type consists of two subtypes i. e. reverse of turbid–Yin and upsurging of liver–Yang. The former patients have pale complexion, nausea and vomiting, ammonia smell in the mouth, headache, somnolence, coma, itching, and greasy tongue fur; the latter patients complain of vertigo, tinnitus restlessness with convulsions, and the pulse is taut.

2.2 Syndrome Differentiation of the Patients   All 64 cases showed deficiency and blood stagnation syndromes. 8 cases（12.5%）pertained to the dampness stress type; 21 cases（32.8%）the water – dampness type; and 21 cases（32.8%）of reverse turbid–Yin; and 14 cases（21.9%）of upsurge of liver Yang.

3. Method of Treatment

All 64 cases were given SRRF which consisted of 11 basic recipes.

3.1   Five Recipes for Etiological Treatment   The Jian Pi Bu Shen Decoction（健脾补肾汤）was composed of Radix Aconiti Praeparata, Radix Stephaniae Tetrandrae, Radix Astragali seu Hedysari（all in heavy doses）, Rhizoma Atractylodis Scopariae; the Zibu Ganshen Decoction（滋补肝肾汤）was composed of Fructus Ligustri Lucidi, Herba Tropaeoli, fructus Corni（all in heavy doses）, plastrum Testudinis, Radix Angelicae Sinensis, and Radix Paeoniae Alba; the Huoxue Decoction（活血汤）was composed of Radix Paeoniae Rubra, Radix Salviae Miltiorrhizae, Herba Lycopi（in heavy doses）, Rhizoma Sparganii, Rhizoma Zedoariae, and Semen Persicae; the Bushen Fuzheng Capsules（补肾扶正胶囊）were composed of Cordyceps, Radix Panax Quinque folium, and Bulbus Lilli（all in heavy doses）; and the Huoxue Huayu Capsules（活血化瘀胶囊）were composed of Scolopendra, and Semen Hyoscyami（all in heavy doses）.

3.2   Six Recipes for Symptomatic Treatment   The Huashi Decoction（化湿汤）was composed of Radix Smilax, Radix Sophorae Flavescentis, and Herba Artemisiae Scopariae,（all in heavy doses）; the Jiangzhuo Decoction（降浊汤）was composed of Radix et Rhizoma Rhei, Radix Sophorae Flavescentis, and Rasix Euphorbiae Kansui（all in heavy doses）; the Lishui Decoction（利水汤）was composed of Poria, Cortex Poria, and Radix Euphorbiae Kansui（all in heavy doses）; the Pinggan Decoction（平肝汤）was composed of Indigo Naturalis, Fluorite, and Rhizoma Gastrodiae（all in heavy doses）; the Shenshuai Guanchang Fluid（肾衰灌肠液）was composed of Radix et Rhizoma Rhei, Radix Aconiti Praeparata, Radix Paeoniae Rubra, and Indigo Naturalis（all in heavy doses）; and the Qingre Fanggan

Decoction（清热防感饮）was composed of Fols Lonicerae, Radix Ophipogonis, Semen Sterculiae, and Fructus Terminaliae Chebula（all in heavy doses）.

3.3　Methods of Administration

3.3.1　Separate Administration of Both Sets of Recipes　For etilogical treatment, patients with deficiency of spleen-kidney Qi were given the Jianpi Bushen Decoction, and patients with deficiency of liver-kidney Yin were given Zibu Ganshen Decoction. Since blood stagnation is the common defect of all CRF patient, a dose of the Huoxue Decoction was given for both types, with Bushen Fuzheng and Huoxue Huayu Capsules in the evening after supper.

For symptomatic treatment, the Huashi Decoction was given for the dampness stress type and Lishui Decoction for the water-dampness type; Jiangzhuo Decoction for reverse of turbid-Yin, and Pinggan Decoction for upsurge of liver-Yang one dose q. d. after breakfast. Retention enema with 100 ~ 200 ml of Shenshuai Guanchang Decoction was given each evening to all types for 30 minutes to 2 hours, or twice daily for severe cases. Those who were susceptible to colds were given Qingre Fanggan Decoction as tea.

3.3.2　Combined Use of Both Sets of Recipes Recips for etiological and symptomatic treatment can be combined to form a composite recipe to be decocted twice for administration twice a day in the morning and evening. The Bushen Fuzheng and Huoxue Huayu Capsules, the enema and Qingre Fanggan Decoction were given as before.

3.4　Dietary Regime　Aside from high calorie and low protein diet, porridge of Semen Phaseolus (15g) bolied with some dates was recommended. Mutton, sea crabs and hairtail were contraindicated for their allergic tendency.

4. Results and Analysis

4.1　Criteria for Therapeutic Effect　Markedly effective: Symptoms basically ameliorated or subsided, urine BUN normal or decreased over 15 mg% , Cr decreased over 1.5 mg% . Improved: symptoms ameliorated, BUN and Cr decreased or remained unchanged. Ineffective: no amelioration of symptoms or even deterioration. BUN and Cr remained unchanged or even increased.

4.2　Results　Of the 64 cases, 33 were markedly effective, 21 ameliorated, 10 ineffective, and the markedly effective rate was 51.6% , total effective rate 84.4% .

4.2.1　Relation between Age and Effect　Of the 64 cases, 46 were below 60 years, the rate of marked effectiveness was 71.7%. 18 were 60 years and over, none markedly effective, but the rate of improvement was 44.4% .

4.2.2　Relation between the Primary Disease and Effect　All 33 cases of primary glomerulonephritis were effective, the rate of marked effectiveness was 75.8% , and improvement 24.2%. None of 13 cases with renal vascular diseases was markedly effective, only 61.5% showed improvement.

4.3　Relation between CRF Grading and Effect　17 cases of Grade Ⅰ were all markedly effective. Of 30 cases of Grade Ⅱ, 16 were markedly effective, 13 improved, and 1 ineffective. Of 17 cases of grade Ⅲ, 8 were improved, and 9 ineffective. The efficacy dropped markedlywith severity of disease.

5. Discussion

5.1　On Blood-stagnation being the Fundamental Feature of CRF　From the experience in nearly 300 cases of CRF, the author found that "blood stagnation" was a common manifestation. TCM holds that Kindey-qi is the origin of Qi of the whole body, like "the root of a tree", as the ancient author Zhang Jing-yue put it. Activation of Qi is required for circulation of the blood. Deficiency of kidney inevitably leads to the stagnation of blood, which in turn weakens the function of all organs, including kidney, resulting in a vicious cycle.

5.2   Seriation of CRF Therapy   CRF is a multi systemic and general disease of the body with severe renal functional impairment as its pathological basis, involving all the internal organs, Qi, blood and fluid. It is only reasonable that a single recipe will not correct this complicated condition. Hence, we recommend the "serial recipes for renal failure", including 11 basis recipes which prove to be clinically satisfactory.

Besides oral remedies, we also applied other modalities such as enema, capsules and a medicinal drink for treatment in a comprehensive way.

5.3   Assessment of Efficacy   Efficacy in treatment can be a cure or complete recovery, which is rate. For most cases, the curative effects were manifested as improvement in clinical symptoms, laboratory exams, and prolongation of life. Finally, patients treated with the SRRF were also observed to have had less bleeding and delirium in their terminal days.

补活抗衰老胶囊对 30 例老年痴呆氧自由基代谢的影响

随着社会的老龄化，老年痴呆（AD）也越来越成为危害老年人健康的多发病、常见病，由于缺乏有效的治疗方法，在发达国家 AD 已成为继心脏病、癌症和中风之后人类第四位的死因。我国 AD 的发病率也在逐年升高。补活抗衰老胶囊，是根据我国著名中医肾病专家——张大宁教授几十年的临床经验研制而成，临床疗效显著，在此基础上我们进一步观察其对 AD 患者氧自由基代谢的影响，并与对照组比较，将结果报道如下。

一、临 床 资 料

60 例患者均为门诊患者，随机分为观察组和对照组。观察组 30 例，男 19 例，女 11 例；年龄 56～80 岁，平均（66.07±5.99）岁；病程 6～31 个月，平均（17.07±5.39）个月。对照组 30 例，男 11 例，女 19 例；年龄 55～78 岁，平均（65.5±6.36）岁；病程 6～30 个月，平均（17.70±5.13）个月。均排除脑血管性痴呆。两组临床资料差异无显著性（$P>0.05$），具有可比性。60 例患者均符合 AD 的诊断标准（参照 1990 年全国中医学会老年痴呆专题学术研讨会制定的《老年呆病的诊断、辨证分型及疗效评定标准》，并采用痴呆简易筛选量表 BSSD、老年临床评定量表 SCAG 制定诊断标准），中医辨证为肾阴虚兼血瘀型（24 例），肾阳虚兼血瘀型（13 例），肾阴阳两虚兼血瘀型（23 例）。

二、治 疗 方 法

观察组：补活抗衰老胶囊（女贞子、旱莲草、何首乌、丹参、川芎、黄芪、肉苁蓉各 10g，当归、山楂各 3g，益智仁、灵芝各 6g，石菖蒲 12g）。每次 2 粒，每日 3 次。

对照组：口服维生素 E 胶囊（天津第六中药厂），每次 10mg，每日 3 次。均观察 3 个疗程，1 个月为 1 个疗程。伴有高血压、糖尿病者，可加用降压药、降糖药，停用其他脑血管扩张药、脑细胞代谢药，所有患者均配合心理疏导。

分别记录服药前、服药后 1 个月、2 个月、3 个月 BSSD 和 SCAG 积分、血清 SOD、血浆 MDA 值及主要症状积分（腰膝酸痛、头目眩晕、耳鸣、失眠多梦、形体消瘦、五心烦热、精神委靡、畏寒肢冷、腹胀心悸、肌肤甲错、某部疼痛如刺痛有定处、皮下有瘀斑等，有症状为 1 分，无症状为 0 分）。

三、疗 效 标 准

根据《老年呆病的诊断、辨证分型及疗效评定标准》并结合临床。症状积分下降为有效，无变化或上升为无效。血清 SOD 值升高，血浆 MDA 值降低为有效，血清 SOD 值降低，血浆 MDA 值升高为无效。BSSD 积分提高 30% 以上为显效，提高 1～30% 为有效，积分未提高为无效。SCAG

积分降低 30% 以上为显效，降低 1% ~30% 为有效，积分未降低为无效。

四、治疗结果

治疗结果见表 49、表 50。

表 49 观察组 BSSD、SCAG、SOD、MDA 的治疗前后变化表

治疗前后差值	均数	标准差	标准误	95% 可信区间	t 值	α 值	例数（例）
BSSD 前–BSSD3	−3.33	2.34	0.43	−4.21 ~−2.46	−7.805	0.00	30
SCAG 前–SCAG	18.6	8.73	1.59	15.34 ~21.86	11.672	0.00	30
SOD 前–SOD3	−5.767 1	3.909 9	0.713 8	−7.227 1 ~−4.307	−8.079	0.00	30
Z–Y	6.23	2.11	0.39	5.44 ~7.02	16.165	0.00	30

注：表中 Z、Y 分别表示治疗前、治疗后的症状积分

表 50 对照组 BSSD、SCAG、SOD、MDA 的治疗前后变化表

治疗前后差值	均数	标准差	标准误	95% 可信区间	t 值	α 值	例数（例）
BSSD 前–BSSD3	3.33E−02	0.89	0.16	−0.30 ~0.37	0.205	0.839	30
SCAG 前–SCAG	−0.57	2.50	0.46	−1.50 ~0.37	−1.241	0.225	30
SOD 前–SOD3	−0.963 0	4.470 9	0.816 3	−2.632 5 ~0.706 5	−1.180	0.248	30
Z–Y	−0.5	3.00	0.55	−1.62 ~0.62	−0.912	0.369	30

注：表中 Z、Y 分别表示治疗前、治疗后的症状积分

五、讨　论

AD 是以认知功能障碍为主要表现的一种慢性进行性疾病，其临床特点是近期记忆和智力功能进行性恶化，近年来对其各方面的研究在不断深入。AD 是伴有常染色体缺陷和神经元丧失的神经退行性病变。其病因尚不明确，假说有多种，如神经递质缺陷、炎症、氧自由基损伤、淀粉样蛋白神经毒作用、激素缺乏、细胞凋亡等。祖国医学对其早有认识《类证治裁》："夫人之神宅于心，心之精根于肾，而脑为元神之府，精髓之海，实记性所在也。"中医学认为：脑与肾关系密切，脑为髓海，脑之功能在于脑髓，而髓的化生又根于肾。肾藏精生髓，为水火之宅，肾中阴阳调和而化生精髓，故治疗此病当以补肾为首选，又老年人，长期受六淫七情之干扰，皆能导致脏腑功能失调，气血运行失常，而产生血瘀，痰浊瘀血阻滞脑络，髓海失养，神志灵机失用，治疗以补肾活血并用。张教授早在 20 世纪 70 年代就提出了"补肾活血法"，由此法创制的补活抗衰老胶囊，其临床处方以灵芝、女贞子、旱莲草、黄芪、何首乌补肾填精益智，石菖蒲开窍定志，当归、丹参、川芎活血化瘀，其川芎为血中气药，可领诸药直入血分，又善行头面，可载诸药直入脑窍。诸药合用，共奏补肾填精益智活血之功。该研究显示补活抗衰老胶囊，能显著改善患者的临床症状，有效提高 BSSD 积分，降低 SCAG 积分。治疗前后经 SPSS 统计学软件处理，$P<0.01$，有显著性差异。而对照组 $P>0.05$，无显著性差异。氧自由基在老年痴呆发病机制中作用的研究逐渐受到重视，自由基尤其是活性氧自由基是参与调节细胞凋亡的重要因素之一。资料表明脑组织中含高浓度不饱和脂肪酸、儿茶酚胺和高水平的氧化代谢，是氧自由基最易侵袭的靶器官，而脑内保护性抗氧化酶和非酶性自由基清除剂含量却很低，同时发现 AD 患者脑的神经纤维缠结中有

血红素氧化酶-1、Cu-Zn-SOD，说明氧自由基与神经纤维缠结形成有关，推测氧自由基是通过细胞凋亡而加重 AD 的病理变化。氧自由基通过触发细胞早期立即反应基因而引起细胞凋亡。自由基代谢紊乱造成神经细胞的老化及变性，促使或加重老年痴呆进程。超氧化物歧化酶（SOD）是重要的抗氧化酶，是机体内主要氧自由基清除剂之一，其活力反映机体清除氧自由基能力。另一方面丙二醛（MDA）是体内过氧化作用的最终产物，其含量高低间接反映机体细胞受自由基攻击的严重程度。故 SOD 和 MDA 的变化可反映出老年痴呆的进程。

该实验观察结果显示，观察组服用此胶囊后，血清 SOD 含量升高，血浆 MDA 含量降低。服药前后比较（SPSS 统计学软件处理），$P<0.01$，有显著性差异。对照组治疗前后比较，$P>0.05$，无显著性差异。从而说明此胶囊可改善氧自由基代谢，有保护脑组织、减少神经细胞凋亡的作用。另外临床中医辨证以肾阴虚兼血瘀型、肾阴阳两虚兼血型的患者较多，而肾阳虚兼血瘀型患者较少，该课题所收集的这 60 例 AD 患者中仅 13 例为肾阳虚兼血瘀，但这是否具有统计学意义我们尚难肯定，我们将扩大样本就 AD 患者中医辨证做进一步调查。

（张大宁　张宗礼　车树强　司福全　陈翠兰　周世芬　孙岚云　焦　剑）

补肾法对老年肾虚患者脑电及脑血流影响的观察

祖国医学认为"肾主藏精，精生髓"，"脑为髓之海"，肾与脑的关系尤为密切。临床上对于各种脑的病症，广泛使用补肾法，收到较为满意的效果。为了进一步探讨肾与脑的关系，以及补肾法的机理，我们对随机抽样的 150 例老年肾虚患者（包括肾阴虚、肾阳虚和肾阴阳俱虚）进行了补肾治疗前后的脑电及脑血流描记，初步发现一些规律性的联系，现报告如下。

一、一般资料分析

（1）本组 150 例随机抽样肾虚患者，均为 65 岁以上老人，其中 65～77 岁 87 例，78～90 岁 51 例，90 岁以上 12 人。男 82 例，女 68 例。

（2）现代医学诊断：原发性高血压 41 例，低血压 12 例，慢性结肠炎 8 例，胃及十二指肠溃疡病 3 例，下肢静脉曲张 4 例，颈腰椎增生 70 例，冠心病 8 例，支气管哮喘 8 例，肺源性心脏病 3 例，慢性肾炎 5 例，白内障 4 例。

二、辨证分型

1. 分型标准　参考上海沈自尹 1964 年提出的肾虚辨证分型标准，略加修改。

肾虚共有症状：腰酸，肢软，发脱，齿摇，两尺脉弱。肾阴虚：具有上述其中任何一项症状及五心烦热或盗汗颧红，舌红苔少者，或在"眩晕，耳鸣，咽干，舌燥，男子遗精，长期便秘"六项症状中，具有任何三项者。肾阳虚：具有肾虚共性中任何一项症状及畏寒或肢冷，舌淡者，或在"面色㿠白，水肿，便溏，阳痿，小便清长，脉沉迟"六项症状中，具有任何三项者。肾阴阳俱虚：具有肾虚共性中任何一项症状，并同时具有肾阴虚两项症状和肾阳虚两项症状者。

2. 分型结果　肾阴虚 78 例（65～77 岁 54 例，78～90 岁 22 例、90 岁以上 2 例），肾阳虚 43 例（65～77 岁 19 例，78～90 岁 20 例，90 岁以上 4 例），肾阴阳俱虚 29 例（65～77 岁 14 例，75～90 岁 9 例，90 岁以上 6 例）。

三、治 疗 方 法

150 例患者均采用协定处方治疗。

滋肾胶囊：熟地 30g，山药 8g，枸杞 6g，山萸肉 10g，阿胶 15g，茯苓 8g，肉苁蓉 20g，甘草 15g。干燥，粉碎成细粉，混匀装入胶囊，每粒 0.5g。口服，每日 2～3 次，每次 5 粒。

助肾胶囊：熟地 30g，山药 8g，山萸肉 10g，茯苓 8g，附子 10g，肉桂 15g，仙茅 15g，淫羊藿 15g，甘草 15g。制法、服法同上。

补肾胶囊：女贞子20g，旱莲草20g，生熟地各20g，当归10g，肉苁蓉10g，桑螵蛸10g，桑寄生15g，川续断15g，甘草20g。制法、服法同上。

临床一般以15日为一个疗程，疗程后停药3~4日。

四、描记方法

1. 脑血流描记法 用国产Nj-2型双导脑血流计，连在Sj-41多导基础生理测定仪上，用3cm×2.5cm铝极电极，纸速2.5cm/s，分别描记双侧，额-乳，枕-乳导联的脑血流图，然后舌下含硝酸甘油0.3mg，再分别描记服药后2min、5min、10min、20min的脑血流图，观察图变化、测量重搏波、波幅等生理参数，以连续5个脉搏波的平均值为比较数据。

2. 脑电图描记法 用国产ND-8$_2$B型八导脑电图机，银管型电极，双极联接法，纸速1.5cm/s，常规描记15min，中间进行一次睁闭眼实验。

此外，为了最大限度地避免干扰和伪差，受试者在描记前均停药1周，测验5日，洗头1次。测验过程中室内保持安静，光线适宜。

五、描记结果

1. 脑血流图 各种表现及变化见表51。

表51　辨证分型与脑血流图关系

辨证分型	波型 年龄（岁）	三角波	正弦波	转折波	低平波	三峰波	平顶波	总计
肾阳虚	65~77	5	3	8	1	2		19
	78~90	9	6	4	1			20
	90以上	2	2					4
肾阴虚	65~77	6	2	35		6	5	54
	78~90	7	4	8		3		22
	90以上	2						2
肾阴阳俱虚	65~77	3	1	6	1	2	1	14
	78~90	2	2	3		1		9
	90以上	2	3	1				6

由表51可见，肾阳虚多呈转折波、三角波、正弦波，而且随着年龄增加后两种波有较明显增高趋势，肾阴虚转折波、三角波、三峰波多见，随着年龄增加三角波和正弦波有缓慢上升趋势，肾阴阳俱虚型似无典型特异波型。

由表52可见肾阳虚口服硝酸甘油后重搏波虽有好转但变化转慢，肾阴虚服药后重搏波有较明显改变且反应时间早，肾阴阳俱虚介于两者之间。鉴于"重搏波"为反映脑血管弹性的一项可靠指标，故提示同年龄组的肾阳虚较肾阴虚的脑动脉血管弹性轻且对药物处于低反应状态。肾阴虚虽对药物反应性较高，但不持久，有时呈不稳定性（表53）。

表52　口服硝酸甘油后肾虚各型重搏波的变化

分型	时间 / 重搏型波	服药前	服药后				共计
			2分	10分	5分	20分	
肾阳虚	明显	2	2	5	6	6	43
	变浅	14	17	26	29	30	
	隐约可见	18	11	5	3	2	
	消失	9	13	7	5	5	
肾阴虚	明显	18	29	31	30	27	78
	变浅	39	42	40	38	38	
	隐约可见	13	4	5	8	9	
	消失	8	3	2	2	4	
肾阴阳俱虚	明显	3	4	3	3	4	29
	变浅	13	18	16	19	17	
	隐约可见	6	3	6	2	2	
	消失	7	4	4	5	6	

　　由图6可见服药后肾阴虚较肾阳虚的波幅变化快而明显，"波幅"是反映脑血流量的客观指标，提示阴虚服药后脑灌注量有较大幅度增多。但维持时间不长，说明此型血管紧张度不稳。

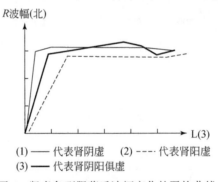

(1) —— 代表肾阴虚　　(2) - - - - 代表肾阳虚
(3) —— 代表肾阴阳俱虚

图6　肾虚各型服药后波幅变化的平均曲线

表53　肾虚各型治疗前后的重搏波变化

分型	时间 / 重搏波	治疗前	治疗后
肾阳虚	明显	3	6
	变浅	14	29
	隐约可见	18	4
	消失	9	4

续表

分型	时间 重搏波	治疗前	治疗后
肾阴虚	明显	18	30
	变浅	39	36
	隐约可见	13	10
	消失	3	2
肾阴阳俱虚	明显	3	3
	变浅	13	15
	隐约可见	6	7
	消失	7	4

2. 脑电图 肾阴虚、肾阳虚及肾阴阳俱虚三型的脑电图变化似无明显差异（表54）。绝大多数均呈现 α 节律变慢，调幅较差，有时左右两侧电压不太对称，低电压慢活动增加，电压普遍低平等，这种变化随着年龄的增加有进一步明显的趋势。尤其是 90 岁以上的肾虚老人，基本上为：8.5～10 次/s，电压 10～45μV α 节律，背景活动极线欠稳，呈不规则脑电。提示脑的生物电活动减弱，反映了随着衰老及肾虚，各种神经结构的兴奋活动亦发生不同的变化，各中枢间的相互关系受到较明显的影响，脑力活动能力降低。经补肾治疗后，随着症状的好转脑电慢活动有所减少，α 波电压增高调幅有变好的趋势，提示补肾法有改善脑生理功能作用。

表 54　肾虚各型前后波幅的变化

时间 分型	治疗前	治疗后	P 值
肾阴虚	0.071	0.094	$P<0.05$
肾阳虚	0.071	0.083	$P<0.05$
肾阴阳俱虚	0.064	0.039	$P<0.05$

六、讨　　论

（1）脑血流图及脑电图检查，方法较简便，受试者一般无痛苦，易被老年人接受，因此，可以进行定期的连续性动态描记。它可以从脑血管机能状态，脑供血量及脑生物电活动等角度，探讨衰老的过程中大脑的某些生理改变及病理变化，为判断、防治老年病提供一个有价值的客观数据。

（2）祖国医学认为人的生长发育、衰老过程与肾气盛衰有关。有"肾主骨生髓"，"脑为髓之海"，"诸髓者皆属于脑"之说。脑既是诸髓的会合，而髓又资生于肾，故肾气的盛衰关系到脑力的增强和衰减。该项实验亦发现伴随衰老而肾虚者其脑血流、脑电均有不同程度的改变，其中肾阳虚者，脑血流多呈现转折波、三角波、正弦波，波幅也较低，口服硝酸甘油后多呈延迟反应，提示此型老人脑血管弹性明显减弱，供血较差，且对药物的反应低下；肾阴虚者，转折、三角、三峰波多明显，波幅较同年龄组的肾阳虚为高，但有时呈血管紧张不稳，服硝酸甘油后，反应较快，但不持久；肾阴阳俱虚者乃无规律性变化，有的偏于肾阳虚的波形，有的类似于肾阴虚的变化，有的介于两者之间。

（3）经补肾治疗后，随着脑血流及脑电图的改善，其肾虚的一些典型症状大部分得到控制和缓解。提示脑生理功能的改善在一定程度上反映了体质的好转。

（4）目前国内外"肾"实质研究大多集中肾与内分泌，尤其是垂体-肾上腺皮质系统内在联系。该实验从高级神经中枢——脑电及脑血流角度进行探讨，初步发现了一些可喜的苗头，为祖国医学"肾"的研究增添了新的内容。

（张大宁　张大千）

补肾活血法配合结肠透析治疗
早中期慢性肾衰竭的短期临床观察

慢性肾衰竭（CRF）是指各种原发和继发的慢性肾脏病进行性恶化，缓慢出现肾功能减退而至衰竭的统一结局。临床表现涉及消化、心血管、血液、神经、肌肉、骨骼、呼吸、内分泌、皮肤多个系统。某些因素，如劳累、感染、肾毒性药物的应用等均可导致肾功能急剧恶化，故该病临床治疗复杂且病情易反复。补肾活血法是张大宁教授于1978年提出的中医病机理论和临床治疗大法，笔者应用补肾活血汤结合结肠透析治疗早中期慢性肾衰竭取得了较好的疗效，现报道如下。

一、资料与方法

1. 研究对象 选取自2011年10月~2013年6月于天津市公安医院肾内科门诊及病房就诊的早中期慢性肾衰竭患者80例，按就诊顺序随机分为治疗组与对照组，每组各40例，其中治疗组女性18例，男性22例；年龄25~70岁，平均年龄48.5岁；病程1~12年，平均病程7.4年；血肌酐（Scr）为（369.55±63.96）μmol/L，糖尿病肾病20例，慢性肾小球肾炎17例，多囊肾3例。对照组女性16例，男性24例，年龄22~69岁，平均年龄47.2岁；病程1~14年，平均病程6.9年；Scr为（376.95±62.27）μmol/L，糖尿病肾病24例，慢性肾小球肾炎12例，多囊肾4例。两组患者的性别比、年龄、病程、Scr水平及原发病方面无明显差异。

2. 诊断标准 参照文献制定。所选病例均符合早中期慢性肾衰竭的诊断标准，Scr水平为133~707μmol/L。

3. 纳入标准 ①CRF诊断明确；②对该临床研究知情同意；③患者入组前未接受腹膜透析、血液透析等替代治疗。

4. 排除标准 ①合并严重心、肺、肝功能障碍者；②有结肠透析禁忌证：如严重痔疮、肛瘘、肠道内出血等；③有精神类疾病，依从性差；④对治疗中药过敏者。

5. 治疗方法

（1）对照组：给予西医综合治疗，积极治疗原发病及对症治疗，保证患者每日所需热量为30~40kcal/kg，采取以优质低蛋白饮食为主，每日摄入蛋白质0.6g/kg，并补充α-酮酸，口服氧化淀粉、活性炭制剂，维持水、电解质和酸碱平衡，降压、降糖、控制感染及对症治疗。

（2）治疗组：在对照组治疗的基础上加用补肾活血汤口服及结肠透析。补肾活血汤：生黄芪90g，五味子60g，丹参30g，川芎30g，大黄30g，大黄炭30g，茵陈30g，五灵脂30g，蒲黄炭30g，草决明30g。随证加减，水煎服，3日1剂（1500ml），每剂分6次，每次250ml，每日分2次服用。结肠透析：包括结肠清洗、结肠透析、中药灌肠，每周3次。中药灌肠：生黄芪30g，丹参20g，大黄10g，大黄炭10g。浓煎至300ml，在结肠透析治疗后进行高位灌肠，每次150ml，保留1h以上，随透析每周3次。

（3）疗程：14日为1个疗程，两组均治疗2个疗程。

6. 观察指标 包括临床症状体征：倦怠乏力、腰膝酸软、食少纳呆、恶心呕吐及实验室指标：

Scr、尿素氮（BUN）、肌酐清除率（Ccr）。其中，临床症状体征根据《中药新药临床研究指导原则》慢性肾衰竭症状分级量化表采用症状积分法记录：轻度记 1 分，中度记 2 分，重度记 3 分。

7. 疗效判定 参照文献制定。显效：症状减轻或消失，Ccr 增加≥30% 或 Scr、BUN 下降≥30%；有效：症状减轻或消失，30%＞Ccr 增加≥20% 或 30%＞Scr、BUN 下降≥20%；无效：治疗后症状体征无改善或加重，肾功能无明显改善或恶化。

8. 统计学方法 采用 SPSS 17.0 进行统计处理，计量资料采用 $\bar{x}\pm s$ 表示，率的比较采用 χ^2 检验，组间资料比较采用两独立样本 t 检验，治疗前后比较采用配对 t 检验。$P<0.05$ 为差异有统计学意义。

二、结　果

1. 临床疗效 见表 55。治疗组总有效率为 92.5%，对照组总有效率为 65%，差异有统计学意义（$P<0.01$），可认为治疗组总有效率优于对照组。

表 55　两组临床疗效比较

组别	例数例	显效例	有效例	无效例	总有效率（%）
治疗组	40	24	13	3	92.5
对照组	40	20	6	14	65.0

两组比较，$\chi^2=9.038$，$P<0.01$

2. 肾功能指标的变化情况 见表 56。两组治疗后肾功能指标较治疗前均有所改善（$P<0.01$），治疗组治疗后 Scr、BUN 均显著低于对照组同期相应指标（$P<0.01$），治疗组治疗后 Ccr 显著高于对照组同期 Ccr（$P<0.05$），可以认为治疗组肾功能指标的改善情况优于对照组。

3. 临床症状积分 见表 57。两组治疗后临床症状积分较治疗前均有所改善（$P<0.05$，$P<0.01$），治疗组治疗后各项症状积分均显著低于对照组（$P<0.05$），可以认为治疗组临床症状改善情况优于对照组。

表 56　两组治疗前后肾功能指标的比较（$\bar{x}\pm s$）

组别	例数（例）	时间	Scr（μmol/L）	BUN（mmol/L）	Ccr（ml/min）
治疗组	40	治疗前	369.55±63.96	23.08±3.70	28.43±6.59
		治疗后	255.93±66.53 ** △△	14.40±3.92 ** △△	42.23±11.86 ** △
对照组	40	治疗前	376.95±62.27	24.06±3.81	30.05±8.38
		治疗后	298.65±68.58 **	19.77±3.31 **	36.40±11.17 **

与本组治疗前比较，**$P<0.01$，与对照组同期比较，△$P<0.05$，△△$P<0.01$

表 57　两组治疗前后临床症状积分的比较（$\bar{x}\pm s$）

组别	例数（例）	时间	倦怠乏力	腰膝酸软	食少纳呆	恶心呕吐
治疗组	40	治疗前	2.75±0.44	2.65±0.58	2.25±0.90	2.20±0.76
		治疗后	0.88±0.61 ** △	0.85±0.48 ** △	0.80±0.52 ** △	0.91±0.42 ** △
对照组	40	治疗前	2.70±0.46	2.55±0.68	2.22±0.83	2.10±0.84
		治疗后	1.25±0.67 *	1.23±0.53 *	1.30±0.56 *	1.40±0.51 *

与本组治疗前比较，*$P<0.05$，**$P<0.01$，与对照组同期比较，△$P<0.05$

三、讨　论

　　慢性肾衰竭是各种肾脏病发展到后期的共同结局，具有发病率高、致残率高、医疗费用高的特点。目前西医对慢性肾衰竭的治疗主要是饮食控制、降压、降脂、抗凝治疗及对症治疗，而疾病进展到尿毒症期则进行替代治疗。治疗过程中患者承担的费用高，自身的生活质量常较差。相比之下，中医、中西医结合治疗慢性肾功能不全是我国医学界特有的治疗方法，且有 30 余年的系统临床积累，为慢性肾功能不全提供了一个有希望的治疗途径。

　　补肾活血法是张大宁教授首先提出的治疗大法，该法是补肾法与活血法的有机结合及高度统一，通过补肾促进活血，应用活血益于补肾，两者相互协同，达到改善肾虚血瘀的病理变化，使机体阴阳平衡、邪祛正存。张大宁教授指出慢性肾衰竭的四大病机为"虚、瘀、湿、逆"，临床上根据补肾活血法的原理采用补肾、滋阴、活血、温阳、益气、行气等治法，通过对机体局部的调整扩张肾血管、提高肾血流量、促进纤维组织吸收。补肾活血汤由黄芪、五味子、丹参、川芎、大黄、大黄炭、茵陈、五灵脂、蒲黄炭、草决明等药物组成。现代药理研究表明，大剂量的黄芪、五味子具有增强机体免疫力，改善肾功能，降低尿蛋白、抗炎、抗氧化的作用。丹参、川芎、五灵脂活血化瘀，能增加肾血流量，促进毒素的排泄。大黄可使肠道再吸收减少并促进尿中尿素及肌酐的排泄，大黄炭、蒲黄炭具有促进毒性物质排泄、抗炎的作用。茵陈、草决明清利湿热解毒，草决明还有抗血小板聚集的功效。诸药合用能改善肾功能，增加体内毒素的排泄，从而延缓慢性肾功能不全的进展。

　　结肠透析是利用结肠黏膜半透膜的特性，通过弥散和渗透作用排除体内代谢废物，改善内环境，从而改善患者临床症状，配合中药灌肠效果更佳。临床上对于慢性肾衰竭失代偿期后期和肾衰竭期的患者，单用补肾活血法控制水肿和清除毒素效果不强，此时宜联合结肠透析治疗。该研究所用灌肠方具有补肾活血、排毒通腑的功效，其中大黄的导泻作用还可起到缓解体内水潴留的作用，大黄炭除部分的保留了大黄有效导泻成分蒽醌衍生物的导泻祛毒作用外，在促使毒性物质的结合排泄方面优于生大黄，两者连用可更有效地促进体内代谢废物的排泄。综上所述，该研究应用补肾活血汤口服加结肠透析配合常规西医综合治疗早中期慢性肾衰竭患者 40 例，结果显示治疗组临床疗效、临床症状及肾功能指标的改善情况均明显优于对照组，表明与常规西医治疗相比，传统医学与现代技术相结合的综合治疗方式能取得更好的临床疗效。

（高辰馨　张勉之　张大宁）

补肾活血法治疗慢性肾小球肾炎疗效观察

慢性肾小球肾炎（CGN），是肾内科临床常见的免疫性疾病，多见于青壮年，多数起病缓慢、隐匿。临床表现多样性，可有蛋白尿、血尿、水肿及高血压等中的一项或多项，后期可伴有不同程度的肾功能减退，渐进性发展为慢性肾衰竭。目前该病预后较差，单纯西药治疗疗效不明显。补肾活血法是张大宁教授于1978年率先提出的一种新的中医理论和临床治疗方法。2011年9月~2013年5月间，笔者跟随张勉之教授采用补肾活血法治疗CGN，疗效满意，现报告如下。

一、临床资料

1. 一般资料　资料共100例，均为天津市公安医院2011年9月~2013年5月期间收治的慢性肾小球肾炎患者，采用随机数字表法随机分为2组，每组各50例。治疗组男28例，女22例，年龄30~62岁，平均（44.9±10.2）岁；病程1~4年，平均（2.6±1.3）年。对照组男26例，女24例，年龄28~59岁，平均（45.1±9.4）岁；病程1~5年，平均（3.4±1.1）年。诊断标准中华中医药学会肾病分会关于"慢性肾小球肾炎的诊断、辨证分型及疗效评定标准"。两组病例一般资料比较差异无统计学意义（$P>0.05$），具有可比性。

2. 排除标准　①妊娠期或哺乳期妇女。②合并其他严重的心、肝系统疾病。③合并恶性高血压等急性并发症者；④肾功检查示 $Cr>133\mu mol/L$；⑤近半年内使用激素或免疫抑制剂。

3. 病理分型　治疗组：Ⅰ系膜增生性肾小球肾炎28例，Ⅱ系膜毛细血管性肾小球肾炎12例，Ⅲ膜性肾病4例，Ⅳ局灶阶段性肾小球硬化6例。对照组：Ⅰ系膜增生性肾小球肾炎26例，Ⅱ系膜毛细血管性肾小球肾炎12例，Ⅲ膜性肾病5例，Ⅳ局灶阶段性肾小球硬化7例。两组患者病理分型差异无统计学意义（$P>0.05$）。

4. 中医辨证分型　将慢性肾小球肾炎分为脾肾阳虚、肝肾阴虚、气阴两虚，治疗组各类型分别为20例、12例、18例，对照组分别为23例、13例、14例。两组患者中医辨证分型差异无统计学意义（$P>0.05$）。

二、治疗方法

1. 对照组　给予低盐、低脂饮食；黄葵胶囊2.5g，每日3次，以控制尿蛋白；血压高者酌情加用降压药。

2. 治疗组　在对照组的基础上加用张大宁教授提出的补肾活血法，给予患者补肾、活血、行气等药物，主要包括：生黄芪90g，荠菜花30g，土茯苓30g，草决明30g，车前子30g，车前草30g，丹参30g，川芎60g，生大黄30g，大黄炭30g，五味子60g，根据患者病情特点随症加减。两煎共煎汁1500ml，每日早晚服250ml，3日1剂，4周为1个疗程，观察3个疗程。

3. 统计学方法　应用SPSS17.0统计学分析软件进行统计处理，计量资料数据采用均数±标准差（$\bar{x}\pm s$）表示，正态分布计量资料的比较采用 t 检验，偏态分布分布计量资料的比较采用秩和检验，组间计数资料的比较采用 χ^2 检验，$P<0.05$ 为差异有统计学意义。

三、疗效标准与治疗结果

1. 疾病疗效标准　参照《中药新药临床研究指导原则》。临床控制：肾功能正常，尿常规检查尿蛋白转阴性或24h尿蛋白定量正常，尿常规检查红细胞数正常或尿沉渣红细胞计数正常。显效：肾功能正常或基本正常（与正常值相差不超过15%），尿常规检查尿蛋白减少2+或24h尿蛋白定量减少>40%，尿常规检查红细胞数减少≥3个/HP或2+，或尿沉渣红细胞计数>40%。有效：肾功能正常或有改善，尿常规检查尿蛋白减少1+或24h尿蛋白定量减少<40%，尿常规检查红细胞数减少<3个/HP或1+，或尿沉渣红细胞计数<40%。无效：临床表现与实验室检查均无明显改善或有加重者。

2. 治疗结果

（1）两组临床疗效：见表58。治疗组总有效率高于对照组（$P<0.05$），表明中西结合治疗组疗效优于单纯西药治疗组。

表58　两组患者治疗效果比较

组别	例数（例）	临床控制例（%）	显效例（%）	有效例（%）	无效例（%）	总有效率（%）
治疗组	50	10（20）	28（56）	9（18）	3（6）	47（94）*
对照组	50	4（8）	11（22）	17（34）	18（36）	32（64）

与对照组相比，*$P<0.05$

（2）两组生化指标变化比较：经过治疗两组24h尿蛋白定量、肌酐均明显降低，与治疗前相比差异有统计学意义（$P<0.01$），且治疗组24h尿蛋白定量降低程度显著高于对照组（$P<0.01$），治疗组肌酐降低程度高于对照组（$P<0.05$）。治疗组尿素氮、尿红细胞个数与治疗前相比也明显降低，差异有统计学意义（$P<0.01$），且治疗组尿红细胞个数降低程度显著高于对照组（$P<0.01$），见表59。

表59　两组治疗前后生化指标变化比较（$\bar{x}\pm s$）

组别	例数（例）	时间	24h尿蛋白定量（g/24h）	尿红细胞个数（个/HP）	Scr（μmol/L）	BUN（mmol/L）
治疗组	50	治疗前	1.55±0.64	12±4	106.92±12.36	6.50±1.21
		治疗后	0.52±0.67**	7±4**	91.26±14.81*△	6.16±1.21*
对照组	50	治疗前	1.58±0.74	12±5	104.09±15.07	6.26±1.18
		治疗后	1.32±0.93*	11±7	99.14±17.38*	5.99±1.33

与本组治疗前比较，*$P<0.01$；与对照组治疗后相比，△$P<0.05$

四、讨　论

慢性肾小球肾炎是泌尿系统常见的疾病，其发病机制不尽相同，但起始因素多为免疫介导炎症。因此临床上多采用糖皮质激素或细胞毒药物进行治疗，但其对于大多数原发性肾小球肾炎的疗效不明显，且用药后患者的不良反应大，并发症多，难以坚持用药。因此，中药就成为治疗慢性肾小球肾炎新的研究方向。慢性肾小球肾炎在中医学中属于"水肿"、"尿血"、"腰痛"、"虚劳"等病证范畴，为本虚标实之证，研究发现该病虽然临床表现复杂，但均有不同程度的"肾虚与血瘀"。然而肾虚和血瘀不是孤立存在的，它们之间是相互联系的，肾虚必血瘀，血瘀又进一步加重肾虚，肾虚为本，血瘀为标，互为因果，形成恶性循环，因此张大宁教授提出"补肾活血法"这一治疗原则，以达到改善肾虚血瘀的目的，使机体阴阳平衡。现代药理研究证实，该方中君药黄芪具有健脾益气、免疫调节的作用，可降低肾小球灌注压，保护肾功能；川芎、丹参有对已形成的凝聚血块有解聚作用，从而可以加速肾小球沉积物的溶解，防止血小板的凝聚，改善肾脏的血液循环，提高肾小球的滤过率，大黄、大黄炭具有降低血尿素氮、改善肾功能，促进体内毒素排出的作用，土茯苓、车前子、车前草利尿，五味子增强机体免疫力。方中诸药，能够从不同方面延缓或阻止慢性肾小球肾炎的发生发展，有明显的临床疗效。

（高嘉妍　张勉之　张大宁）

老年病从肾虚论治及其临床观察

两年来，我们在临床中收治了冠心病、高血压、慢性心力衰竭、脑血管机能不全、肺源性心脏病及糖尿病等常见的老年疾病。在治疗过程中，我们发现在151例患者中，与肾有关的123例，占81.4%。从而提示我们在临床中注意老年病与肾的关系。

一、临床资料分析

151例老年患者，其中与肾虚有关的123例。男性78例，女性45例（表60、表61）。

表60　各年龄段不同性别患者的例数（例）

性别＼年龄	50~55（岁）	56~60（岁）	61~65（岁）	65岁以上
女性	7	6	21	11
男性	5	19	20	45

表61　各种老年病不同证型患者的例数（例）

分型＼病名	高血压	冠心病	慢性肾衰竭	脑动脉硬化	脑血栓形成	更年期综合征	糖尿病	源性心脏病
心肾阳虚	0	15	5	23	10	0	0	0
脾肾阳虚	21	8	0	0	2	3	0	0
肾不纳气	0	0	0	0	0	0	0	6
肝肾阳虚	19	0	0	4	0	0	7	0

二、辨　证　分　型

1. 心肾阳虚型　共53例。临床表现为：心悸、怔忡、喘息不得卧、畏寒肢冷或朦胧欲睡、小便不利、面浮肢肿以下肢尤甚，肩背酸楚，头晕目眩、唇甲淡暗青紫、舌淡暗或青紫、苔白滑，脉沉微细。治宜温补心肾。方如：四逆汤，参附汤或桂枝附子汤等。临床选药：炙附子、肉桂、茯苓、红参、党参、黄芪、丹参、五味子、炙甘草等（此类药物多为纯阳气厚之品，用于阳衰寒盛之证常可奏效，但不可过量久服，以防耗伤气津。在治疗中当注意适量加入滋阴之品，使阴阳相生，阳得阴助，生化无穷）。

2. 脾肾阳虚型　共34例。临床表现为：面色㿠白，畏寒肢冷，神疲倦怠，腰膝或下腹冷痛，五更泄泻或下利清谷，小便不利或面浮肢肿甚则腹胀如鼓，舌淡胖，苔白滑，脉沉细。治宜温补脾肾。方如：二仙汤等。临床选药：仙茅、淫羊藿、巴戟天、云茯苓、炒白术、山药、党参等。

3. 肾不纳气型（肺肾气虚型）　共6例。临床表现为：喘息气短，动则尤甚，呼多吸少，言语无力，自汗畏风、面浮肢冷，甚则肢体浮肿，形瘦神疲，舌淡，脉沉细或细数。治宜：养肺定喘，补肾纳气。方用：七味都气丸、青娥丸等。临床选药：熟地、山萸肉、五味子、补骨脂、淫羊藿、山药、杏仁、茯苓、党参、胡桃肉等。

4. 肝肾阴虚型　共30例。临床表现为头晕目眩、耳鸣健忘、失眠多梦、咽干口燥、腰膝酸软、胁痛、五心烦热、颧红盗汗、夜难安寐、大便秘结、舌红无苔或少苔、脉细数。治宜：滋水益阴。方如：六味地黄之类。临床选药：熟地、山药、山茱萸、丹皮、云苓、白芍、白菊花、枸杞子、知母、黄柏、龟板、元参等。

三、疗效评定标准及疗效观察

1. 疗效评定标准　显效：临床主症明显改善，理化检查明显好转或恢复正常者。

有效：临床主症有所改善，理化检查指标有所恢复。

无效：临床主症无改善，理化检查指标无好转趋象。

2. 疗效观察　老年性肾虚患者，大多病程较长，治疗中一般疗效较为缓慢。需服药 2～3 个疗程方可见效。（每疗程 15 日）故在临床中当辨证准确时应嘱患者坚持用药。

经观察此组 123 例肾虚患者，其中显效 55 例，占 44.7%；有效为 63 例，占 51.2%。其总有效率为 95.9%。

四、案例介绍

患者，男，59 岁，干部。1988 年 3 月初诊。患者述尿频量多 3 个月，腰膝酸软无力，头晕耳鸣，口干喜饮，面色黄而少华。夜寐欠安，大便秘结 3～4 日一行。舌质红少苔，脉细数。查尿糖（++++）；空腹血糖 12.8mmol/L；血压 130/80mmHg。诊断为消渴（属肝肾阴虚型）。拟以滋阴清热之法。药用：生地 40g，枸杞 15g，龟板 15g，玄参 12 克，女贞子 30g，旱莲草 15g，白术 10g。并嘱患者进糖尿病饮食。服药 4 剂后小便次数有所减少。再进 7 剂尿频量多已得到控制，口干渴缓解。腰酸乏力、耳鸣等症均减轻。查尿糖（++）；血糖 9.8mmol/L；以上方继续加减服药三十余剂。症状消失，尿糖控制在（±）空腹血糖 7.4mmol/L。继续服用六味地黄丸及玉泉片以善后。

（杨星五　张宗礼　王玮　车树强　于顺义　翟金莹　张大宁）

流感1号治疗流行性感冒960例

天津市中医医院自1994年3月~2002年12月，应用张大宁教授的经验方配制的流感1号治疗流行性感冒960例，取得很好疗效，现报道如下。

一、一般资料

共1560例。随机分为两组，治疗组960例，男598例，女362例；年龄最小18岁，最大64岁，平均年龄（37.96±13.22）岁；病程最短6h，最长24h，平均病程（12.34±6.87）h；体温最低38.3℃，最高41℃，平均体温（39.02±0.56）℃。对照组600例，男392例，女208例；年龄最小18岁，最大65岁，平均年龄（36.98±13.42）岁；病程最短8h，最长24h，平均病程（12.72±6.08）h；体温最低38℃，最高40℃，平均体温（38.98±0.62）℃。两组在性别、年龄、病程、疗前体温等资料方面比较差异无显著性（$P>0.05$），具有可比性。

二、治疗方法

治疗组服用流感1号，每日3次，每次180ml，口服。流感1号组成：金银花、连翘、生石膏、板蓝根各30g，大青叶20g，柴胡、贯众、黄芩各15g。由该院中药制剂室采用煎煮机制成药液，每袋180ml备用。

对照组口服盐酸吗啉胍片0.2~0.4g，每日3次及板蓝根冲剂5g，每日3次。2组均以3日为1个疗程，观察1~2个疗程。两组在观察期间，除上述治疗外，不使用其他抗病毒、抗菌药物，但必要时做对症处理，如高热者临时使用退热药等。

三、疗效标准

痊愈：治疗3日以内，体温正常，症状消失，白细胞总数、中性粒细胞计数正常，且无反复；显效：治疗3日以内，体温基本正常，主要症状消失。白细胞总数、中性粒细胞计数基本正常；有效：治疗3日，体温下降，但仍有反复，主要症状部分消失。白细胞总数、中性粒细胞计数有所下降，但未恢复正常；无效：治疗3日，体温未降，症状无明显改善。白细胞、中性粒细胞计数无下降。

四、治疗结果

治疗组痊愈404例，显效268例，有效211例，无效77例，总有效率91.98%，愈显率76.10%；对照组痊愈80例，显效60例，有效224例，无效236例，总有效率60.68%，愈显率38.44%。两组疗效比较有极显著性差异（$P<0.01$）治疗组疗效明显优于对照组。两组治疗前后临床主要症状改善情况见表62。

表 62　治疗前后临床主要症状变化情况比较

	症状	例数（例）	消失（例）	未消失（例）	消失率（%）
治疗组	发热	950	672	288	70.05
	口渴	815	652	163	80.00
	头痛	960	689	271	71.77
	身痛	960	680	280	70.83
	咽痛	960	523	437	54.47
	舌红	960	720	240	75.00
	脉浮数或洪数	872	545	327	62.50
对照组	发热	600	140	460	23.33
	口渴	504	173	331	34.32
	头痛	600	157	443	26.16
	身痛	600	150	450	25.00
	咽痛	600	121	479	20.66
	舌红	600	258	342	43.00
	脉浮数或洪数	548	283	265	39.16

治疗前后体温变化情况（表 63）。

表 63　完全退热时间比较

组别	例数（例）	<24h（例）	48h（例）	72h（例）	$\bar{x}\pm s$
治疗组	672	182	324	166	32.08±10.83
对照组	140	40	56	44	38.72±10.46

治疗前后白细胞异常恢复情况（表 64）。

表 64　白细胞总数及中性粒细胞数变化情况比较

组别	异常（例）	恢复正常（例）	未正常（例）	恢复率（%）
治疗组	796	676	120	84.92
对照组	513	363	150	70.76

五、讨　　论

　　流行性感冒（简称流感）是指流感病毒引起的急性上呼吸道传染病，具有起病急、传播快及地区性、周期性、季节性、可暴发流行，甚至世界流行等特点。根据其发病特点当属祖国医学中时行感冒、外感热病、温病的范畴。张大宁教授经过数十年的临床观察研究，认为流感虽为感受外邪所致，但整个病程过程中却以少阳、阳明合病为主要病机。少阳阳明合病，所属脏腑功能失调。破坏了人体相对平衡状态而发病。因此治疗过程中，不仅要疏风解表，更应和解少阳，清泻阳明气分实热，因此张大宁教授在传统处方：小柴胡汤、白虎汤等经方的基础上研制出"流感 1号"，其处方为：金银花、连翘、生石膏、柴胡、黄芩、贯众、大青叶、板蓝根等药。方中金银花、连翘以辛凉疏风解表，柴胡、黄芩和解少阳，生石膏清泻气分实热，又加入清热解毒之大青叶、板蓝根、贯众等以清泻毒热，全方共成"清热解毒退热"之方。现代药理研究亦表明，上述所选药物对细菌、病毒等病原微生物有一定的抑制、杀灭作用，或对细菌的内毒素、外毒素有中和解毒作用。

上述实验结果亦表明，该方药具有很好的抗病毒的作用。从而具有很好的解毒退热功能，值得临床推广。

（张大宁　车树强　徐　英　司福全　李士刚　陈翠兰　孙岚云　于顺义　周世芬）

"肾衰系列方"治疗64例慢性肾衰竭的临床研究

慢性肾衰竭（CRF）是各种慢性肾脏疾病终末期的共同表现，它以血中氮质贮留、酸中毒、电解质紊乱及严重贫血为特征。现代医学虽然采取了透析、肾移植等方法，但由于条件的限制，影响了临床的使用。

我们在多年临床实践的基础上，概括了慢性肾衰的四大病机——虚、瘀、湿、逆，提出了以补虚活血为本，祛湿降逆为标和整体局部相结合、理证治病相结合、多种治法相结合的总体治疗原则，创制了"肾衰系列方"，取得了满意的效果。以下仅对使用该系列方治疗的64例CRF做一总结与分析。

一、临床资料

1. 病例选择与分期（级）　该组64例均以1977年北戴河会议制定的病准为基础，参考国际上Kerr氏三级分类法，以内生肌酐清除率（Ccr）、肌酐（Cr）、尿素氮（BUN）和特异性症状等四项为观察指标。Ⅰ期（肾功能不全期）：Ccr降低，Cr 176～274μmol/L，BUN 7.5～10.7mmol/L，夜尿增多。Ⅱ期（氮质血症期）：Cr 27～44mmol/L，BUN>10.7～21.4mmol/L，并见呕吐、贫血。Ⅲ期（尿毒症期）：Cr 442μmol/L，BUN>21.4mmol/L，有尿毒症临床表现。

2. 一般资料　男性38例，女性26例。年龄20～39岁16例，40～59岁30例，60岁以上18例；平均年龄50.9岁。原发疾病为原发性肾小球疾病者33例，占51.6%；慢性肾盂肾炎13例，占20.3%；肾血管疾病13例，占20.3%；肾脏先天性畸形5例，占7.8%。肾衰竭程度属Ⅰ期者17例，占26.6%；Ⅱ期30例，占46.8%；Ⅲ期17例，占26.6%。该组的CRF病史均在3个月以上。

二、辨证标准与分析

1. 辨证标准　治疗时需区别本证与标证。本证中有虚证、血瘀两个类别，标证中有湿证、逆证两个类别。每个类别下各有自己的证型。

（1）虚证：有脾肾气（阳）虚和肝肾阴虚两种表现。脾肾气（阳）虚：面色㿠白，倦怠乏力，气短，纳少，腹胀，腰酸痛，畏寒，肢冷，溲少，夜尿多，舌淡，脉沉细。肝肾阴虚：手足心热，目涩，耳鸣，咽干，头晕，溲黄，便干，阵发烘热，舌红苔少，脉细。

（2）血瘀：原发病5年以上，腰痛固定不移，出血紫暗，舌质紫暗或有瘀点，脉涩或结代，尿量小于每小时平均20ml，甲皱微循环异形管襻大于30%或襻顶瘀血大于30%，微循环血流流速减慢。

（3）湿证：有湿困、水湿两种表现。湿困：头重，口黏，大便黏腻，脉濡。水湿：水肿，胸腹水，胸闷气急，舌苔白润，脉濡缓。

（4）逆证：有浊阴上逆和肝阳上亢两种表现。浊阴上逆：面色灰滞，恶心呕吐，口有氮味，头痛，嗜睡，昏迷，瘙痒，舌苔腻。肝阳上亢：眩晕，耳鸣，烦躁，抽搐，脉弦。

2. 辨证分析 64 例 CRF 患者均同时具有虚证（脾肾气虚或肝肾阴虚）和血瘀证。标证方面属湿困型者 8 例，占 12.5%；水湿型 21 例，占 32.8%；浊阴上逆型 21 例，占 32.8%；肝阳上亢型 14 例，占 21.9%。

三、治疗方法

64 例均采用"肾衰系列方"治疗，该系列方由 11 个基础方剂组成。

1. 治本方剂 共有 6 个方剂。健脾补肾汤：重用黄芪、附子、防己，以及白术、土茯苓、茵陈等。滋补肝肾汤：重用女贞子、旱莲草、山萸肉，以及龟板、当归、白芍等。活血汤：重用赤芍、丹参、泽兰，以及三棱、莪术、桃仁等。补肾扶正胶囊：重用冬虫草、西洋参、百合等。活血化瘀胶囊：重用蜈蚣、天仙子等。

2. 治标方剂 共有 6 个方剂。化湿汤：重用土茯苓、苦参、茵陈等。降浊汤：重用大黄、苦参、甘遂等。利水汤：重用茯苓、茯苓皮、甘遂等。平肝汤：重用青黛、紫石英、天麻等。肾衰灌肠液：重用大黄、附子、赤芍、青黛等。清热防感饮：重用金银花、麦冬、胖大海、藏青果等。

3. 服药法

（1）标本方剂分服：治本方面，辨证为脾肾气（阳）虚者用健脾补肾汤，辨证为肝肾阴虚者用滋补肝肾汤。鉴于血瘀为 CRF 的共同表现，故使用上述两个方剂时，均与活血汤合用。服法为每日晚饭后一剂，并同时送服补肾扶正胶囊和活血化瘀胶囊。

治标方面，湿困证治以化湿汤，水湿证治以利水汤，浊阴上逆证治以降浊汤，肝阳上亢证治以平肝汤。如遇证型交叉时，以复方化裁使用。服法为每日早饭后一剂。上述无论哪一种证型，每晚均予肾衰灌肠液保留灌肠一次，每次 100 ~ 200ml，保留 30min ~ 2h，严重者每日灌肠 2 次。易罹感冒者则予清热防感饮煎水代茶饮。

（2）标本方剂混服：即将治本、治标方剂组成复方使用，早晚各服一煎，同时亦送服补肾扶正胶囊和活血化瘀胶囊。其他肾衰灌肠液、清热防感饮用法同前。

4. 饮食配合 除采用西医通用的高质低量蛋白、高热量饮食外，我们还要求患者每日以赤小豆 15g 加红枣少许，熬粥服用。同时注意不食用羊肉、带鱼、海螃蟹等中医认为有"发性"（易引起过敏）的食物。

四、治疗结果与分析

1. 疗效判断标准 疗效分显效、好转和无效三类。显效：症状基本缓解或消失，BUN 恢复正常或下降 15mg% 以上，Cr 下降 1.5mg% 以上。好转：症状改善，BUN 与 Cr 下降，但未达上述指标或无变化。无效：症状无改善或有发展，BUN 与 Cr 无变化或上升。

2. 治疗结果与分析 治疗后获显效 33 例，好转 21 例，无效 10 例。显效率为 51.6%，总有效率为 84.4%。

（1）年龄与疗效的关系：64 例中，60 岁以下 46 例，显效率 71.7%；60 岁以上（含 60 岁）18 例，无一例显效，好转率 44.4%。

（2）原发性疾病与疗效的关系：原发性肾小球疾病 33 例，全部有效，显效率 75.3%，好转率 24.2%；肾血管疾病 13 例，无一例显效，好转率 61.5%。

（3）CRF 分期与疗效的关系：Ⅰ期 17 例，均为显效；Ⅱ期 30 例，显效 16 例，好转 13 例，无效 1 例；Ⅲ期 17 例，好转 8 例，无效 9 例。Ⅰ期、Ⅱ期、Ⅲ期疗效按顺序明显递减。

五、体　会

1. 关于"血瘀"为 CRF 的本证问题　我们在长期大量的临床实践中，总结出 CRF 的四大病机，即"虚、瘀、湿、逆"。其中标证中的"湿、逆"，是对于标证各种证型的归纳和概括，而本证中"虚"的病机已早为医家所公认，故这里着重讨论本证中的"血瘀"。

顾名思义，本证应当能反映疾病的本质。而从这种意义上讲，带有共性的病机，就当考虑为本证。我们曾观察过近 300 例 CRF 患者，发现这些病例全部多具有血瘀的表现。此外，临床治疗效果也反证了这一点。

从中医理论上讲，肾气为一身阳气之根，张景岳比喻为"林木之根"。气为血之帅，气行则血行，肾气虚弱，自然血行不利可致血瘀；反过来，血瘀又可致脏腑功能减弱，从而加重肾气虚弱，形成恶性循环。所以，将血瘀列为 CRF 的本证之中，是有一定道理的。

2. CRF 治疗的系列化　CRF 是一种以肾功能严重损害为主要病理学基础所导致的全身多系统病变的复杂病症。从中医学观点分析，它涉及五脏六腑、气血津液等各个方面，病机变化错综复杂。不能设想，一方一药一法即可解决如此复杂多变的病症。因而我们在整体和局部相结合、理证和治病相结合的总体思想指导下研制出针对多种病机，由十一个基础方剂组成的"肾衰系列方"，经临床验证，效果比较满意。

在标本方剂的服法上，虽有"分服"与"混服"的不同，但都基本属于"标本兼治"的范畴。在使用汤剂治疗的同时，我们还采用灌肠、冲剂、煎水代茶饮等多种途径给药，不但起到综合治疗的目的，而且各有其针对性，起到"直达病所"的作用。

3. 关于 CRF 疗效的判定　我们认为，CRF 疗效的判定，应分为两大类：一类是治愈，恢复健康，这对于 CRF 来讲，是极个别的；另一类是有效，包括显效在内。而在后一类又可分为三种：一种是临床症状、检验、病理等的好转；其次是延长生命，所谓延长"剩余存活时间"，计算机的处理结果表明，经系列方治疗后，其存活时间大大提高；第三类是减轻患者临终前的痛苦，我们曾有意识地观察过一些经中药治疗后死亡的病例，临终前其谵妄、出血症状都较一般为轻。

野菊花坤草汤治疗96例急性肾炎临床总结

一、临床资料与疗效标准

1. 临床资料 性别分析，男性58例，女性38例，年龄区间，5~30岁。其中，5~14岁46例，15~20岁25例，21~30岁19例。病程区间，4~6个月。其中：一个月以内38例，一个月以上~3个月17例，3个月以上41例。上述96例急性肾炎患者治疗前后均定期做尿常规检查，血尿素氮、肌酐、血浆蛋白、胆固醇测定，以及血沉和抗链球菌溶血素"O"试验。治疗20日为1个疗程，最长为3个疗程统计疗效。终止治疗后每周验尿常规1次，连续追访3个月。其他化验只在治疗结束后复查。

2. 疗效标准

（1）痊愈：①症状消失；②尿常规：蛋白、红细胞、管型消失；③其他化验正常；④追访3个月未再复发。

（2）显效：①治疗结束时，疗效符合上述前三项标准；②但随访3个月中又有复发。

（3）有效：症状虽有不同程度的改善，但化验仍不正常者。

（4）无效：症状、化验均无改善者。

二、治 疗 方 法

1. 治法 清热解毒活血。

2. 方药 野菊花30g、蒲公英30g、紫花地丁20g、车前子20g、大蓟20g、小蓟20g、白茅根30g、坤草30g、苦参15g、鸡血藤30g。

3. 加减 ①蛋白尿严重者加土茯苓30g、齐菜花30g。②血尿严重者，去苦参，加汉三七3g冲服。③热毒重者，可加板蓝根36g。

4. 服法 每日一剂，分两次早晚各一煎，均饭前服。

三、疗 效 分 析

1. 总的疗效分析 96例中，痊愈59例，显效26例，有效5例，无效6例，痊愈率为61.5%，有效率为93.8%。

2. 关于水肿症的疗效 该组有79例，82.3%的患者存在面部及下肢轻度至中度浮肿。经治疗后均已消失，消失天数最短4日，最长30日，平均13日。

3. 关于蛋白尿的疗效 96例患者均有不同程度的尿蛋白、红细胞及管型。尿蛋白定性检查中，25例（+）、36例（++）、21例（+++）、14例（++++）。经过治疗，除11例（+++）以上蛋白尿超过6个月不消失者外，其余均完全消失。消失天数最短者5日，最长68日，平均40日。

4. 关于高血压的疗效 96 例中有高血压者 38 例，占 39.6%，治疗后均恢复正常。最短 9 日，最长 21 日，平均 14.2 日。

此外，关于血尿素氮、血肌酐、血浆蛋白比例、胆固醇、血沉、抗链球菌溶血素"O"等阳性者，治疗后均恢复正常。

滋肾通利胶囊治疗泌尿系感染临床研究

泌尿系感染是常见病、多发病，20%～50%的女性一生中至少有过一次泌尿系统感染，70岁以上男性的菌尿发生率约为3.5%；美国每年有700余万尿路感染者就诊，100万人需住院治疗。现代医学对此病虽有一定疗效，但长期效果不稳定。笔者用张大宁教授研制的中药制剂"滋肾通利胶囊"（天津市中医药研究院院内制剂，批号：BC2005002）治疗泌尿系感染136例，取得满意效果，现报告如下。

一、临 床 资 料

1. 诊断及入选标准 256例患者均符合1985年第二届全国肾脏病会议通过的标准：①正规清洁中段尿（保证尿液在膀胱存留4～6h以上）细菌定量培养≥10^5/ml；②参考离心中段尿沉渣镜检白细胞数>10个/HP，或有明显尿路刺激症状；③行膀胱穿刺尿培养阳性（不论多少），可以确诊。并符合以下条件：①神志清楚，能配合治疗者。②不伴有精神病及中毒性疾病者。③非未满规定观察期而中断治疗，无法判断疗效或资料不全者。

2. 一般资料 256例患者，随机分为治疗组和对照组。治疗组136例，其中男14例，女122例；年龄3～76岁，10岁以下5人，10～20岁7人，21～30岁19人，31～40岁32人，41～50岁35人，51～60岁20人，61～76岁18人；尿常规检查白细胞（++++）者15例，（+++）者36例，（++）者44例，（+）41例；尿液白细胞镜检均≥5个/高倍视野；尿细菌学检查≥10^5/ml者96例，其余40例10^4～10^5/ml，但均尿路刺激征明显；患者肾功能等生化检查正常；伴有糖尿病者31例，伴有尿路结石者27例；首次发病94例，再发感染者42例。对照组120例，男11例，女109例；年龄4～73岁，10岁以下4人，10～20岁6人，21～30岁16人，31～40岁31人，41～50岁31人，51～60岁17人，61～76岁15人；尿常规检查白细胞（++++）者17例，（+++）者31例，（++）者37例，（+）者35例；尿液白细胞镜检均≥5个/高倍视野；尿细菌学检查≥10^5/ml者86例，其余34例10^4～10^5/ml，但均尿路刺激征明显；患者肾功能等生化检查正常；伴有糖尿病者29例，伴有尿路结石者26例；首次发病91例，再发感染者29例。

3. 中医分型 依据中医辨证论治原则，笔者将泌尿系感染分为4型：脾肾阳虚型、肝肾阴虚型、阴阳两虚型和湿热壅阻型。临床上在确诊泌尿系感染的基础上，笔者采取"定性与定量"辨证的方法，即凡具有以下证型中任意3项或3项以上症状或体征者，则可确定此型。

脾肾阳虚：纳呆、腹胀，下午尤甚，便溏，面浮或肢肿，畏寒肢冷，腰脊或腰膝酸软或疼痛，性功能障碍（包括阳痿、早泄、性淡漠等），周身无力，面色萎黄无泽，舌质胖淡、齿痕，脉沉细无力或沉迟无力。肝肾阴虚：两目干涩或视物不清，眩晕，耳鸣，五心烦热，口咽发干，腰脊或腰膝酸软或疼痛，男子遗精、女子月经不调，易于急躁，舌红少苔、脉细数或沉细。阴阳两虚：面色无华，少气乏力，午后低热或手足心热，口干咽燥，腰脊酸痛等。湿热壅阻：遍体浮肿，胸脘痞闷，咽喉肿痛，感冒发热，大便秘结，烦热口渴，小便赤短，舌苔黄腻，脉沉数或濡数。

笔者对256例随机抽样的泌尿系感染患者进行了辨证分型分析，其中治疗组：脾肾阳虚型32

例，肝肾阴虚型35例，阴阳两虚型28例，湿热壅阻型41例；对照组：脾肾阳虚型27例，肝肾阴虚型29例，阴阳两虚型24例，湿热壅阻型40。

4. 观察指标及方法　主要观察临床症状、体征及实验室指标的变化情况。采用位相显微镜尿沉渣自动分析仪检查尿沉渣，尿细菌定量培养采用简易式稀释倾碟法等。

5. 疗效标准　完全缓解：连续3次以上尿白细胞镜检、细菌定量检查阴性，无尿感症状。显著缓解：连续3次以上尿白细胞镜检、细菌定量检查阴性或弱阳性，尿路刺激征明显好转。部分缓解：连续3次以上尿白细胞镜检、细菌定量检查减少，尿路刺激征好转。无效：与治疗前相比无差别或恶化。

6. 统计学处理　根据数据的性质与分布情况，分别采用χ^2检验、Fisher's确切概率法和t检验。

二、方　　法

治疗方案：对照组根据药敏选用一种抗生素如哌拉西林钠、头孢拉定、头孢曲松钠、氧氟沙星、培氟沙星等口服或静脉滴注治疗，并嘱患者多饮水，祛除梗阻因素。治疗组在上述基础治疗方法上加用滋肾通利胶囊，主要由野菊花、土茯苓、车前子、蒲公英、半枝莲、牛膝、女贞子、旱莲草、黄芪等十几味中药组成。口服每次2、3粒，每日2～3次，连服1个月治疗。治疗2周为1个疗程，2个疗程后统计疗效。1年后对复发率进行比较。

三、结　　果

1. 两组疗效比较　见表65。治疗组完全缓解率和总缓解率均显著高于对照组（$P<0.05$）；1年复发率治疗组较对照组低，两组比较差异极显著性（$P<0.01$）。

2. 两组患者治疗前后实验室检查的比较　见表66。两组均较治疗前好转，治疗组较对照组治疗后亦有显著性差异（$P<0.05$）。

3. 观察组辨证分析比较　在治疗组中，脾肾阳虚、肝肾阴虚和阴阳两虚型患者的疗效虽优于湿热壅阻型，但无显著性差异（$P>0.05$）。

4. 观察组不同致病菌疗效比较　滋肾通利胶囊对于大肠杆菌、金黄色葡萄球菌疗效肯定，总有效率为98.1%和95.8%，与铜绿假单胞菌总有效率71.4%有显著性差异（$P<0.05$）。

表65　两组总疗效及复发率的比较

组别	例数（例）	完全缓解（例）	显著缓解（例）	部分缓解（例）	无效（例）	总缓解率（例）	复发（例）
治疗组	136	98 (72.1)△	22 (16.2)	11 (8.1)	5 (3.7)	131 (96.3)△	6 (4.4)△△
对照组	120	67 (55.8)	18 (15.0)	13 (10.8)	22 (18.3)	98 (81.7)	36 (30.0)

与对照组比较，△$P<0.05$；△△$P<0.01$

表66　两组患者治疗前后实验室检查比较

组别	例数（例）	尿常规/ml		尿白细胞镜检（个/高倍视野）		尿细菌定量培养/ml	
		治疗前	治疗后	治疗前	治疗后	治疗前	治疗后
治疗组	136	173±26	—	21±4	2±1**△	152364±349	37±4**△
对照组	120	179±22	—	20±5	4±2**	160391±361	86±7**

与同组治疗前比较，**$P<0.01$；与对照组比较，△$P<0.05$

四、讨 论

　　泌尿系感染主要表现为尿频、尿急、尿痛、排尿不适等症状。如此对应的中医学的认识可见于《金匮要略·消渴小便不利淋病》中的"淋之为病，小便如粟状，小腹弦急，痛引脐中"。即把这种小便频数短涩，滴沥刺痛，欲出未尽，小腹拘急，或痛引腰腹的病症称为淋证，故笼统地讲，泌尿系感染属中医淋证的范畴。《景岳全书》云："淋之初病，则无不由乎热剧，无容辨矣……淋之为病。小便痛涩欲滴，歇止不止者是也。"认为早期以下焦湿热为主。久病，耗伤正气，或年老体虚，或素体虚弱，劳累过度，房室不节，均可致脾肾气虚而成慢性虚证。《巢氏病源》云："诸淋者由肾虚膀胱湿热故也。"结合临床实践，笔者发现此病虽是多由风、寒、湿、热等外邪因素诱发，但"风雨寒热，不得虚，邪不能独伤人"，内因正气不足是发病的关键。现代医学虽然对此病症有较为对症的治疗药物，但不良反应大；又由于滥用抗生素而产生的耐药菌株的出现，易形成抗药性，且复发率高，进一步增加了感染相关的泌尿系统、肾脏疾病的复杂性和严重性。滋肾通利胶囊功用补肾益气、清热解毒、利湿通淋，标本兼治，增强患者体质，恢复机体正常免疫功能，在临床用药观察中，长期疗效尤其显著，为泌尿系感染患者的治疗开辟了一新的途径。

（张勉之　张大宁　徐　英　张文柱）

"肾衰系列方"治疗慢性肾衰竭
128例临床观察和实验研究

慢性肾衰竭（CRF）是各种慢性肾脏疾病终末期的共同表现，它以血中氮质贮留、酸中毒、电解质紊乱及严重贫血为特征。现代医学虽然采取了透析、肾移植等方法，但由于条件的限制，影响了临床的使用。

我们在多年临床实践的基础上，概括了慢性肾衰竭的四大病机——虚、瘀、湿、逆；提出"补虚、活血为本，祛湿、降逆为标"和"整体、局部相结合，理证、治病相结合，多种治法相结合"的总体治疗原则，创制"肾衰系列方"，疗效满意。以下对该系列方治疗的128例CRF作一总结分析。

一、病例选择与分析

1. 病例选择与分期（级） 该组128例均以1997年北戴河会议制的标准为基础，参考国际上Kerr氏三级分类法，以Ccr、Cr、BuN、特异性症状四项为指标（表67）。

表67　Kerr氏三级分类法

分期	Ccr	Cr（g/24h）	BUN（g/24h）	特异性症状
I期	↓	2.0~3.0	20~35	夜尿多
II期	20%~50%	3.1~5.0	36~60	呕吐、贫血
III期	<20%	>5.0	>60	尿毒症的临床表现

2. 病例分析 性别：男76例，女52例。年龄20~39岁32例，40~59岁60例，60岁以上36例，平均年龄50.9岁。

原发疾病，原发性肾小球疾病66例（51.6%）；慢性肾盂肾炎26例（20.3%）；肾血管疾病26例（20.3%）；肾脏先天性畸形10例（7.8%）。

肾衰竭程度分析，I期34例，26%；II期60例，46.9%；III期34例，26.6%。CRF病史均在3个月以上。

二、辨证标准与分析

1. 辨证标准 区别本证与标证。本证中有虚证、血瘀两个类别，标证中有湿证、逆证两个类别。每个类别各有自己的证型。

（1）本证

1）虚证：脾肾气（阳）虚：面色㿠白、倦怠乏力、气短、纳少、腹胀、腰酸痛、畏寒，肢冷、溲少、夜尿多、舌淡、脉沉细。肝肾阴虚：手足心热、目涩、耳鸣、咽干、头晕、溲黄、便干、阵发烘热、舌红苔少、脉细。

2）血瘀：原发病 5 年以上、腰痛固定不移、出血紫暗、舌质紫暗、瘀点、脉涩或结代、尿量小于每小时平均 20ml、甲皱微循环异形管襻大于 30% 或襻顶瘀血大于 30%、微循环血流流速减慢。

（2）标证

1）湿证　湿困：头重、口黏，大便黏腻、舌苔腻、脉濡。水湿：水肿、胸腔积液腹水、胸闷气急、舌苔白润、脉濡缓。

2）逆证　浊阴上逆：面色灰滞、恶心呕吐、口中氨味，头痛、瞌睡、昏迷、瘙痒、舌苔腻。肝阳上亢：眩晕、耳鸣、烦躁、抽搐、脉弦。

2. 辨证分析：128 例 CRF 均具有虚证（脾肾气虚或肝肾阴虚）和血瘀证。标证方面，湿证湿困型 16 例（12.5%）；湿证水湿型者 42 例（32.8%），逆证浊阴上逆型 42 例（32.8%）；逆证肝阳上亢型 28 例（21.9%）。

三、治 疗 方 法

128 例均采用"肾衰系列方"治疗。该系列方由补肾扶正胶囊、活血化瘀胶囊和肾衰灌肠液组成。

1. "肾衰系列方"药物组成　补肾扶正胶囊：冬虫夏草、西洋参、百合等。活血化瘀胶囊：蜈蚣、天仙子等。肾衰灌肠液：大黄、附子、赤芍、青黛等。

2. 饮食配合　除采用西医通用的高质低量蛋白、高热量饮食外，每日以赤小豆 15g，加红枣少许熬粥服用。同时，忌食羊肉、带鱼、海螃蟹等中医认为有"发性"（易引起过敏）的食物。

四、疗 效 分 析

1. 疗效判断标准　①显效：症状基本缓解或消失，BUN 恢复正常或下降 15mg/dl 以上，Cr 下降 1.5mg/dl 以上。②有效：症状改善，BUN 与 Cr 下降未达上述指标或无变化。③无效：症状无改善或有发展，BUN 与 Cr 无变化或上升。

2. 治疗结果　128 例 CRF，总有效率为 84.4%，其中显效率为 51.5%。

年龄和疗效的关系，128 例中，60 岁以下 92 例，显效率 71.7%；60 岁以上（含 60 岁）36 例，有效率 44.4%。

原发性疾病与疗效的关系，原发性肾小球疾病 66 例，显效率 75.8%，有效率 24.2%；肾血管疾病 26 例，显效率 0，有效率 61.5%。

CRF 分期与疗效的关系，Ⅰ期 34 例中，显效 34 例，显效率 100%；Ⅱ期 60 例，显效 32 例（52.3%），有效 26 例（43.3%），无效 2 例（3.3%）；Ⅲ期 34 例，显效 0，有效 16 例（47.1%），无效 18 例（52.9%）。Ⅰ、Ⅱ、Ⅲ期疗效呈明显递减顺序。

五、体 　 会

1. 关于"血瘀"为 CRF 的本证问题　我们在长期大量的临床实践中，总结出 CRF 的四大病机，即"虚、瘀、湿、逆"。其中标证的"湿、逆"，不过是对于标证各种证型的归纳和概括，自然无讨论的必要。而本证中"虚"的病机问题，亦早为医学家公认，故这里应讨论的问题是"血瘀"为本证的问题。

本证系对于标证而言，为相对的概念。究其本质而论，应当能反映疾病的根本。而从这种意义上讲，带有共性的病机，即当考虑为本证。我们曾统计过近六百例 CRF 患者，百分之百的具有血瘀的表现。此外，临床治疗效果也反证了这一点。肾气为阳气之根，张景岳比喻为"林木之根"。气为血之帅，气行则血行，肾气虚弱，血行不利，而致血瘀。反过来，血瘀又可致脏腑功能减弱，从而加重肾气虚弱，形成恶性循环。所以，将血瘀列为 CRF 的本证是有一定道理的。那种认为本证只反映"正气"的说法，显然不够全面。

2. CRF 治疗的系列化　　CRF 是一种以肾功能严重损害为主要病理学基础，而导致全身多系统病变的复杂病征。从中医学观点分析，它涉及五脏六腑、气血津液等各个方面，病机变化错综复杂。不能设想，一方一药一法即可解决如此复杂多变的病症。因而我们研制了针对多种病机、通过多种途径给药，由三个基础方剂组成的"肾衰系列方"。标本治疗方面，尽管有"分服"与"合服"的不同，但基本都属于"标本兼治"的范畴，只是有"标本多少不同"的差异。

从另一个角度上，"标本兼治"实际上反映了对于 CRF 的"整体与局部治疗相结合"的问题。本证从表现上带有共性的内容，而实质上反映出人体整体的、基本的病理变化；标证从表现上带有个性的内容，而实质上反映了人体某一脏腑、某一部位的病理改变。两者治疗的统一，实质上反映了"整体、局部"治疗相结合的高度的、有机的统一。如一个临时外感风热的 CRF 患者，我们常在适当调节正常用药的同时，加用清热防感饮，一位胃热口臭患者，嘱其午后加服清胃黄连丸，临床效果均很好。

"病"、"证"关系也是同样道理。中医治疗 CRF，自然以辨证论治为基础，但现代医学中的有关病理、检验等，亦应作有治疗的参考。我们所以把"血瘀"列为本证之一，把活血作为重要治法，甚至使用天仙子类的药物，正是基于这样一个道理，也就是"理证、治病相结合"的治疗原则。

此外，使用汤剂的同时，再加灌肠、冲剂、沥、煎代茶饮等，多种途径给药，不但起到综合治疗的目的，而且各有其针对性，以"直达病所"。

3. 关于 CRF 疗效的判定　　我们认为，CRF 疗效的判定，应分两大类：一类是治愈，恢复健康。这只是个别的。另外有效（包括显效）其中又可分为三种，一种是临床症状、检验、病理等的好转；第二种是延长生命，所谓延长"剩余存活的时间"，计算机的处理结果表明，经系列方治疗后，其存活时间大大提高；第三种是减轻患者临终前的痛苦，我们曾观察过一些经中药治疗后死亡的病例，临终前其谵妄、出血瘙痒症状都较一般为轻，是否提示这点，尚待进一步探讨与研究。

六、实 验 研 究

多种慢性肾脏疾病最终会发展到慢性肾衰竭和尿毒症阶段。对这类患者，虽有多种综合治疗措施，但均不理想。多年来采用"肾衰系列方"救治慢性肾衰竭患者，取得了一般治疗措施难以达到的较好疗效，使中医治疗肾病的临床研究得到较大进展。为此，我们重点对该系列方中的补肾扶正胶囊和活血化瘀胶囊及肾衰灌肠液进行了实验药理学研究，以探讨上述方剂的药理作用和作用机制，并为临床用药提供参考。

七、材　　料

1. 药物

（1）补肾扶正胶囊和活血化瘀胶囊：含量分别为 1.75g 生药/药粉和 1.09g 生药/药粉。将上述两种药粉以 1∶1 重量比例合并，该混合物在实验中称为补肾活血胶囊。用蒸馏水配制成一定浓度的混悬液，供实验给药用。

（2）肾衰灌肠液。

（3）肾炎四味片。

（4）氧作淀粉。

（5）盐酸多巴胺注射液。

（6）糖原（动物淀粉）。

2. 动物

略。

八、方法与结果

1. 对大鼠实验性慢性肾衰竭的影响　用体重 80g 左右 Wistar 大鼠。参考 Botidet J 方法，将大鼠用戊巴妥钠 30mg/kg 腹腔麻醉，在无菌手术下开腹，暴露左侧肾脏，用 932 型电热烧灼器在肾脏表面间隔 1.5mm 做一点状灼伤，后缝合关闭腹腔。正常饲养一周将大鼠用乙醚麻醉，无菌手术开腹，切除右肾。将术后大鼠随机分为肾衰竭对照组、氧化淀粉 8g/kg 组，肾炎四味片 13g/kg 组及补肾活血胶囊 5g 生药/kg 和 10g 生药/kg 组。另取未加手术的正常大鼠为正常对照组。共 6 组，每组 10 只，每日灌胃药一次，其对照组灌胃给予同体积蒸馏水（20ml/kg）。其中，补肾活血两剂量给药组同时灌胃给予肾衰灌肠液 0.2ml/只，其余各组大鼠以同体积蒸馏水灌肠。

在术前和术后每周记录大鼠体重变化。术后 30 日和 60 日，经大鼠眼眶静脉丛取血，测血液肌酐（Cr）、尿素氮（BUN）和血红蛋白（Hb），数据做组间 t 统计处理。结果，肾衰竭对照组较正常对照组的 Cr、BUN 明显升高（$P<0.01$），各给药组 Cr、BUN 则比肾衰竭对照组显著降低。术后 60 日比 30 日时作用更明显。药物以氧化淀粉降低 Cr、BUN 的作用最强，补肾活血胶囊 10g 生药/kg 次之，再其次为肾炎四味片 13g/kg 和补肾活血胶囊 5g 生药/kg。给药 30 日时，肾衰竭对照组 Hb 降低，各给药组 Hb 升高，以补肾活血胶囊 10g 生药/kg、肾炎四味片 13g/kg 和补肾活血胶囊 5g 生药/kg 作用较显著，氧化淀粉与肾衰竭对照组比较无统计学差异。给药 60 日时各组 Hb 无明显差异。各药组大鼠体重增长均低于正常对照组而高于肾衰竭对照组。

2. 对大鼠肾上腺内维生素 C 含量的影响　用体重 80 ～ 110gWistar 大鼠，随机分为对照、肾炎四味片、六味地黄丸、补肾活血胶囊 10g 生药/kg 和 15g 生药/kg5 组，每组 12 只，每日灌胃给药 1 次，连续 6 日，对照组灌胃给予同体积蒸馏水。末次给药 1h，断头处死，取出两侧肾上腺，除去包膜称重，按 2,4-二硝基苯肼显色法测定双侧肾上腺内维生素 C 的含量，做组间 t 统计处理。结果，六味地黄丸可明显降低大鼠肾上腺维生素 C 含量，肾炎四味片及补肾活血胶囊则无明显影响。

3. 对小鼠肾组织血流量的影响　用 30 ～ 35g 昆明种小白鼠，随机分为对照、肾炎四味片 13g/kg、盐酸多巴胺 2mg/kg，及补肾活血胶囊 5g 生药/kg 和 10g 生药/kg（将药物水悬液置于沸水浴中 30min，提取出可溶部分，经离心、浓缩后，配制成应用液）共 5 组每组 12 只。多巴胺组在皮下给药后 30min，其他组灌胃给药（对照组灌胃给同体积水）后 1.5h，将小鼠用戊巴妥钠 30mg/kg 腹腔麻醉，仰卧位固定，剪开腹部，将 ZX-882 型电解式组织血统计的表面电极放于小鼠膜部皮下，针电极插入左侧肾皮质部，用以测定各组小鼠的肾组织血流量。仪器自动描记 H^+ 稀释速率曲线，并自动计算和打印出每百克肾组织每分钟血流量。经组间 t 统计处理，盐酸多巴胺 2mg/kg 和补肾活血胶囊 10g 生药/kg 有显著增加小鼠肾组织血流的作用，补肾活血胶囊 5g 生药/kg 和肾炎四味片 13g 生药/kg 有一定的增加肾组织血流量作用，但无统计学意义。

4. 对小鼠免疫功能的影响 用 18～20g 昆明种小鼠，随机分为对照组、卡介苗 125mg/kg、肾炎四味片 13g/kg、补肾活血胶囊 5g 生药/kg 和 10g 生药/kg 共 5 组。除卡介苗为腹腔给药连续 2 日外，其余各组均灌胃给药连续 6 日，每日 1 次，对照组以同体积蒸馏水灌胃。在末次给药后，每只鼠腹腔注射 0.2% 糖原 1.8ml，活化腹腔巨噬细胞，进行吞噬鸡血球实验，分别计数各组巨噬细胞吞噬百分率及吞噬指数（PI），进行组间 t 检验统计处理，结果，卡介苗 125mg/kg 及补肾活血胶囊 5g 生药/kg 可明显提高巨噬细胞吞噬百分率和吞噬指数，补肾活血胶囊 10g 生药/kg 可明显提高吞噬百分率。肾炎四味片对上述指标均无明显影响。

5. 对麻醉猫血压、心率、心电图和呼吸的影响 用 2～3kg 健康杂种猫，戊巴比妥钠 30mg/kg 腹腔麻醉，仰卧位固定，左侧股动脉插管，连接 ZH-3 型血压传感器；气管插管接马利代气鼓，将血压曲线和呼吸频率、呼吸深度曲线同步描记在 XW-204 型自动平衡记录仪上。用 M-2 型心电图机记录 II 导联心电图，记录给药前和给药后（十二指肠给药，对照组给同体积蒸馏水）8h 内不同时间上述指标变化。做给药前后自身统计比较。结果，补肾活血胶囊有一定的降压作用，以 5g 生药/kg 给药后 2～3h 作用较强，但无统计学差异（给药前后自身比较）。肾炎四味片对血压无明显影响。上述药物对麻醉猫 II 导联心电图无明显影响。对心率和呼吸无明显影响。

6. 急性毒性试验 用 18～20g 昆明种小鼠 10 只，灌胃给补肾活血胶囊 22g 生药/40（mg·kg），在给药后第 20h，再按上述剂量重复灌胃给药 1 次，然后正常饲养观察 7 日，小鼠未死亡，亦未见有其他异常反应。解剖小鼠，肉眼观察，未见内脏重要器官有异常变化。

九、讨　论

补肾活血胶囊及对照药肾炎四味片（临床用于消肿利尿，降低 NPN，恢复肾功能）的动物用药量均以临床用药量为参考。补肾活血胶囊 10g 生药/kg 和肾炎四味片 13g/kg 均为人用量的 54 倍，相当于常规动物与人用药量之比的低剂量范围。

电灼是造成大鼠慢性肾衰竭模型的常用实验方法。补肾活血方剂（含肾衰竭灌肠液）有显著地降低肾衰竭模型大鼠血肌酐和尿素氮作用，尤其在给药 60 日时，补肾活血胶囊 5g 生药/kg，配合肾衰竭灌肠液降血尿素氮作用也超过肾炎四味片。上述药物均可明显提高肾衰竭大鼠给药 30 日时的血红蛋白量，两药作用相当。但在给药 60 日时，各组血红蛋白含量相近，可能与动物模型的肾衰竭程度及特点有关。

通过肾上腺维生素 C 含量测定，可考察药物对肾上腺皮质系统的影响。补肾活血胶囊及其肾炎四味片连续灌胃给药 6 日，大鼠肾上腺维生素 C 含量无明显变化，表明两药对大鼠肾上腺皮质系统无明显影响。

补肾活血胶囊明显提高小鼠肾组织血流量作用在慢性肾衰竭的治疗中是有益的。肾血流量的增加可能对肾素-血管紧张素系统产生调节作用，从而有益于肾衰竭合并高血压的治疗，并可能通过提高肾小球滤过率而促进体内代谢产物的排出从而发挥降低血肌酐、尿素氮的作用。

肾衰竭患者抵抗病原微生物感染的能力大为下降，是肾衰竭患者病情加重的主要因素之一。我们发现，补肾活血方剂可非常显著地增强小鼠巨噬细胞吞噬活性，提示该药对加强机体的免疫防御和自稳具有十分重要的意义。

高血压是肾衰竭患者常见的严重并发症。补肾活血方剂有一定地降低麻醉动物血压作用，但与给药前比较，无统计学差异。若适当增加动物例数，或改变药物配比及采用其他方法，可能会更多地了解药物对血压的影响。

在急性毒性试验中，补肾活血胶囊虽以最大体积和药物浓度在 24h 内灌肠给药 2 次，未引小鼠死亡，也未发现其他异常反应，说明该方剂口服毒性很低。

上述药理研究表明，补肾活血胶囊与肾衰竭灌肠液具有降低血尿素氮、血肌酐，提高血红蛋白量，改善肾血流量，以及提高机体免疫功能的综合作用，这与临床所见一致。

补肾活血方剂对不同性别动物的药理作用基本一致。可以认为，该方剂在治疗慢性肾衰竭的临床应用中是通过发挥多方面的药理活性而有效地纠正患者的各种临床症状。采用不同的药物配合，亦可望对多种肾病发挥治疗作用，从而预防或延迟慢性肾衰竭的发生，在中医药治疗肾病的研究中开辟一个新的领域，故进一步深入研究其机理，将会对提高慢性肾衰竭的治疗起到重要作用。

流　行　病　学

肾脏病中医实验研究是借助现代科学的实验研究知识、技术、方法和手段对中医肾病学进行系统研究的独具特色的医学研究领域，是中西医结合医学体系中的重要组成部分。慢性肾病的动物实验研究方药，多来源于经临床观察疗效较为满意的方剂，特别是名老中医之经验方剂，经动物模型实验后，一方面可以证明其疗效及作用机制，以便扩大研究和推广应用；另一方面可以从中发现或总结筛选出对慢性肾病有特异性疗效的药物。张大宁教授十分重视肾脏病中医实验研究，1990 年就发表了"肾衰系列方治疗慢性肾衰竭 128 例临床研究和实验研究"，在他的指导下，又发表相关论文 10 余篇，充分体现了源于临床、结合临床，从病理形态学及生物化学等多方面探讨中医药防治肾脏病的深层次机制，进而为创新中医肾脏病基础理论提供了坚实的实验基础。

慢性肾衰竭原发病的流行病学研究

慢性肾衰竭（chronic renal failure，CRF，以下简称肾衰竭）是指慢性肾脏疾病或累及肾脏的系统性疾病所引起的慢性进行性肾功能减退，及其由此而产生的各种临床症状和代谢紊乱所组成的综合征。慢性肾衰竭是多种原因引起肾脏结构、功能损害和进行性恶化的结果，导致慢性肾衰竭的病因有原发性肾脏疾病和继发性肾脏疾病两大方面，主要有慢性肾小球肾炎、系统性红斑狼疮、过敏性紫癜等结缔组织病及肾淀粉样变性等疾病导致的肾小球疾病，慢性肾盂肾炎、尿酸性肾病等导致的肾小管间质疾病，恶性高血压、肾动脉硬化等导致的血管性疾病及多囊肾、Alport综合征等遗传性肾脏病等。总之，慢性肾衰竭是各种慢性肾脏疾病终末期的共同表现。随着医学的发展，人类寿命延长等各种因素的影响，导致慢性肾衰竭的病因谱也在不断发生变化。本文对笔者自 1997 年 7 月 ~ 2003 年 4 月收治的 976 例慢性肾衰竭患者的原发病进行了流行病学调查，同时还进行了中医"证型"的统计学分析。

一、对象与方法

1. 病例选择　病例符合"1992 年原发性肾小球疾病分型、治疗及诊断标准专题座谈会纪要"所修订的关于慢性肾炎及慢性肾衰竭的诊断标准，高血压肾病、糖尿病肾病、慢性肾盂肾炎等原发病的诊断亦均符合《实用内科学》的诊断标准。病例来源于住院及门诊的随机患者，并符合以下条件：①神志清楚，能配合治疗；②不伴有传染精神病及中毒性疾病；③非资料不全者。

2. 一般资料　976 例病例分别来自于中国大陆、香港、澳门、台湾地区，以及东南亚和欧美地区，其中天津市中医药研究院 700 例，澳门中医医疗中心 276 例；男性 523 例，女性 453 例；年龄 20 ~ 87 岁，平均 50.7 岁；病程 1 ~ 17 年，平均 6.2 年。

3. 中医分型　依据中医辨证论治原则，根据张大宁 1982 年提出的慢性肾衰竭"虚、瘀、湿、逆"的四大证型，即虚：包括肝肾阴虚、脾肾阳虚、阴阳两虚；瘀：即血瘀；湿：即湿浊壅阻；逆：即肝阳上亢和湿浊上逆。

4. 统计学处理　根据数据的性质与分布情况，分别采用 χ^2 检验、Fisher's 确切概率法。

二、结　　果

1. 肾衰竭患者原发疾病分析　对 976 例 CRF 患者的原发疾病的分析结果表明，慢性肾小球肾炎最为常见，占 51.02%，高血压肾病 17.52%，糖尿病肾病和慢性肾盂肾炎分别占 16.19% 和 10.23%。其他原发病均不常见，各自均占 2% 以下，见表 68。

表 68　976 例慢性肾衰患者原发病分类

原发病	例数（例）	比例（%）
慢性肾小球肾炎	498	51.02
高血压肾病	171	17.52

续表

原发病	例数（例）	比例（%）
糖尿病肾病	158	16.19
慢性肾盂肾炎	100	10.23
多囊肾	12	1.22
痛风性肾病	10	1.02
系统性红斑狼疮性肾炎	9	0.92
尿路梗阻	8	0.81
遗传性免疫性肾炎	6	0.61
止痛剂肾病	3	0.30
肾结核	1	0.10
合计	976	100.00

2. 慢性肾衰竭患者原发病分类的地区性差异 比较中国大陆、港、澳、台地区 CRF 患者及东南亚和欧美地区患者的原发病发现，中国大陆地区 CRF 原发病居于前 4 位的分别是慢性肾小球肾炎（55.71%）、高血压肾病（19.86%）、糖尿病肾病（10.43%）和慢性肾盂肾炎（10.29%）；而中国港、澳、台地区，东南亚及欧美地区居于前 4 位的分别是慢性肾小球肾炎（39.13%）、糖尿病肾病（30.80%）、高血压肾（11.59%）和慢性肾盂肾炎（10.14%）。与中国大陆地区比较，中国港、澳、台地区，东南亚及欧美地区患者的原发病中，慢性肾炎仍居首位，但所占比例显著下降（$V^2=21.79$，$P<0.01$）；高血压肾病虽然仍为第 3 位病因，但相比较中国大陆地区的发病率差异有显著性（$V^2=19.07$，$P<0.01$）；而糖尿病肾病由第 4 位上升至第 2 位病因，差异有显著性（$V^2=54167$，$P<0.01$）；痛风性肾病所占比例显著性上升（$V^2=10.87$，$P<0.01$）。见表 69。

3. CRF 原发疾病分类的性别差异 此次共调查男性 523 例，女性 453 例，男女性别之比为 11.5∶1。分析 CRF 患者原发疾病分类发现，慢性肾盂肾炎、高血压肾病及系统性红斑狼疮性肾炎的分布有性别差异，其他原发疾病性别分布差异不显著。慢性肾盂肾炎和系统性红斑狼疮性肾炎女性较男性常见，而高血压肾病则男性较女性多见，见表 70。

表 69　CRF 患者原发疾病分类的地区性差异

原发病	中国大陆地区		中国港、澳、台地区，东南亚及欧美地区	
	例数（例）	比例（%）	例数（例）	比例（%）
慢性肾小球肾炎	390	55.71	108	39.13
高血压肾病	139	19.86	32	11.59
糖尿病肾病	73	10.43	85	30.80
慢性肾盂肾炎	72	10.29	28	10.14
多囊肾	8	1.14	4	1.50
系统性红斑狼疮性肾炎	7	1.00	2	0.72
尿路梗阻	4	0.71	3	1.09
痛风性肾病	2	0.29	8	2.90
遗传性免疫性肾炎	2	0.28	4	1.50

续表

原发病	中国大陆地区		中国港、澳、台地区，东南亚及欧美地区	
	例数（例）	比例（%）	例数（例）	比例（%）
止痛剂肾病	1	0.14	2	0.72
肾结核	1	0.14	0	0.00
合计	700	100.00	276	100.00

表70 CRF病因分布的性别差异

原发疾病	男（例）	女（例）	χ^2	P
慢性肾盂肾炎	39	61	9.53	0.002
高血压肾病	104	67	4.36	0.037
系统性红斑狼疮性肾炎	1	8	4.54	0.033
其他	379	317		
合计	523	453		

4. 血液透析治疗CRF患者与非血液透析治疗CRF患者原发疾病分类比较 收治的976例CRF患者中，采取血液透析治疗者253例，内科保守治疗723例。比较这两类患者原发疾病分类发现，施行血液透析的患者中，位于前4位的原发疾病分别是糖尿病肾病（34.39%）、高血压肾病（24.51%）、慢性肾小球肾炎（24.50%）和多囊肾（4.34%）；而内科保守治疗患者中，位于前4位的原发病分别是慢性肾小球肾炎（60.30%）、高血压肾病（15.08%）、慢性肾盂肾炎（12.86%）和糖尿病肾病（9.82%）。两类患者的原发疾病构成差异有显著性，见表71。

表71 血液透析治疗与保守治疗原发病比较

病因	内科治疗		血透治疗		χ^2	P值
	例数（例）	比例（%）	例数（例）	比例（%）		
慢性肾小球肾炎	436	60.30	62	24.50	96.11	0.00
高血压肾病	109	15.08	62	24.51	11.53	0.00
慢性肾盂肾炎	93	12.86	7	2.77	20.77	0.00
糖尿病肾病	71	9.82	87	34.39	83.37	0.00
多囊肾	1	0.13	11	4.34	23.99	0.00
其他	13	1.79	24	9.48	30.37	0.00
合计	723	100.00	253	100.00		

5. CRF患者中医辨证分型 将慢性肾衰竭患者依据中医辨证论治原则，分为"虚、瘀、湿、逆"的四大证型，辨证结果，全部病例均具有"虚、瘀"表现，只有轻重有别；而另有"夹湿"、"夹逆"或同时"夹湿、夹逆"的不同。换言之，"本证则一、标证有别"，见表72。

表72 CRF患者中医辨证分型

中医证型	例数（例）	比例（%）
虚	976	100

中医证型	例数（例）	比例（%）
瘀	976	100
单夹湿	103	10.55
单夹逆	95	9.73
夹湿、逆	778	79.71

6. CRF 患者"虚证"分型 将慢性肾衰竭患者依据中医辨证论治原则，将虚证分为脾肾阳虚、肝肾阴虚、阴阳两虚三大证型，辨证结果，见表73。

表73 CRF 患者"虚证"的分型

证型	例数（例）	比例（%）
脾肾阳虚	348	35.66
肝肾阴虚	356	36.48
阴阳两虚	272	27.87
合计	976	100.00

三、讨 论

此次研究结果发现，在导致 CRF 的各种原发和继发性肾脏疾病中，以慢性肾小球肾炎最为常见，居各类病因首位，其他依次为高血压肾病、糖尿病肾病和慢性肾盂肾炎等。这与北京友谊医院的调查有不同之处，其 1989 年 5 月～1995 年 6 月收治的 CRF 患者中，其原发疾病虽也以慢性肾小球肾炎居首位，占 75.64%，但慢性肾盂肾炎仅占 0.64%，糖尿病肾病占 10.27%。其中，关于"慢性肾炎占首位问题"，考虑可能与慢性肾炎的失治及现有的中西医治疗尚不满意有关，而慢性肾盂肾炎和高血压肾病所占比例较低，这可能与医院患者的双向选择有关。

从时间趋势看，CRF 的原发病中慢性肾小球肾炎仍居首位，但有下降的趋势，而高血压肾病和糖尿病肾病则呈上升态势。上海 1960～1976 年的资料显示，CRF 的原发病中慢性肾炎占 64.4%，而高血压肾病占 3.1%，糖尿病肾病仅占 0.5%。造成这种变化的原因，可能与近些年来高血压和糖尿病发病率上升，医疗水平提高，高血压、糖尿病的治疗已取得较好的疗效，使得患者的生存期延长，继而出现多种慢性并发症；尤其是不少患者缺乏必要的医学知识，认为只要没有头痛、头晕等血压高症状，以及"三多一少"的糖尿病症状，就不服用降压药和降糖药，而不以血压、血糖的高低作为标准有关。而高血压肾病和糖尿病肾病在 CRF 的原发疾病中所占比例的上升会在一定程度上导致慢性肾炎所占比例的下降。

CRF 的原发疾病存在地区差异，与中国大陆地区相比，中国港、澳、台地区，东南亚及欧美地区慢性肾衰竭的原发病中，慢性肾炎和高血压肾病所占比例有所下降，而糖尿病肾病和痛风性肾病所占比例显著升高，造成这种地区差异的原因，可能是中国港、澳、台地区，东南亚及欧美地区高血压发病率低，而糖尿病发病率较高，且医疗水平和生活水平较高有关。

此次调查还发现，需血液透析治疗的 CRF 患者的原发病以糖尿病肾病最为常见，占 34.39%，其次是高血压肾病，占 24.51%，而慢性肾炎降至第 3 位，占 24.50%，再次为多囊肾，占 4.34%，这与 Brenner 的研究结果相同。这一结果说明，糖尿病肾病和高血压肾病所致的慢性肾衰竭不仅占相当比例，且治疗困难，疾病进展迅速，预后不佳，故应提倡加强高血压和糖尿病的早期预防和治疗，以减少或延缓其并发症的出现。

此次流行病学调查还首创了慢性肾衰竭患者中医证型的流行病学分析，结果证明，此病"虚瘀为本、湿逆为标"，但虚证中尚有"脾肾阳虚、肝肾阴虚、阴阳两虚"的不同，其中以哪一种为主，从流行病学角度似未看出差异，尚需进一步研究。

总之，通过此次流行病学分析，从中西医两个方面，在病因学、流行病学等方面，为肾脏病更深层次的研究奠定了有力的基础。

（张勉之　张敏英　沈伟梁　张大宁）

中医学"肾"功能与肾虚病因的流行病学研究

"肾"是祖国医学藏象学说中的重要内容,临床指导意义很大,被誉为"人体生命之本"。它与人体各个脏器、各方面功能都有着直接或间接的联系,历代医家对此有着很多的论述,近代医家也从临床及基础方面进行了不少的研究。为了更加明确地探讨中医学"肾"的功能及导致肾虚的病因,我们试图从流行病学调查方面,将肾的功能分成6个方面进行研究探讨,同时对肾虚的病因归纳为5个方面,这些可能从另一个角度补充中医学"肾"研究的一个空白。

一、"肾"功能的流行病学研究

1. 肾与人体生长发育的关系　中医学认为,人体的生长发育衰老过程,就是由于肾之精气盛衰所造成。《内经》对此曾有详细论述。

《素问·上古天真论》:"女子七岁肾气盛,齿更发长;二七而天癸至,任脉通,太冲脉盛,月事以时下,故有子;三七肾气平均,故真牙生而长极;四七筋骨坚,发长极,身体盛壮;五七阳明脉衰,面始焦,发始堕;六七三阳脉衰于上,面皆焦,发始白;七七任脉虚,太冲脉衰少,天癸竭,地道不通,故形坏而无子也。丈夫八岁肾气实,发长齿更;二八肾气盛,天癸至,精气溢泻,阴阳和,故能有子;三八肾气平均,筋骨劲强,故真牙生而长极;四八筋骨隆盛,肌肉满壮;五八肾气衰,发堕齿槁;六八阳气衰竭于上,面焦,发鬓颁白;七八肝气衰,筋不能动;天癸竭,精少,肾藏衰,形体皆极;八八则齿发去。"

《灵枢·天年篇》:"人生十岁,五脏始定,血气已通,其气在下,故好走;二十岁,血气始盛,肌肉方长,故好趋;三十岁,五脏大定,肌肉坚固,血脉盛满,故好步;四十岁,五脏六腑十二经脉,皆大盛以平安,腠理始疏,荣华颓落,发颇斑白,平盛不摇,故好坐;五十岁,肝气始衰,肝叶始薄,胆汁始灭,目始不明;六十岁,心气始衰,苦忧悲,血气懈惰,故好卧;七十岁,脾气虚,皮肤枯;八十岁,肺气衰,魄离故言善误;九十岁,肾气焦,四脏经脉空虚;百岁,五脏皆虚,神气皆去,形骸独居而终矣。"

基于上述两段经文,经合临证具体情况,我们曾对632例随机抽样人群按年龄组进行中医辨证分析,发现年龄与"肾"的盛衰确有一定的关系。见表74。

表74　632例随机抽样不同年龄组中中医辨证分析

年龄				辨证指标	阳性率(%)
男(岁)	人数(例)	女(岁)	人数(例)	(以具有下列症状中任意三项者为阳性表现)	
7~9	50	6~8	40	遗尿或尿频、齿更、发盛	86.6
15~17	40	13~15	45	男子遗精或女子月经来潮,第二性征出现(男子胡须、女子乳房),肌肉开始丰盛	96.4
24~34	80	21~30	75	性成熟、体强、智力旺,夜尿少,腰不疼痛,两尺脉正常	85.1

续表

年龄				辨证指标	阳性率（%）
男（岁）	人数（例）	女（岁）	人数（例）	（以具有下列症状中任意三项者为阳性表现）	
40~56	60	35~50	60	性机能减退（阳痿、梦遗、早泄或性欲减），脱发，健忘，夜尿多，腰酸痛，无力，舌边齿痕，两尺脉弱	91.7
>70	80	>70	102	脱发，遗尿或不禁，便溏，腰酸痛，健忘，行走无力，舌边齿痕，两尺脉弱	99.0

此外，临床上对一些未老先衰的患者，使用补肾治法，往往获效。我们曾对 68 例有"脱发、面形憔悴，健忘，体弱乏力"表现的未老先衰患者服用我们研制的强力虫草王浆液，半年后，98% 的患者有了不同程度的改善，其中 50% 的患者疗效非常显著。

2. 肾与人体消化的关系 人体的消化主要靠脾胃，但亦与肾有关。肾阳可以温煦脾胃，促进水谷的消化，类似是要煮熟一锅稀粥一样，既要有锅（胃主收纳），又要有勺（脾主运化），还要有火（肾阳的温煦），三者缺一不可，命门火衰时，水谷得不到很好的消化，可出现脾肾阳虚而致的慢性腹泻。我们曾对 240 例不同年龄组的随机抽样人群进行慢性腹泻（包括五更泻、饭后泻，及其他慢性腹泻，或不自觉便等，但排除肠结核、直肠息肉、癌瘤等）的统计，发现随着年龄的变化，慢性腹泻的出现亦呈规律性变化，见表 75。

表 75　人体年龄与慢性腹泻发病率的关系

病症	年龄组（岁）	总例数（例）	阳性例数（例）	百分率（%）
慢性腹泻	20~30	80	5	6.25
	40~60	80	14	17.5
	>70	80	24	30.0

上述 43 例慢性腹泻患者，经温肾健脾治疗后，有 35 例患者呈现不同程度的好转。

3. 肾与呼吸功能的关系 中医认为，人体的呼吸要靠肺肾两脏来完成，呼吸固然靠肺，但空气的吸入则与肾脏关系密切，中医称为肾主纳气。若人体肾虚不能纳气时，则会出现呼多吸少的症状。肺气肿、肺源性心脏患者，出现这类症状时，可用补肾纳气的治法。近年来，全国许多地区在防治慢性气管炎的研究中，都证实了大多数肾虚患者呼吸功能不全。

我们曾对 90 例 60 岁以上西医诊断无呼吸系统疾病的老年人做过屏气试验及肺脏残气量测定，结果表明，90 例老年人有程度不同的呼吸功能不全，显示"肾"与呼吸功能的关系。此外，我们还随机抽样了 150 例 60 岁以上老年人和 150 例 35~40 岁壮年人，发现慢性气管炎的发病率有明显差异（表 76），虽然该病发病原因是多方面的，但无疑肾虚因素是一个不容忽视的重要原因。

表 76　年龄与慢性支气管炎发病率的关系

年龄组（岁）	总例数（例）	发病人数（例）	发病率（%）	P
>60	150	52	34.7	<0.01
35~40	150	10	6.7	

4. 肾与生殖功能的关系 肾与生殖功能有着直接的关系。性的成熟衰退直接受肾的影响，另一方面，一些生殖系统的病变往往也责之于肾，如阳痿、遗精、早泄、不孕症等从肾论治，多可

收效。

5. 肾与水液代谢的关系 人体的水液代谢主要依于肺、脾、肾三脏功能的正常。小便的开阖主要与肾有关，肾气充足，小便开阖无误，水液代谢正常。若肾脏出现病变时，则易导致开阖功能的失常。糖尿病、肾炎、肾衰竭等出现尿多、尿少、水肿、腹水等症状时，应考虑肾脏的变化，采取相应的治法。

6. 肾与骨、髓、脑、齿、发、腰、耳及二阴的关系 肾主骨，骨的健壮与否和肾有直接的关系。肾足则骨坚，发育正常。反之则伤骨折患者加服补肾药物，反映较好。据骨科大夫反映，其骨折发育失常，甚至形成佝偻。天津市 1976 年地震时，我们曾对震愈合速度较往常为快。

肾生髓，包括骨髓和脑髓，因"脑为髓之海"，肾脏充盛，则脑髓健，反之，则髓海不足，健忘失眠，故对神经衰弱的患者，要考虑肾的问题。

我们曾对 25 名 50～70 岁男性中医辨证无明显肾虚表现的健康人和 30 名同年龄、同性别的肾阳虚者进行了脑血流图描记，结果发现肾阳虚者多呈现正弦波及三角波（表77），且波幅较低（表明其血管弹性明显减弱、供血差），而检查辨证为无明显肾虚证的健康人，脑血流图表现基本属于正常范围。这不但说明了两者的区别，也提示了肾与脑的关系，更说明了老年肾虚证在中风发病上的重要作用。

表 77　30 名肾虚患者的脑血流图表现

年龄（岁）	例数（例）	正弦	三角	平顶
50～60	12	2	9	1
61～70	18	13	5	

"齿为骨之余"，"发为血之余"，"精血亦同源"，肾虚时则易出现牙齿浮动、发白易脱落等。此外，"腰为肾之府"，"肾开窍于耳"，故见腰酸腰痛、耳鸣耳聋等症，多以补肾治疗。肾与二阴的关系，表现在大小便异常时使用补肾的治疗问题上。

这些探讨使人们对肾的实质从内分泌腺体向生命的更深一层前进一步，有些认识虽然还仅仅属于推测，但其深远意义是不容忽视的。

总之，肾与人体各部分都有直接或间接的关系，故肾虚证常多见全身症状，补肾治疗后，也多表现为全身症状的改善，这也从临床上反证了肾脏在人体中的重要地位。

另外，肾与命门一致与否，多年来其说不一，为中医界一直争论的问题。我们认为，尽管在理论上争论很大，但在临床上，均将命门用于"阳"、"火"的方面。古人所以提出命门的概念，只是为了突出肾阳的作用，命门与肾阳，不过为名词变换而已。

二、关于导致肾虚的病因学研究

导致肾虚的原因很多，各种医书及资料所论不一，综合有以下几种。

1. 先天不足 先天不足是导致肾虚，尤其是儿科病症中肾虚的重要原因。"人之生，先生精"，父母肾精不足，可致子女肾虚。明·绮石曾说："因先天者，受气之初，父母或年已衰老，或乘劳入房……精血不旺，致命所生之子夭弱。"临床上对于小儿遗尿、鸡胸、龟背等症，多采用补肾的治疗方法。此外，对一些成人的肾虚，有时也考虑到先天不足的影响。我们曾对 82 例有肾虚表现的儿童和 100 例健康儿童作对照，证实了上述论述。见表78。

表78 82 例肾虚儿童病因学分析及 100 例健康儿童对照（6~9 岁）

病因	肾虚者[1]（$n=82$）	健康者（$n=100$）	P
父母一方年老者④	4	11	
怀孕前半年内父母有一方有慢性病者(四)	30	5	
怀孕期间母亲有病者1/4	20	10	<0.01
生育过密者1/2	12	8	
无以上情况者	16（19.5%）	66（66.0%）	

注：1 肾虚指有以下症状中任意一症者：遗尿、鸡胸、龟背、智力显著低于正常儿童。④指父大于 50 岁或母大于 40 岁。（四）指以下各病中任意一种：喘息型慢性气管炎、支气管哮喘、高血压、冠心病、神经衰弱、慢性肾炎、肺结核、慢性肝炎、慢性腹泻。1/4除包括（四）所列诸病外，还包括妊娠毒血症。1/2指和上一胎间隔不超过两年者

为了进一步研究"先天"对下一代"肾"强弱的作用，我们对 50 例新生儿进行了玫瑰花环试验，并同时对其母亲给予中医辨证分析，发现在 21 例玫瑰花环试验结果较低的新生儿中其母亲有 19 例为肾虚（多为肾阳虚）患者，而其余 29 例测定正常的新生儿，其母肾虚者仅为 7 例，差异较为显著，显示了"先天"对下一代"肾"强弱的重要作用。

2. 老年人 在治疗老年人疾病时，应考虑到肾虚的因素。老年病研究中，我们曾提出"肾虚血瘀论"，并据此研制成功补肾活血的中药，对于滋补老年人肾虚，延长寿命有一定作用，对妇女更年期综合征的患者亦收到较满意的效果。我们还曾对青少年、壮年、老年人（健康者）的尿 17-酮类固醇含量进行测定，发现青年组>壮年组>老年组，说明垂体-肾上腺皮质系统和垂体-性腺系统的功能随年龄变化而变化。有人在研究老年慢性气管炎的病因时，经对老年大白鼠和摘除睾丸或肾上腺的青壮年大白鼠的呼吸道对细菌清除能力进行比较，发现两组均明显减弱，且两组之间无明显差异，说明老年人性腺、肾上腺功能均减退，对外界刺激的防御能力亦降低。国外也有人重视老年人内分泌腺体的研究，日本有人发现睾丸中褐色色素颗粒的出现（提示睾丸功能的减低）与年龄有关，大多在 60 岁以后出现。

3. 房劳过度 中医历来重视房劳过度对肾的影响，认为系导致肾虚的重要因素。房劳过度、肾精流失过多，肾阴、肾阳因之亏损而致肾虚。

亦有人曾对性交后兔的脑垂体前叶进行了细胞学研究，发现其嗜碱粒细胞和嗜酸粒细胞的染色体均有所改变，显示其垂体前叶功能的减低。

我们曾对 125 例随机抽样人群进行过肾虚辨证与性生活关系的分析，尽管精确性不够，但也看出一定的关系，即房事较频繁的人，其肾虚证的出现，远较他人为高。此外，我们还对 50 例已婚男性和 50 例未婚男性相同年龄组（30~35 岁）进行了肾虚证统计，其阳性率分别为 80.4% 和 30%，也在一定程度上说明了这个问题。

4. 精神因素的影响 精神因素的影响一是指人之情欲太过，致使邪火妄动，损耗其阴，虽无房事，亦可致肾虚，朱丹溪说："心动则相火亦动，动则精自走，相火翕然而起，虽不交会，亦暗流而疏泄矣。"其二指各种神志活动的太过，久之可导致肾虚，即所谓"先伤其气者，气伤必及于精"。

5. 久病及肾 各种慢性病随着病程的延长，肾虚证的出现亦增多，所谓"久病及肾"。华北地区中医肾病研究协作组曾系统地观察了慢性支气管炎患者的病程与肾虚的关系，发现病程在 5 年以内者，肾虚证占58.3%；6~10 年者，占67.8%；21 年以上者高达84.04%。我们对病程在 8 年以上的 120 例慢性气管炎、支气管哮喘、高血压、冠心病、慢性肝炎、慢性腹泻、慢性肾炎患者进行中医辨证分析，发现肾虚者占92%，补肾治疗后，有85%的患者均获不同程度的疗效。说明了久病及肾的规律性。

（张勉之 张敏英 张大宁）

A Clinical Study on the Treatment of Urinary Infection with Zishen Tongli Jiaonang

About 20% ~ 50% of women suffer at least once from urinary infection in their whole life. The incidence of bacteruria is about 3.5% among the men aged above 70 years. In the United States, more than 7 million patients with urinary infection seek medical advice every year, and about 1 million cases have to be hospitalized. Although modem medicine has certain therapeutic effects on urinary infection, the longterm effect is unsatisfactory. The authors have used Zishen Tongli Jiaonang, a Chinese medical preparation developed by professor Zhang Daning (张大宁) and produced by Tianjin Municipal Academy of Traditional Chinese Medicine, to treat 136 cases of urinary infection with satisfying therapeutic results. A report follows.

1. Clinical Data　All the 256 cases conformed to the standard stipulated at the Second National Nephrosis Conference in 1985. They were randomly divided into a treatment group and a control group. In the treatment group of 136 cases, 14 were male and 122 female, aged from 3 ~ 76 years, with 5 cases below 10, 7 cases 10 ~ 20, 19 cases 21 ~ 30, 32 cases 31 ~ 40, 35 cases 41 ~ 50, 20 cases 51 ~ 60, and 18 cases 61 ~ 76. Routine urinoscopy showed white cells (++++) in 15 cases, (+++) in 36 cases, (++) in 44 cases, and (+) in 41 cases. Microscopy showed all the cases with leukocyte count in urine > 5/HP. Urinoscopy showed bacteria >10^5/ml in 96 cases and 10^4 ~ 10^5/ml in 40 cases, and all the cases had obvious urinary irritation. Biochemical examinations on the renal and other functions were normal. Thirty—one cases had diabetes, 27 cases had urinary calculus, 98 cases had urinary infection for the first time, and the other 38 cases had recurrence of the infection. In the control group of 120 cases, 11 were male and 109 female, aged from 4 ~ 73 years, with 4 cases below 10, 6 cases 10 ~ 20, 16 cases 21 ~ 30, 31 cases 31 ~ 40, 31 cases 41 ~ 50, 17 cases 51 ~ 60, and 15 cases 61 ~ 76. Routine urinoscopy showed white cells (++++) in 17 cases, (+++) in 31 cases, (++) in 37 cases, and (+) in 35 cases. Microscopy showed all the cases with leukocyte count in urine >5/HP, Urinoscopy showed bacteria >10^5/ml in 86 cases, and 10^4 ~ 10^5/ml in 34 cases, and all the cases had obvious urinary irritation. Biochemical examinations on the renal and other functions were normal 29 cases had diabetes, 26 cases had urinary calculus, 91 cases had the urinary infection for the first time, and the other 29 cases had recurrence of the infection.

2. TCM Differentiation　Based on TCM overall analysis of the symptoms and signs, we have differentiated urinary infection into the following 4 types: ①yang—deficiency of both the spleen and the kidney; ②yideficiency of both the liver and the kidney; ③deficiency of both *yin* and *yang*; ④retention of dampheat. Patients who have 3 or more symptoms and si—gns can be diagnosed as suffering from the corresponding type of the disease as described below.

2.1　Yang—deficiency of both the spleen and the kidney　The accompanying symptoms and signs include: ①anorexia and abdominal distension, particularly severer in the afternoon; ②loose stool;

③edema of the face or limbs；④aversion to cold with cold limbs；⑤weakness or pain in the loin and spine or in the loin and knees；⑥ sexual dysfunction（including sexual impotence，prospermia and hyposexuality）；⑦general lassitude；⑧sallow and dim complexion；⑨pale enlarged tongue with teeth-prmt，and the pulse deep，thready and feeble or deep，slow and feeble.

2.2　Yin-deficiency of both the liver and the kidney　The accompanying symptoms and signs are：①xenophthalmia or blurred vision；②dizziness；③tinnitus；④dysphoria with feverish sensation in the chest，palms and soles；⑤dry mouth and pharynx；⑥weakness or pain in the loin and spine or in the loin and knees；⑦spermatorrhea in men or irregular menstruation in women；⑧impetuosity；⑨red tongue with less fur，and the pulse thready and rapid or deep and thready.

2.3　Deficiency of both *yin* and *yang*　The patients may have the accompanying symptoms and signs of ①dim complexion；②general lassitude；③low fever in the afternoon or feverish sensation in the palms and soles；④dry mouth and pharynx；⑤aching pain in the loin and spine.

2.4　Retention of dampheat　The disease may be accompanied with ①edema throughout the body；②stuffy and oppressed feeling in the chest；③swelling and pain in the throat；④cold with fever；⑤ constipation；⑥dysphoria with fever and thirst；⑦scanty dark urine；⑧yellow and greasy tongue fur；⑨the pulse deep and rapid or soft and rapid.

In the treatment group，32 cases belong to the type of yang deficiency of both the spleen and the kidney，35 cases the type of yin-deficiency or yang-deficiency of both the liver and the kidney，28 cases the type of deficiency of both *yin* and *yang*，and 41 cases the type of retention of dampheat. In the control group，27 cases pertain to the type of yang-deficiency of both the spleen and the kidney，29 cases the type of yin-deficiency of both the liver and the kidney，24 cases the type of deficie-ncy of both *yin* and *yang*，and 40 cases the type of retention of dampheat.

3. Methods of Treatment　According to the drug sensitive tests，120 patients in the control group were given antibiotics for orally taking or intravenous drip，while 136 patients in the treatment group were additionally given Zishen Tongli Jiaonang. One course of the treatment lasted 2 weeks. The statistical analysis on the therapeutic effects was conducted after a 2course treatment. The recurrence rates of the two groups were compared one year later.

3.1　Routine treatment　According to the drug sensitive tests，cefradine，ofloxacin and other antibiotics were administered for orally taking or intravenous drip，and the patients were advised to drink more water.

3.2　TCM treatment　"Zishen TongliJiaonang" developed by professor Zhang Daning was used. The capsule consists of more than 10 Chinese drugs，including Ye Ju Hua（野菊花 *Flos Chrysanthemi Indici*），Tu Fu Ling（土茯苓 *Rhizoma Smilacis Glabrae*），Che Qian Zi（车前子 *Semen Hantaginis*），Pu Gong Ying（蒲公英 *Herba Taraxaci*），Ban Zhi Lian（半枝莲 *Herba Scutellariae Barbatae*）and Niu Xi（牛膝 *Radix Achyranthis Bidentatae*）. Dosage：2～3 capsules each time，2～3 times a day，to be orally taken for a period of one month. The capsule has the effects of nourishing the kidney，replenishing qi，clearing away heat，eliminating toxic materials and removing dampness by diuresis.

4. *Criteria for Therapeutic Effects*　Complete remission：the microscopy for leukocytes and the quantitative test for bacteria in urine show negative for more than 3 consecutive times with no any symptoms of urinary infection.

4.1　Obvious remission　The microscopy for leukocytes and the quantitative test for bacteria in urine show negative or weakly positive for more than 3 consecutive times with the symptoms of urinary infection noti-ceably improved.

4. 2　Partial remission　Reduction of leukocytes and bacteria in urine are shown for more than 3 consecutive times with the symptoms of urin-ary infection improved.

4. 3　Failure　No improvement or even deterioration after treatment.

5. Results of Treatment

5. 1　Comparison of the therapeutic effects between the two groups　Table 79 shows that the complete remission rate and the total remission rate were respectively 72. 1% and 96. 3% in the treatment group, obviously higher than those of 55. 8% and 81. 7% in the control group ($P<0.05$). The recurrence rate one year later was 4. 4% in the treatme-nt group and 30. 0% in the control group with a very obvious difference ($P<0.01$).

5. 2　Comparison of the laboratory tests between the two groups　Table 80 shows that improvement has been achieved after treatment in the both groups but with obvious difference between the two groups ($P<0.05$).

5. 3　Comparison of the therapeutic effects for different types of the disease　Table 81 shows that in the treatment group, there is no statistically significant difference in the therapeutic effects for the four types of the disease ($P>0.05$).

Table 79　Comparison of the therapeutic effects and the recurrence rates between the two groups

Groups	n	Complete remission	Obvious remission	Partial remission	Failure	Total remission	Pecurrence rate
Treatment group	136	98 (72.1%)△	22 (16.2%)	11 (8.1%)	5 (3.7%)	131 (96.3%)△	6 (4.4%)*
Control group	120	67 (55.8%)	18 (15.0%)	13 (10.8%)	22 (18.3%)	98 (81.7%)	36 (30.0%)

△$P<0.05$ as compared to the control group, ＊$P<0.01$ as compared to the control group

Table 80　Comparison of the laboratory tests between the two groups

Groups	n	Leukocyte count (high power field)		Number of bacteria in urine (/ml)	
		Before treatment	After treatment	Before treatment	After treatment
Treatment group	136	21±4	2±1*△	152364±349	37±4*△
Control group	120	20±5	4±2*	160391±361	86±7*

△$P<0.05$ as compared to the control group; ＊$P<0.01$ as compared to the data before treatment in the same group

Table 81　Comparison of the therapeutic effects in the treatment group

	n	Complete remission	Obvious remission	Partial remission	Failure	total effective rate
Yang – deficiency of the spleen and kidney	32	24 (75.0%)	5 (15.6%)	2 (6.3)%	1 (3.1%)	31 (96.9%)
Yin-deficiency of the liver and kidney	35	25 (71.4%)	7 (20.0%)	3 (8.6%)	0 (0.0%)	35 (100.0%)
Deficiency of both *yin* and *yang*	28	19 (67.9%)	6 (21.4%)	2 (7.1%)	1 (3.6%)	27 (96.4%)
Retention of damp-heat	41	30 (73.7%)	4 (9.8%)	4 (9.8%)	3 (7.3%)	38 (92.7%)

6. Comment

We have used "Zishen Tongli Jiaonang" developed by professor Zhang Daning to nourish the kidney, replenish qi, clear away heat, eliminate the toxic materials, remove dampness by diuresis for the treatment of urinary infection with quite good therapeutic results, particularly in the long–term effect. Therefore, it is worthy to be popularized.

（张勉之　张大宁　徐　英　多秀瀛　张文柱）

Treatment of Chronic Renal Failure by Supplementing the Kidney and Invigorating Blood Flow

Chronic renal failure (CRF) is an obstinate syndrome charac-terized by lowered ability of excretion of metabolic end products, disturbances of water, electrolyte and acid – base balance as well as endocrine disorders, a final stage common to all renal diseases. Devoted his life to treating this disease, Prof. Zhang Daning proposed the four main etiological factors: deficiency, stasis, dampness and adverse flow, and recommended the therapeutic principle of supplementing the kidney and invigorating blood flow to treat the root cause and dispelling dampness and sending down the adverse flow to treat the superficiality. The clinical effect was satisfactory as reported in the following.

1. Clinical Data

1.1   Patients   All patients enrolled in the study (from Jan. 2001 to June 2001) were of full con-sciousness, consented to comply with the scheme designed for the study, and met The Criteria for Diagnosis and Grading of CRF set by the Editorial Board of Chinese Journal of Internal Medicine 1992.

Excluded from the study were those who contracted infectious diseases, psychological disorders and (or) intoxication, who suspended or terminated the treatment voluntarily and whose data were incomplete.

1.2   General Data   The 248 cases were randomly assigned to a treatment group ($n = 120$, treated with the principle of supplementing the kidney and invigorating blood flow), and a control group ($n = 129$, treated with western drugs only) .

In the treatment group there were 71 males (59. 2%), 49 females (40. 8%) . Age distribution: 32 cases (26. 7%) were 20 ~ 39 years old, 57 cases (47. 5%) 40 ~ 59 years old, 31 cases (25. 8%) >60 years old. The mean age was 51. 6 years old. Fifty cases (41. 7%) had primary glomerulopathy as a primary disease, 43 cases (35. 9%) had secondary nephrose including 21 cases of diabetic nephropath–y, 7 cases of purpuric nephropathy, 4 cases of lupus glomerulonephritis, 9 cases of uric – acid nephropathy and 2 cases of secondary nephropathy; 11 cases (9. 2%) had chronic pyelonephritis, 10 cases (8. 3%) renal vascular diseases, 5 cases (4. 2%) congenital anomaly of kidney, and one (0. 8%) renal tumor. The severity of renal failure: stage Ⅰ, 32 cases (26. 7%), stage Ⅱ, 56 cases (46. 7%), stage Ⅲ, 15 cases (12. 5%) and stage Ⅳ, 17 cases (14. 2%) .

In the control group there were 75 males (58. 6%), and 53 females (41. 4%) . Age distribution: 34 cases (26. 6%) were 20 ~ 39 years old, 60 cases (46. 9%) 40 ~ 59 years old, 34 cases (26. 6%) > 60 years old. The mean age was 50. 2 years old. 53 cases (41. 4%) had primary glomerulopathy as a primary disease, 46 cases (35, 9%) had secondary nephroses, including 21 cases of diabetic nephropathy, 8 cases of purpuric nephropathy, 5 cases of lupus glomerulonephritis, 10 cases of uric–acid nephropathy and 2 cases of secondary nephropathy; 12 cases (9. 4%) had chronic pyelonephritis, 11 cases (8. 6%) renal vascular diseases, 4 cases (3. 1%) congenital anomaly of kidney, and 2 case (1. 6%) ren – al tumor. The severity of renal failure: stage Ⅰ, 35 cases (27. 3%), stage Ⅱ, 60 cases

（46. 9%），stage Ⅲ，15 cases（11. 7%）and stage Ⅳ，18 cases（14. 1%）.

Since there were no significant differences in terms of sex, age, primary diseases and stages of the disease in statistical analysis（$P>0. 05$），the two groups were comparable.

1. 3　Differential Analysis of Disease Patterns　Based on the theory of kidney deficiency and blood stasis in TCM, Prof. Zhang proposes that the four main etiological factors of CRF are deficiency, stasis, dampness and adverse flow. Deficiency and stasis are the root（principal orfundamental）factors and the latter two, the superficial or incidental ones. Deficiency, in most instances, manifests itself as either deficiency of the spleen and kidney-*yang* or deficiency of the liver and kidney-yin. Deficiency of the spleen and kidney-*yang* is characterized by bright white complexion, lassitude and weakness, short of breath, reduced food intake, abdominal distention, sore and pain in the loins, aversion to cold, cold limbs, scanty urine, frequent urination at night, pale tongue proper, deep and thready pulse, while deficiency of the liver and kidney-yin is characterized by a feverish sensation in the palms and soles, dryness of eyes, tinnitus, dryness of the throat, dizziness, dark urine, dry stool, episodic fever, reddened tongue with scanty fur, and thready pulse. Stasis is often characterized by dull and dark complexion, fixed pain in the loins or stinging pain, purplish and dark extravasated blood, purplish dark tongue proper and（or）with petechiae, uneven, or knotted and intermittent pulse, scanty urine（less than 20 ml/hour）, large numbers of abnormal loops（>30%）, or stasis of blood existing at the top of the loop（>30%）in the nail beds microcirculation examination. Dampness（or turbid）pattern manifests itself either as accumulation of dampness or water dampness. The former is characterized by top-heaviness, sliminess in the mouth, sticky and greasy stool, greasy tongue fur and soft pulse, and the latter, edema, hydrothorax, ascites, chest distress and dyspnea, white and moist tongue fur, and soft and slow pulse. The pattern of adverse flow（or intoxication）manifests itself either as up-flow of the *turbid-yin* or hyperactivity of the *liver-yang*. The symptoms for turbid-yin flowing up adversely are dull facial expressions, nausea, vomit, ammonia taste in the mouth, headache, drowsiness, coma, itchy skin, and greasy tongue fur. Those for hyperactivity of the liver-yang are dizziness, tinnitus, vexation, clonic convulsion and taut pulse.

All the 248 cases enrolled in the study weredifferentiated as kidney deficiency and blood stasis pattern, i. e. deficiency（deficiency of the spleen and qi or deficiency of the liver and kidney-yin）concomitant with blood stasis. The distribution of the superficial patterns identified respectively in the two groups were accumulation of dampness, 15（12. 5%）in the treatment group and 16（12. 5%）in the control group; water dampness, 39（32. 5%）and 42（32. 8%）; turbid-yin flowing up adversely, 41（34. 2%）and 43（33. 6%）; hyperactivity of the *liver-yang*, 25（20. 8%）and 27（21. 1%）.

The difference in disease patterns was not significant, and two groups were comparable.

1. 4　Lab examinations　BUN was determined by the urease method, Scr by the picric acid test, urinary creatinine by Jaffe's reaction and Hb by the HiCN method.

1. 5　Statistical methods　Enumeration data were evaluated by the x^2 test, the measurement data by the t test, the rank data by the rank test with the aid of software package SPSS 11. 0.

2. Treatment　The ingredients in the following formulae were prescribed flexibly for each individual case in the treatment group.

Bu Shen Jian Pi Tang（补肾健脾汤 Kidney Supplementing and Spleen Strengthening Decoction）is composed of Huang Qi（黄芪 *Radix Astragali*）, Dong Chong Xia Cao（冬虫夏草 *Cordyceps*）, Bai Zhu（白术 *Rhizoma Atractylodis Macrocephalae*）, Tu Fu Ling（土茯苓 *Rhizoma Smilacis Glabrae*）, and Yin

Chen（茵陈 *Herba Artemisiae Scopariae*）. Zi Bu Gan Shen Tang（滋补汤 Liver and Kidney Nourishing and Supplementing Decoction）is composed of Nu Zhen Zi（女贞子 *Fructus Ligustri Lucidi*）, Han Lian Cao（旱莲草 *Herba Ecliptae*）, Shan Zhu Yu（山茱萸 *Fructus Corni*）, Huang Jing（黄精 *Rhizoma Polygonati*）, and Dang Gui（当归 *Radix Angelicae Sinensis*）. Huo Xue Hua Yu Tang（活血化瘀汤 Blood Flow Invigorating and Stasis Removing Decoction）is composed of Dan Shen（丹参 *Radix Salviae Miltiorrhizae*）, Chuan Xiong（川芎 *Rhizoma Chuanxiong*）, Chi Shao（赤芍 *Radix Paeoniae Rubra*）, San Leng（三棱 *Rhizoma Sparganii*）, and E Zhu（莪术 *Rhizoma Curcumae*）. Hua Shi Tang（化湿汤 Dampness Resolving Decoction）is composed of Tu Fu Ling（土茯苓 *Rhizoma Smilacis Glabrae*）, Ku Shen（苦参 *Radix Sophorae Flavescentis*）, Yin Chen（茵陈 *Herba Artemisiae Scopariae*）, Fu Ling（茯苓 *Poria*）and Ban Zhi Lian（半枝莲 *Herba Scutellariae Barbatae*）. Jiang Zhuo Tang（降浊汤 Turbid Sending Down Decoction）, is composed of Da Huang（大黄 *Radix et Rhizoma Rhei*）, Da Huang Tan（大黄炭 *Radix et Rhizoma Rhei Carbonisatum*）, Ku Shen（苦参 *Radix Sophorae Flavescentis*）, and Hai Zao Tan（海藻炭 *Sargassum Carbonisatum*）.

The herbal drugs prescribed were decocted in water, and concentrated to 600 ml, which was divided into two equal portions and taken once in the morning and once in the afternoon.

The primary disease was treated or controlled with appropriate western drugs. The patients were asked to keep on a high calorie, high quality proteinaceous diet of a small quantity with no mutton, and less sea food as possible.

In the control group, prednisone, furosemide, hypotensors, EPO injections, essential amino acids and calcium preparation were administered as routine, however, steroids were contraindicated for patients with a Scr level over 354 μmol/L（excluding patients with renal damage due to connective tissue diseases）, and patients with persistent hypertension, severe microscopic hematuria, selective proteinuria as well as patients of 50 and more years of age.

For hypertension: the edible salt is limited between 2 ~ 3g/day, and hypotensors if necessary; for oliguria and edema: increase water intake, and use diuretics if necessary so as to increase urine; for azotemia, protein intake kept between 30 ~ 40g per day, and use ketosteril and coated aldehyde oxystarch if necessary. And other symptomatic treatments were employed. Duration of the study: one year.

Criteria for effectiveness: the therapeutic effect was graded as marked effect, improvement and no effect according to the criteria set at Symposium on Conservative Treatment of Renal Failure 1989 and The Guiding Principles of New TCM Preparations in Clinical Studies and the authors experience as well.

Marked effect: obvious improvement in symptoms, decrease of Scr to the normal range or >30%, and increase of Hb.

Improvement: improvement in symptoms, decrease of Scr <30% and no apparent change in Hb content; No effect: no improvement or even aggravation in symptoms, no decrease or even increase of Scr and decrease in Hb content.

3. Results　The effects were summarized in Table 82 ~ Table 86.

The marked effect and the total effective rate were respectively 58.3% and 92.5% in the treatment group much higher than that in the control group（22.7% and 49.2%）with the significant difference（*P*< 0.01）.

The lab findings were summarized in Table 83.

Table 83 shows the lab findings improved in both groups, however, the levels of BUN and Scr in the treatment group were significantly lower than that in the control group, while the Ccr level significantly higher in the treatment group ($P<0.01$). The difference in the Hb content was not significant.

The effect was most stable in patients of stage Ⅰ in the treatment group, the difference in marked effect being ignificant ($F<0.05$) when compared with that of stage Ⅲ and very significant ($P<0.01$) when compared with that of stage Ⅳ. The difference in the total effective rate of stage Ⅰ patients is also significant ($P<0.05$) when compared with that of stage Ⅳ.

Table 82　Total effectiveness achieved

Group	N	Marked effect (%)	Improvement (%)	No effect (%)	Total effective rate (%)
Treatment	120	70 (58.3) **	41 (34.2) *	9 (7.5) **	111 (92.5%) **
Control	128	29 (22.7)	34 (26.5)	65 (50.8)	63 (49.2)

In comparison with the control group, ＊$P<0.05$, ＊＊$P<0.01$

Table 83　Lab findings in the two groups

Group	N		Hb (g/L)	BUN (mmol/L)	Scr (μmol/L)	Ccr (ml/min)
Treatment	120	Before treatment	86.9±19.1	28.3±3.5	382.1±20.4	33±7
		After treatment	91.3±23.8	14.7±2.8 *	179.7±18.5 *†	56±8 *†
Control	128	Before treatment	87.3±18.2	26.6±3.7	370.2±18.5	34±6
		After treatment	86.8±20.5	21.7±1.9 *	288.6±24.3	37±5

＊in-group comparison, $P<0.01$, † between-group comparison: $P<0.01$

Table 84　Effect of TCM treatment in relation with the age

Age	N	Marked effect (%)	Improvement (%)	No effect (%)	Total effectiverate (%)
20~39	32	23 (71.9)	8 (25.0)	1 (3.1)	31 (96.9)
40~59	57	33 (57.9)	20 (35.1)	4 (7.0)	53 (93.0)
60 and more	31	14 (45.2)	13 (41.9)	4 (12.9)	27 (87.1)

The total effective rate decreased with the increase of the age, however, the difference was not significant, $P>0.05$

Table 85　Effect of TCM treatment in relation with the clinical stages of the disease

Stage	N	Marked effect (%)	Improvement (%)	No effect (%)	Total effectiverate (%)
Ⅰ	32	23 (71.9)	8 (25.0)	1 (3.1)	31 (96.9)
Ⅱ	56	33 (58.9)	20 (35.7)	3 (5.4)	53 (94.6)
Ⅲ	15	9 (60.0)	4 (26.7)	2 (13.3)	13 (86.7)
Ⅳ	17	5 (29.4)	9 (52.9)	3 (17.6)	14 (82.4)

Table 86　Therapeutic effect in relation with the disease patterns

Pattern	N	Marked effect (%)	Improvement (%)	No effect (%)	Total effectiverate (%)
Dampness encumbrance	15	9 (60.6)	5 (33.3)	1 (6.7)	14 (93.3)
Water dampness	39	23 (59.0)	13 (33.3)	3 (7.7)	36 (92.3)
Up-flow of turbid-*yin*	41	24 (58.5)	14 (34.1)	3 (7.3)	38 (92.7)
Hyperactivity of liver-yang	25	14 (56.0)	9 (36.0)	2 (8.0)	23 (92.0)

4. Comments Based on the etiological factors, i. e. deficiency, stasis, dampness and adverse flow proposed by Prof. Zhang Daning and his therapeutic principles of supplementing the kidney, invigorating blood flow, dispelling dampness and toxin, and replenishing qi to support and strengthen the body resistance, and dispel the pathogenic factors, the authors have found that Huang Qi (黄芪 *Radix Astragali*) and Dong Chong Xia Cao (冬虫夏草 *Cordyceps*) are very effective drugs for supplementing the kidney and replenishing qi. Chen et al reported that Huang Qi (黄芪 *Radix Astragali*) could enhance both the humeral and cellular immunity, improved microcirculation in the kidney and eliminated allergens. Ma and Fu reported that Dong Chong Xia Cao (冬虫夏草 *Cordyceps*) was a safe and excellent immunoregulator, which could protect the kidney from toxic damages and combated renal failure. Chuan Xiong (川芎 Rhizoma Chuanxiong) as a drug for invigorating blood flow can decrease the pressure in the glomerulus, improve its hemodynamics and protect the renal tissues from retention of free oxygen radicals by decreasing the plasma lipid peroxidation products and enhancing the action of SOD, as reported by Yuan and Zuo Besides drugs for strengthening body resistance and invigorating blood flow, drugs for dispelling pathogenic factors, such as Da Huang (大黄 *Radix et Rhizoma Rhei*) and Da Huang Tan (大黄炭 *Radix et Rhizoma Rhei Carbonisatum*) are also strongly recommended. Jiang found that anthraquinones derived from Da Huang (大黄 *Radix et Rhizoma Rhei*) and rheinanthrone glucoside can inhibit growth of mesangial cells to delay sclerosis of the residual glomeruli. Da Huang (大黄 *Radix et Rhizoma Rhei*) and its extracts can also selectively inhibit the high metabolic state of the renal tubular epithelial cells to minimize its proliferation.

（张勉之　张大宁　张文柱　刘树松　张敏英）

补肾活血法防治慢性肾衰竭的实验研究

慢性肾衰竭（chronic renal failure，CRF）是由多种原因造成的慢性进行性肾实质损害，使肾脏不能维持其基本功能，导致体内代谢产物潴留、水电解质及酸碱平衡失调、内分泌紊乱的一种综合病征，是慢性肾脏疾病的终末阶段，病情复杂多变且危重。中医学在治疗慢性肾衰竭方面积累了丰富的经验，补肾活血法是临床常用的治法，笔者通过实验研究，观察补肾活血法组方对慢性肾衰竭大鼠的治疗作用。

一、材　　料

1. 动物　雄性 Wistar 大鼠 60 只，体质量 165±22g，购于河北省实验动物中心。随机分为 6 组，即肾衰竭排毒颗粒高、中、低三个剂量组，阳性药物对照组、模型对照组和假手术组，每组 10 只动物。

2. 药物　补肾活血法组方，由生黄芪、生大黄、大黄炭、乌药、莱菔子等组成，经上海医学工业研究院制成可溶性浓缩颗粒，批号：001001，2.5g/包，含生药量 5.98g；阳性对照药为包醛氧化淀粉，每袋 5g。

3. 试剂　血肌酐（Cr）（除蛋白法）、尿素氮（BUN）（尿素酶法）、白蛋白（溴甲酚绿比色法）、血红蛋白（Hb）测定试剂盒。

二、方　　法

1. 模型制备及给药　雄性 Wistar 大鼠 50 只，常规麻醉消毒后，腹部正中纵切口，暴露肾脏，剥离肾包膜，右肾结扎切除，左肾切除上下极后，明胶海绵止血，关闭腹腔。1 周后将 50 只大鼠随机分成 5 组，每组 10 只；另 10 只为假手术组，与上述大鼠同时手术，分别将肾挤出，分离肾周筋膜和肾上腺后，送回腹腔，不做肾切除。手术后先常规喂养 10 周。肾衰排毒颗粒以蒸馏水溶解为 0.208g/ml 的溶液（高剂量组），再以 1:2 的比例稀释为 0.104、0.052g/ml 两个浓度（中、低剂量组），1.0ml/100g 灌胃给药（即等于 2.08、1.04、0.52g/ml）。阳药物对照组参考临床用量，折算成大鼠等效量为 4.2g/kg，以蒸馏水配置成 0.42g/ml 的溶液，1.0ml/100g 灌胃给药。模型对照组和假手术组灌服 1.0ml/100g 蒸馏水。实验期间自由饮水、摄食、室内温度控制在 20~24℃、通风湿度良好。灌胃每日 1 次，45 日后处死动物。

2. 观察指标　每周记录大鼠体质量、死亡情况，并于给药前、给药后 15 日、30 日、45 日眼眶取血测血清 Cr、BUN、总蛋白、白蛋白及 Hb 含量；药后 45 日留取 24h 尿液后，取出残余肾称质量，并将肾脏固定于 10% 甲醛溶液中，石蜡包埋，HE 染色，光镜下观察肾小球、肾小管、肾间质和肾包膜的病理改变，根据其病理损伤的严重程度评分：（-）：1 分；（- - +）：2 分；（+）：3 分；（+ - +）：4 分；（++）：5 分；（++ - ++）6 分；（+++）：7 分，将肾小球、肾小管、肾间质和肾包膜的评分相加，即综合反映了肾组织的损伤程度。

3. 统计学处理　实验数据以均数±标准差（$\bar{x}\pm s$）表示，根据数据的性质与分步情况，计数资料采用χ^2检验，计量资料采用t检验，等级资料采用秩和检验。

三、结　　果

1. 给药前各组生化指标测定　给药前与假手术组比较，模型对照组、阳性药物对照组及各剂量肾衰竭排毒颗粒组血清肌酐及尿素氮均显著增高（$P<0.01$），Hb 明显降低（$P<0.05$）血清总蛋白变化不明显，白蛋白显著低于假手术组（$P<0.05$），白/球比同时降低，见表87。

2. 给药 15 日后各组生化指标测定　给药 15 日后，各肾衰排毒颗粒组及阳性药物对照组的血肌酐水平均有所下降（与用药前比，阳性药物对照组、中、低剂量肾衰排毒颗粒组 $P<0.05$），模型对照组的血尿素氮继续升高，阳性药物对照组与各肾衰排毒颗粒组的血尿素氮未见升高（与模型对照组比较，高低剂量肾衰排毒颗粒组 $P<0.05$，与给药前比较，低剂量肾衰排毒颗粒组 $P<0.05$）；同时，模型对照组血红蛋白水平进一步下降，各给药组下降幅度较小。见表88。

表87　给药前各组生化指标测定（$\bar{x}\pm s$）

组别	剂量（g/kg）	数量	Cr（μmol/L）	BUN（mmol/L）	Hb（g/L）	总蛋白（g/L）	白蛋白（g/L）	白/球比
假手术组	蒸馏水	10	83.6±15.5	5.1±0.8	145.8±11.1	78.6±6.5	33.3±2.9	0.73±0.06
模型对照组	蒸馏水	10	147.3±41.0*	10.6±3.3*	123.8±13.2*	745±7.1	29.2±3.4#	0.65±0.10
阳性药物对照组	4.20	10	146.8±42.4*	12.0±4.6*	136.4±10.7#	84.8±15.6	28.1±4.1#	0.55±0.19#
肾衰排毒颗粒组	2.08	10	148.1±48.3*	10.2±5.6*	127.4±13.9#	72.9±7.3	28.8±4.3#	0.67±0.17
肾衰排毒颗粒组	1.04	10	146.5±39.8*	10.8±3.2*	132.2±9.4#	80.2±11.6	30.1±3.9	0.63±0.15
肾衰排毒颗粒组	0.52	10	147.3±32.9*	11.1±3.9*	116.7±16.5*	76.5±5.9	29.9±3.1#	0.62±0.09#

与假手术组比较，#$P<0.05$，*$P<0.01$

表88　给药后 15 日各组生化指标测定（$\bar{x}\pm s$）

组别	剂量（g/kg）	数量	Cr（μmol/L）	BUN（mmol/L）	Hb（g/L）	总蛋白（g/L）	白蛋白（g/L）	白/球比
假手术组	蒸馏水	10	88.3±13.5	6.4±1.1&&	144.7±11.5	73.9±6.5	32.6±3.4	0.79±0.08&&
模型对照组	蒸馏水	10	144.3±52.0#	14.1±6.9##	115.8±16.2##	75.3±5.6	28.5±3.2#	0.62±0.11##&&
阳性药物对照组	4.20	10	141.8±53.4	11.9±7.0#	130.0±20.1	73.2±7.2	28.3±4.9#	0.65±0.15#
肾衰排毒颗粒组	2.08	10	122.1±56.3#	9.2±2.5##*	118.5±11.5##	72.7±4.9	31.8±7.1*	0.86±0.55**
肾衰排毒颗粒组	1.04	10	133.5±45.5#&	10.6±3.4##	121.2±13.8##	73.5±3.6&	30.0±3.0	0.71±0.15&
肾衰排毒颗粒组	0.52	10	139.4±57.1#	10.8±5.9#	123.4±10.7##	71.5±3.7&	31.3±2.1	0.73±0.07

与假手术组比较，#$P<0.05$，##$P<0.01$；与模型对照组比较，*$P<0.05$，**$P<0.01$；与给药前身组比较，&$P<0.05$，&&$P<0.01$

3. 给药 30 日后各组生化指标测定　给药 30 日后，假手术组、中、低剂量肾衰排毒颗粒组大鼠死亡率为 0；模型对照组血肌酐水平进一步升高，各受试药组血肌酐水平亦有所增加，但升幅较模型对照组小，各试验组血尿素氮水平同时升高，各组间无明显差异见表89。

表 89　给药后 30 日各组生化指标测定 （$\bar{x} \pm s$）

组别	剂量 （g/kg）	数量	Cr （μmol/L）	BUN （mmol/L）	Hb （g/L）	总蛋白 （g/L）	白蛋白 （g/L）	白/球比
假手术组	蒸馏水	10	83.8±14.1	5.3±1.3	141.7±11.5	76.7±2.6	29.1±2.1[&]	0.63±0.05[&&]
模型对照组	蒸馏水	10	201.3±98.6[#]	14.8±6.7[##]	115.0±16.5[##]	75.6±5.6	26.6±2.2[##&]	0.55±0.08[#&&]
阳性药物对照组	4.20	10	167.1±88.5[#]	9.5±3.2[##]	131.7±11.9[*]	72.7±4.0[#]	27.7±3.8	0.62±0.12[#]
肾衰排毒颗粒组	2.08	10	169.9±32.4[##]	9.9±2.3[##&]	127.1±9.5[#]	70.6±4.4[##]	29.5±2.9[*]	0.72±0.08[#&]
肾衰排毒颗粒组	1.04	10	175.3±82.9[##]	13.6±5.4[##]	112.7±9.8[##]	70.2±3.3[##&]	27.2±3.4	0.64±0.09[&]
肾衰排毒颗粒组	0.52	10	225.3±99.1[##]	9.9±5.1[##&]	119.4±14.5[##]	75.3±11.0	27.9±3.7[&]	0.62±0.15

与假手术组比较，#$P<0.05$；##$P<0.01$；与模型对照组组比较，*$P<0.05$。与给药前自身比较，&$P<0.05$，&&$P<0.01$

4. 给药 45 日后各组生化指标测定　继续给药至 45 日后，中剂量肾衰排毒颗粒组大鼠的死亡率与假手术组仍为 0；模型对照组血 Cr、BUN 水平进一步增高，而各给药组血肌酐水平明显降低；各受试药组 BUN 水平升高幅度低于模型对照组，呈剂量相关性，见表 90。

表 90　给药后 45 日各组生化指标测定 （$\bar{x} \pm s$）

组别	剂量 （g/kg）	数量	Cr （μmol/L）	BUN （mmol/L）	Hb （g/L）	总蛋白 （g/L）	白蛋白 （g/L）	白/球比
假手术组	蒸馏水	10	75.6±7.3	6.3±1.2[&&]	131.1±8.2[&]	73.2±3.4[&]	29.1±1.8[&&]	0.67±0.08
模型对照组	蒸馏水	10	225.3±196.0[#]	15.6±5.8[##&]	106.1±9.7[##&]	83.6±8.6[#&]	25.6±3.3[#&&]	0.48±0.16[##&&]
阳性药物对照组	4.20	10	127.5±76.5	9.8±3.3[##*]	125.0±15.6[*]	73.9±3.4	27.2±2.7	0.59±0.09
肾衰排毒颗粒组	2.08	10	130.9±30.7[##]	9.9±2.3[##&]	113.1±19.1[#]	72.0±3.5[*]	29.5±2.9[##]	0.58±0.10[#&]
肾衰排毒颗粒组	1.04	10	142.4±83.7[#]	13.5±3.6[##]	109.7±9.9[##&]	76.1±6.7	26.2±2.4[#&]	0.53±0.12[##]
肾衰排毒颗粒组	0.52	10	181.3±120.1[#]	14.9±8.1[##&]	107.0±20.3[##]	80.6±7.6[#&]	25.7±3.2[#&&]	0.49±0.14[##&&]

与假手术组比较，#$P<0.05$，##$P<0.01$；与模型对照组比较，*$P<0.05$；**$P<0.01$。与给药前自身比较，&$P<0.05$；&&$P<0.01$

5. 肾组织病理观察　大体观察模型对照组残余肾脏体积明显增大、肿胀、颜色较深；各剂量肾衰排毒颗粒组及阳性药物对照组大鼠肾脏色泽较红润。HE 染色，假手术组肾脏结构正常；模型对照组可见：肾包膜增厚伴大灶性钙化，肾小球肥大、毛细血管壁增厚、玻璃样变性，以致管腔阻塞，邻近的肾小管肥大、扩张，小管上皮细胞变成扁平，部分肾小管萎缩，上皮细胞坏死，间质纤维化、炎症细胞浸润。各给药组病变类似，但程度较轻，统计结果显示：与假手术组比较，模型对照组、阳性药物对照组及各剂量肾衰排毒颗粒组的肾组织损伤程度评分显著增加（$P<0.01$），与模型组比较，高、中剂量肾衰排毒颗粒组的评分明显偏小（$P<0.05$），见表 91。

表 91　肾组织病理观察 （$\bar{x} \pm s$）

组别	剂量（g/kg）	数量	肾脏质量（mg）	肾组织损伤程度（分/个）
假手术组	蒸馏水	10	284±45	4.00±0.00
模型对照组	蒸馏水	10	515±172	18.50±5.13

续表

组别	剂量（g/kg）	数量	肾脏质量（mg）	肾组织损伤程度（分/个）
阳性药物对照组	4.20	10	437±111	12.13±5.36
肾衰排毒颗粒组	2.08	10	380±64	12.33±5.07
肾衰排毒颗粒组	1.04	10	453±241	13.56±3.00
肾衰排毒颗粒组	0.52	10	403±114	13.25±6.34

四、讨　　论

慢性肾衰竭是各种肾脏疾病终末期的共同表现，是一种严重危害人类生命的疾病，且发病率正逐年增高。防治 CRF 是世界医学界急待解决的难题，而西医目前尚没有一种有效治疗和控制的药物，只能运用对症治疗或替代疗法。张大宁教授在多年肾病临床实践的基础上，通过不断摸索和创新终于发现了该病的四大病机"虚、瘀、湿、逆"，并根据中医补肾活血法的原理，予以扶正、培本、祛邪的治疗。

肾衰排毒颗粒从祛邪入手，方中大黄及大黄炭有降浊排毒作用，现代药理学研究表明大黄蒽醌和大黄酸蒽酮葡萄糖苷，通过抑制肾小球系膜细胞 DNA 和蛋白质的合成而引发系膜细胞生长抑制，减缓残余肾组织肾小球硬化的进展。此外，大黄及其提取物还可选择性抑制肾小管细胞的高代谢状态，从而减轻高代谢对健存肾单位的损害，有效地降低肾小管上皮细胞的增殖，降低其细胞代谢。肾衰排毒颗粒尤其运用了中药活性炭技术及类似结肠透析作用，这对提高该药治疗 CRF 疗效也有一定作用。

以上实验研究分析证明，肾衰排毒颗粒确为治疗 CRF 的理想中成药，值得推广使用。

（张勉之　张大宁）

补肾活血法防治肾间质纤维化作用的实验研究

肾间质纤维化是各种肾脏疾病发展的最终结果，近年来的研究显示肾间质病变与慢性肾衰竭关系较肾小球更为密切。补肾活血法是张大宁于1978年首先提出的一种新的中医理论和临床治疗大法。我们利用肾间质纤维化动物模型，通过检测角蛋白、波形蛋白和α-平滑肌肌动蛋白等特异性标志物的表达，观察该中药对肾间质纤维化的防治作用。

一、方 法

1. 模型制备及给药 雄性 Wistar 大鼠32只，其中24只在无菌条件下行单侧输尿管结扎术，术后随机分成治疗组和模型组，治疗组于 UUO 手术第一日起给中药，根据动物体重，高、低两个剂量灌胃，每一剂置8只动物，分别是4.0g/kg 和2.0g/kg，模型组8只动物予等量温水。其余8只行假手术，只找到输尿管，并不结扎，常规喂养。实验期间自由饮水、摄食、室内温度控制在20~24℃、通风湿度良好。灌胃3周后，处死动物。

2. 标本制备 肾组织标本用10%的中性甲醛溶液固定，经脱水、包埋，切成的切片，做 HE、PASM 染色；另一些标本做成4μm，切片脱蜡水化后，用3%过氧化氧（H_2O_2）溶液封闭内源性过氧化物酶（10min），磷酸盐缓冲液（PBS）冲洗（3次，每次5min），在微波缓冲液中微波修复10min，羊血清白蛋白封闭（20min），依次加入一抗（抗α-SMA 抗体，抗波形蛋白单克隆抗体，抗角蛋白单克隆抗体）。4℃冰箱孵育过夜，加入二抗（生物素标记的抗小鼠 IgG 抗体及抗兔 IgG 抗体）37℃孵育30min，链霉素/卵白素复合物（ABC）37℃孵育30min，用 DAB 显色液显色3~5min，苏木精复染3min，最后用树脂封固。每批标本均做阴性及阳性对照。肾组织免疫组化标本通过光学显微镜放大200倍摄取图像，输入图像分析系统内，进行免疫组织化学定量分析，在200倍光学显微镜下每个标本随机选取10个无肾小球的视野，计算每个视野内肾小管上皮细胞内免疫组化阳性面积和肾小管上皮细胞总面积的比值，取其平均值为每例标本肾小管上皮细胞阳性表达的比较值。

3. 结果判定和记录 HE、PASM 染色切片在光镜下观察肾间质炎细胞浸润及间质病变。将肾小管间质病变程度分为三级。即 I 级：小管间质病变散在轻微，范围<15%；II 级：病变呈灶性或小片状分布，<50%范围>15%；III 级：病变呈灶性或小片状或弥漫分布，范围>50%。免疫组化 α-SMA 染色主要以肾间质血管平滑肌作为阳性对照，对除此以外 α-SMA 阳性细胞记录其置的差别，即：每一切片用10×40倍光镜观察大鼠肾间质5处病变最为明显的区域，记录其阳性细胞数。按每个高倍视野 α-SMA 阳性细胞数置的多少分为5级：<50为0级；50~100为 I 级；101~200为 II 级；201~300为 III 级；>300为 IV 级。

4. 统计学处理 实验数据以均数±标准差（$\bar{x}\pm s$）表示，根据数据的性质与分步情况，计数资料采用 χ^2 检验，计量资料采用 t 检验，等级资料采用秩和检验。

二、结 果

1. 光镜 HE、PASM 染色切片可见模型组出现弥漫性炎细胞浸润、间质水肿，伴有不同程度的上皮细胞肿胀、变性及部分肾小管萎缩、管腔闭塞，肾间质出现多灶性纤维化，范围>50%，属于Ⅲ级；高、低剂量治疗组分别可见部分肾小管上皮细胞发生空泡变性，少数肾小管上皮细胞发生空泡变性增加并伴有部分肾小管上皮细胞核发生脱落，肾间质病变呈片状分布，范围<15%，属于Ⅰ级，较模型组比较有显著性差异。肾小管面积、管腔面积及管壁面积与模型组比较明显增加，有非常显著性差异（$P<0.01$），肾间质面积较模型组比较明显缩小（$P<0.01$），其中高剂量组效果更为明显，但高、较低剂量组比较无显著性差异；假手术组未见病理改变。

2. 肾组织免疫组织化学检测

（1）α-SMA 和 Vim 的表达分布：假手术组极少量 α-SMA 和 Vim 的表达；高、低剂量治疗组分别可见 α-SMA 和波形蛋白在肾小管上皮细胞胞质内有少量表达，每高倍视野 α-SMA 和 Vim 阳性细胞数均少于 200，其中高剂量组效果更为明显，但较低剂量组无显著性差异；模型组 α-SMA 和 Vim 表达明显增加，肾间质阳性细胞数均大于 220，较治疗组有非常显著性差异（$P<0.01$）。

（2）CK 的表达分布：假手术组角蛋白有较强的表达；治疗组角蛋白表达减弱；模型组 CK 的表达进一步减少，相比治疗组有非常显著性差异（$P<0.01$）。

（张勉之　段惠军　张大宁）

补肾活血法组方中药防治肾间质
纤维化的实验研究

肾间质纤维化（renal interstitial fibrosis，RIF）是各种肾脏疾病发展的最终结果，近年研究显示肾间质病变与慢性肾衰竭关系较肾小球更为密切。补肾活血法是张大宁于1978年首先提出的中医理论和临床治疗大法。该实验利用肾间质纤维化动物模型，通过检测角蛋白（cytokeratin，CK）、波形蛋白（vimentin，Vim）和α-平滑肌肌动蛋白（α-smooth muscle action，α-SMA）等特异性标志物的表达，观察依据补肾活血法组方中药对肾间质纤维化的防治作用。

一、材　　料

1. 动物　雄性 Wistar 大鼠，清洁级，体重 220～286g，由河北省实验动物中心提供。

2. 药物　根据补肾活血法组方，选取生黄芪、川芎、赤芍、鳖甲、甘草等，购自天津市药材公司，并经天津市中医药研究院鉴定。药材粉碎后，于多功能提取罐内乙醇热回流提取 2 次，减压浓缩至稠膏（相对密度为 1135～1140，85℃热测），出膏率 32%。

3. 试剂　抗 α-SMA 单克隆抗体（Sigma 公司），抗波形蛋白单克隆抗体、抗角蛋白单克隆抗体（Santa Cruz 公司）均为第一抗体；生物素标记的抗小鼠 IgG 抗体及抗兔 IgG 抗体（华美公司）均为第二抗体。

4. 仪器　CMIAS 真彩色病理图像分析系统由北京航空航天大学研制。

二、方　　法

1. 模型制备及给药　雄性 Wistar 大鼠 32 只，其中 24 只在无菌条件下行单侧输尿管结扎术（unilateral ureteral obstruction，UUO），术后随机分成高、低剂量治疗组和模型组，每组 8 只。治疗组手术第一日起分别皮下注射 4.0、2.0g/（kg·d）药物，模型组皮下注射等量温水。其余 8 只行假手术，只找到输尿管，并不结扎。常规喂养，实验期间自由饮水、摄食，室内温度控制在 20～24℃，通风湿度良好。给药 3 周后，处死动物。

2. 标本制备　动物处死后取肾组织，用 10% 的中性甲醛溶液固定，经脱水、包埋，切成 2μm 的切片，做 HE、PASM 染色；另一些标本做成 4μm，切片脱蜡水化后，用 3% H_2O_2 溶液封闭内源性过氧化物酶（10min），磷酸盐缓冲液（PBS）冲洗（每次 5min，共 3 次），在微波缓冲液中微波修复 10min，羊血清白蛋白封闭（20min），依次加入一抗（抗 α-SMA 抗体，抗 Vim 单克隆抗体，抗 CK 单克隆抗体）。4℃冰箱孵育过夜，加入二抗（生物素标记的抗小鼠 IgG 抗体及抗兔 IgG 抗体）37℃孵育 30min，链霉素 2 卵白素复合物（ABC）37℃孵育 30min，用 DAB 显色液显色 3～5min，苏木精复染 3min，最后用树脂封固。每批标本均做阴性及阳性对照。肾组织免疫组化标本通过光学显微镜放大 200 倍摄取图像，输入图像分析系统内，进行免疫组织化学定量分析，在 200 倍光学显微镜下每个标本随机选取 10 个无肾小球的视野，计算每个视野内肾小管上皮细胞内免疫组化阳性面积和肾小管上皮细胞总面积的比值，取其平均值为每例标本肾小管上皮细胞阳性表达的比较值。

3. 结果判定和记录　HE、PASM 染色切片在光镜下观察肾间质炎细胞浸润及间质病变。将肾小管间质病变程度分为三级。即 I 级：小管间质病变散在轻微，范围<15%；II 级：病变呈灶性或小片状分布，范围 15%～50%，III 级：病变呈灶性或小片状或弥漫分布，范围>50%。免疫组化 α-SMA 染色主要以肾间质血管平滑肌作为阳性对照，对除此以外的 α-SMA 阳性细胞记录其量的差别，即每一切片用（10×40 倍）光镜观察大鼠肾间质 5 处病变最为明显的区域，记录其阳性细胞数。按每个高倍视野的 α-SMA 阳性细胞的数量分为 5 级；<50 个为 0 级；50～100 个为 I 级；101～200 个为 II 级；201～300 个为 III 级；>300 个为 IV 级。

4. 统计学处理　数据以（$\bar{x}\pm s$）表示，计数资料用 χ^2 检验，计量资料用 t 检验，等级资料用秩和检验。

三、结　　果

1. 光镜　HE、PASM 染色切片可见，模型组出现弥漫性炎细胞浸润、间质水肿，伴有不同程度的上皮细胞肿胀、变性及部分肾小管萎缩、管腔闭塞，肾间质出现多灶性纤维化，范围>50%，属于 III 级病变；高、低剂量治疗组分别可见部分肾小管上皮细胞发生空泡变性，少数肾小管上皮细胞发生空泡变性增加并伴有部分肾小管上皮细胞核发生脱落，肾间质病变呈片状分布，范围<15%，属于 I 级病变，与模型组比较，差异显著（$P<0.01$）；肾小管面积、管腔面积及管壁面积与模型组比较明显增加，差异非常显著（$P<0.01$）；肾间质面积与模型组比较明显缩小（$P<0.01$），其中高剂量组效果更为明显，但低剂量组差异无显著性，假手术组未见病理改变。

2. 肾组织免疫组织化学检测结果

（1）α-SMA 和 Vim 表达分布：假手术组极少量 α-SMA 和 Vim 的表达；模型组 α-SMA 和 Vim 表达明显增加，肾间质阳性细胞数均大于 220（III 级）；高、低剂量治疗组分别可见 α-SMA 和 Vim 在肾小管上皮细胞细胞质内有少量表达，每高倍视野 α-SMA 和 Vim 阳性细胞数均少于 200（II 级），其中高剂量组效果更为明显，低剂量组与模型组比较，差异无显著性。

（2）CK 的表达分布：假手术组 CK 有较强的表达；模型组 CK 的表达明显减少；治疗组 CK 表达有所增强，与模型组比较差异非常显著（$P<0.01$），但仍低于假手术组。

四、讨　　论

以补肾活血法为依据组方的中药具有补肾、活血、软坚的功效，改善肾虚血瘀的病理变化，使机体阴阳平衡、邪祛正存。其中生黄芪具有增强机体免疫功能、利尿、保肝、消除蛋白尿的作用；川芎可提高 γ 球蛋白及 T 淋巴细胞，对免疫系统有一定调节作用；赤芍可提高耐缺氧能力、抗血栓形成及改善微循环；鳖甲能抑制肝、脾之结缔组织增生，提高血红蛋白水平；甘草有类似肾上腺皮质激素样作用。诸味药配伍可调节机体免疫功能，改善微循环，软坚散结，提高组织损伤后的修复能力。

近年来肾小管间质损伤在肾脏疾病中的作用日益受到国内外学者的重视。各种原因引起的肾小球疾病常常伴随着肾小管间质损伤，肾间质纤维化是慢性进行性肾脏疾病进展到终末期肾衰竭的共同形态学特点，决定着肾脏疾病的预后，小管间质病变的严重程度与肾小球滤过率的下降密切相关。有关研究证实，不伴有肾小管间质纤维化的肾脏疾患，肾功能恶化甚至肾小球硬化进展缓慢。肾小管间质纤维化的过程包括肾小管细胞的丧失和细胞外基质（ECM）的积聚。肾小管间质中的肌成纤维细胞（myofibroblast，MyoF）是合成细胞外基质I型和III型胶原的主要细胞，是肾纤维化中使细胞外基质沉积增多的主要原因之一，是肾间质纤维化的重要机制之一。MyoF 可来自成纤维细胞，也可由肾小管上皮细胞转化而来，能特异性表达间充质细胞的标志物 α-SMA 和 Vim，而正常肾小管上皮细胞可表达 CK。在肾组织无损伤或仅发生轻度损伤时肾小管上皮细胞仍表达 CK，随着肾小管上皮细胞损伤逐渐加重，CK 的表达开始减弱，与此同时可见部分损伤的肾小管上皮细胞表达 α-SMA、Vim，并逐渐增强，以后出现IV型胶原的表达，使肾间质中基质增多，发生纤维化。本实验证实，应用补肾活血法组方的中药，可抑制肾小管上皮细胞肌成纤维细胞转分化，使 MyoF 的表达减少，抑制纤维细胞的活化，从而抑制肾间质纤维化的形成和发展。

（张勉之　段惠军　张大宁）

补肾活血方对系膜增生性肾小球肾炎大鼠IV型胶原、层粘连蛋白的影响

系膜增生性肾小球肾炎（mesangial proliferative glomerulonephritis，MsPGN）是我国原发性肾小球疾病中最常见的病理类型，占我国肾穿刺患者的40%左右。肾小球细胞外基质（extracellular matrix，ECM）增多是其重要病理变化，作为ECM的主要成分IV型胶原（type IV Collagen，Col-IV）、层粘连蛋白（Laminin，LN）的过度沉积促使肾纤维化和肾小球硬化。张大宁教授在多年的临床实践中发现，绝大多数患者均存在着不同程度的"肾虚、血瘀"，于是提出了补肾活血法治疗肾小球疾病。该研究以系膜增生性肾小球肾炎动物模型为研究对象，观察补肾活血方对系膜增生性肾小球肾炎大鼠外周血清LN、Col-IV表达水平的影响。

一、材料与方法

1. 试剂与仪器 兔抗层粘连蛋白多克隆抗体、鼠抗IV型胶原单克隆抗体，免疫组化试剂盒，考马斯亮蓝试剂盒，完全与不完全福氏佐剂。AO切片机，ZD-IIIB型医用微波炉，GBS恒温水浴震荡器，光学显微镜，HPIAS-1000高清晰度彩色病理图文分析系统。

2. 动物模型的建立 动物：新西兰白兔2只，体重2500g；雄性SD大鼠54只，6~8周龄，体重（150±20）g。①抗大鼠胸腺细胞抗血清（anti-thymocyte serum，ATS）的制备：取大鼠胸腺细胞，纯化为单胸腺细胞，调整细胞水平至$5×10^7$/L，成为单胸腺细胞悬液，与完全福氏佐剂作1：2体积混合，按每只家兔$5×10^7$/L个细胞量将胸腺细胞多点皮下注射免疫家兔，后每隔2周按每只家兔$1×10^7$/L细胞经耳静脉直接注射，共加强免疫3次，第7周采血，4℃过夜析出血清，56℃水浴灭活补体，间接免疫荧光测ATS的效价结果为1：1280，表明ATS制备成功。②制备MsPGN模型：大鼠尾静脉注射ATS（1ml/100g），于注射后1日查尿蛋白，如尿蛋白（+++）判定模型成功。

3. 动物分组及给药 54只大鼠按体重采用数字表法分为正常组、模型组、治疗组各18只，每组分2周、4周、8周时间点，每个时间点6只大鼠。模型组和治疗组尾静脉注射ATS，正常组尾静脉注射生理盐水（1ml/100g）。治疗组在ATS注射后即以补肾活血方灌胃，每日1次，灌胃剂量为5ml/kg。药物：补肾活血方组成：生黄芪、川芎、赤芍、鳖甲、甘草等按照10：3：2：1：2的药物剂量比例，药物购自天津市药材公司，并经天津市中医药研究院鉴定。药材粉碎后，于多功能提取罐内乙醇热回流提取2次，减压浓缩至稠膏（相对密度为135~140），出膏率32%。

4. 观察指标和方法 各组分别于第2、4、8周各取6只大鼠，称体重后分别用代谢笼收集24h尿，用于测定尿蛋白（UPRO）含量；股动脉取血，分离血清，用于血尿素氮（BUN）和血肌酐（Scr）测定；切取肾脏，去掉被膜，滤纸吸干血迹后称重；取部分肾组织置于4%多聚甲醛（0.01mol/L PBS配制）固定，用于病理学观察（分别行HE和PAS染色）及免疫组化检测肾组织Col-IV和LN的表达。LN、Col-IV免疫组化结果应用HPIAS-1000高清晰度彩色病理图文分析系统，分别测量出每个肾小球LN、Col-IV的着色阳性面积、积分光密度（intergrat light density，

ILD）和肾小球面积，以前两个参数与肾小球面积比表示该成分的相对含量和表达强度。每组分析6个标本，每个标本切片取10个完整的肾小球进行分析。10个肾小球均值代表1只大鼠某种成分在肾小球中的相对含量和表达强度。

5. 统计学方法 计量数据均以均数±标准差（$\bar{x}\pm s$）表示，应用 SPSS11.0 统计软件，采用单因素方差分析。

二、结 果

1. 各组大鼠病理学结果 HE 和 PAS 染色显示，正常组大鼠肾小球内系膜细胞及系膜基质分布规则，周围有毛细血管襻缠绕，毛细血管壁结构完整，基膜较薄；模型组大鼠随病程进展第2、4、8周随时间延长肾小球体积逐渐增大，细胞数目明显增多，以系膜细胞为主，系膜基质亦明显增多，4、8周部分肾小球呈分叶状、基膜明显增厚；治疗组较同时间点模型组相比，肾小球系膜细胞增生程度明显减轻，系膜基质明显减少。

2. 各组大鼠不同时间点 UPRO、BUN 和 Scr 含量比较 如表92示，与正常组同时间点比较，模型组大鼠各时间点 UPRO、BUN 和 Scr 含量均明显升高（$P<0.05$ 或 $P<0.01$），并随着时间的延长模型组大鼠 UPRO、BUN 和 Scr 含量亦升高，说明肾功能随着时间的延长损害越重。与模型组同时间点比较，治疗组大鼠各时间点 UPRO、BUN 和 Scr 含量均明显降低（$P<0.05$ 或 $P<0.01$），提示补肾活血方有减轻肾功能损伤的作用。

表92 各组大鼠不同时间点 UPRO、BUN 和 Scr 含量比较（$\bar{x}\pm s$）

组别	时间	鼠数	UPRO（mg/24h）	BUN（mmol/L）	Scr（mmol/L）
正常组	2周	6	5.91±1.02	5.68±0.41	64.40±4.14
	4周	6	5.87±1.13	5.86±0.35	68.80±5.24
	8周	6	5.94±1.24	5.75±0.43	68.92±4.13
模型组	2周	6	15.21±1.32*	16.80±1.24*	113.45±9.20**
	4周	6	20.31±1.69**	20.92±1.13**	147.36±9.81**
	8周	6	33.47±3.22**	31.09±2.68**	204.37±13.06**
治疗组	2周	6	10.37±1.16#	11.51±0.86#	82.84±9.67#
	4周	6	13.62±2.94#	14.67±1.64#	97.52±13.58#
	8周	6	20.68±3.49##	19.32±2.83#	134.51±12.26#

与正常组同时间点比较，*$P<0.05$，**$P<0.01$；与模型组同时间点比较，#$P<0.05$，##$P<0.01$

3. 各组大鼠不同时间点肾小球 LN、Col-Ⅳ 免疫组化结果 免疫组化结果显示，正常组大鼠肾小球系膜区及毛细血管基膜可见 LN、Col-Ⅳ 的基础表达，第2、4、8周其表达量未随时间延长而增加，模型组随造模时间的延长，系膜区层 LN、Col-Ⅳ 的表达明显增加，治疗组较同时间点模型组相比，LN、Col-Ⅳ 的表达明显减少。表93示，与正常组同时间点比较，模型组大鼠各时间点 LN、Col-Ⅳ 相对含量、ILD 值均明显升高（$P<0.05$ 或 $P<0.01$），治疗组 8 周时 LN、Col-Ⅳ 相对含量、ILD 值均较模型组明显降低（$P<0.05$）。

表93 各组大鼠不同时间点肾小球 LN、Col-IV相对含量、ILD 值比较 （$x\pm s$）

组别	时间	鼠数	Col-IV		LN	
			相对含量（%）	ILD	相对含量（%）	ILD
正常组	2 周	6	0.40±0.19	0.40±0.09	6.83±2.71	0.56±0.23
	4 周	6	0.54±0.14	0.19±0.06	5.27±1.10	0.66±0.37
	8 周	6	0.61±0.31	0.47±0.27	8.42±2.36	0.88±0.42
模型组	2 周	6	31.46±13.64**	4.34±4.50*	10.41±5.21	2.41±1.20**
	4 周	6	23.48±5.70**	3.08±2.13**	24.62±4.50**	4.59±1.49**
	8 周	6	56.30±14.20**	154.18±45.70**	66.71±6.96*	833.9±93.2**
治疗组	2 周	6	21.32±9.67#	2.12±1.33	7.33±2.89	1.89±0.94
	4 周	6	13.42±4.64#	2.01±0.89	12.89±3.67#	2.56±1.37
	8 周	6	23.76±10.34#	76.42±41.13#	42.36±9.38#	456.9±102.1#

与正常组同时间点比较，＊$P<0.05$，＊＊$P<0.01$；与模型组同时间点比较，#$P<0.05$，##$P<0.01$

三、讨　论

MsPGN 的病理特征是系膜细胞和系膜基质的增生，有研究表明，MsPGN 系膜基质中 LN、Col-IV等固有成分的含量明显增加，并随病变进展逐渐增加。LN 和 Col-IV是 ECM 的主要成分，它们不仅是细胞的支持成分，并能加速系膜细胞分泌其他基质，参与肾纤维化，加重肾损害。

补肾活血法是张大宁教授提出的治疗慢性肾脏疾病的基本大法，"肾虚血瘀"是各类老年病、慢性病某些特定阶段和人体衰老的共同病理，临床上往往肾虚是本，血瘀是标，肾虚为因，血瘀为果；反之，瘀血又构成新的致病因素，从多方面加重肾虚的程度，形成恶性循环。补肾活血方正是针对肾虚血瘀的病理基础拟定的治疗 MsPGN 的有效方剂。该方具有补肾、活血、软坚的功效，可改善肾虚血瘀的病理变化，使机体阴阳平衡、邪祛正存。其中生黄芪具有增强机体免疫功能、利尿、保肝、消除蛋白尿的作用；川芎可提高 λ 球蛋白及 T 淋巴细胞，对免疫系统有一定调节作用；赤芍可提高耐缺氧能力、抗血栓形成及改善微循环；鳖甲能抑制肝、脾之结缔组织增生，提高血红蛋白水平；甘草有类似肾上腺皮质激素样作用。诸药配伍可调节机体免疫功能，改善微循环，软坚散结，提高组织损伤后的修复能力。各种慢性肾脏疾病虽然临床证型不尽相同，但都存在着"肾虚"和"血瘀"共同的病理学基础，在此基础上，我们又增加了"软坚"的治法，在组方上根据"脾肾气虚"主要证型的特点，加大黄芪用量，并使用了活血兼行血中之气的川芎，以及软坚的鳖甲，合之共奏补肾活血软坚之效，在治疗系膜增生性肾小球肾炎中确有疗效。

该研究结果显示，MsPGN 随肾功能损害进展肾组织中 LN 和 Col-IV合成增多和降解减少，而给予补肾活血方后，可使肾组织中 LN 和 Col-IV的表达明显减少。这可能是补肾活血方改善 MsPGN 患者肾功能、防治肾小球硬化的机理之一。

（张勉之　张大宁　赵　松　张艳秋　刘淑霞　王丽敏）

补肾活血中药对系膜增生性肾炎大鼠 MMP-2 表达的影响

系膜增生性肾炎（MsPGN）是我国原发性肾小球疾病中常见的病理类型，据统计占我国肾穿刺患者的 20%～25%。补肾活血法由张大宁教授在国内首先提出，他在多年的临床实践中发现绝大多数患者均存在着不同程度的"肾虚与血瘀"，符合古人"久病及肾、久病多瘀"的观点。于此，张大宁提出了"补肾活血法"。以往的研究更多关注蛋白尿等因素引起的肾小球细胞外基质（ECM）合成的增多，认为是造成 ECM 过量沉积，进而导致肾小球硬化的原因。近年的研究提示，ECM 降解的变化对于过量沉积也有重要调节作用。其中基质金属蛋白酶-2（MMP-2）可通过降解Ⅳ型胶原等基膜样基质而抑制肾小球内 ECM 的局部沉积，笔者通过系统观察鼠肾组织中这类因子的表达及活性变化，并分析与 ECM 过度沉积的关系，以研究基质金属蛋白酶在 MsPGN 发病中的作用，观察"补肾活血法"中药抗肾小球硬化、延缓慢性肾衰竭进展的治疗效果。

一、材料与方法

1. 主要材料和试剂　AO 切片机、光学显微镜购、FACS420 型流式细胞仪、兔抗 MMP-2 多克隆抗体、免疫组化试剂盒、原位杂交试剂盒。补肾活血药物：根据补肾活血法组方，选取生黄芪、川芎、赤芍、鳖甲、甘草等。

2. 动物模型及分组　动物：新西兰白兔 2 只，体质量 2.5kg；雄性 SD 大鼠 54 只，6～8 周龄，体质量（150±20）g。RAD 标准品，抗大鼠胸腺细胞抗血清（anti-thymocyte serum，ATS）的制备：取大鼠胸腺细胞，剪成糊状，过筛网，纯化为单胸腺细胞，调整细胞水平至 $5\times10^7/L$，成为单胸腺细胞悬液，与完全福氏佐剂做 1∶2 体积混合，直至形成乳白色悬液，按每只家兔 $5\times10^7/L$ 个细胞量将胸腺细胞多点皮下注射免疫家兔，后每隔 2 周按每只家兔 $1\times10^7/L$ 细胞经耳静脉直接注射，共加强免疫 3 次，第 7 周放血，4℃过夜析出血清，56℃水浴灭活补体，间接免疫荧光测 ATS 的效价结果为 1∶1280，表明 ATS 制备成功。制备 MsPGN 模型及分组：取雄性 SD 大鼠 54 只，实验设正常对照组、模型组、补肾活血药物干预组，每组分 2、4、8 周时间点，每个时间点 6 只大鼠。模型组和补肾活血药物干预组大鼠尾静脉注射 ATS（1ml/100g），于注射后 1 日查尿蛋白，如尿蛋白（+++）判定 Thy1.1 肾炎模型建立。正常对照组于尾静脉注射 9s/L 盐水（1ml/100g 体质量）。补肾活血药物干预组在 ATS 注射后即以 RAD 灌胃具体药物成分，每日 1 次，灌胃剂量为 5mg/L，各组分别于 2 次手术后第 2、4、8 周各取 6 只大鼠，切取肾脏，去掉被膜，滤纸吸干血迹后称重；取部分肾组织置于 4% 多聚甲醛（0.01mol/L PBS 配制）固定，用于光镜观察及免疫组化检测，部分置于 70% 乙醇固定后进行流式细胞术检测。

3. 免疫组化检测肾组织 MMP-2 的表达　切片厚 4μm，常规脱蜡水化，一抗为兔抗鼠 MMP-2 多克隆抗体（1∶50 稀释），二抗为生物素化羊抗兔或鼠 IgG（1∶100 稀释），以 PBS 代替一抗作为阴性对照，DAB 显色，光镜观察阳性信号。具体步骤如下：石蜡切片脱蜡至水，蒸馏水和 0.1mol/L PBS 各冲洗 5min，3% H_2O_2 室温孵育 10min 灭活内源性过氧化物酶，0.1mol/L PBS 冲洗 5min，共 3 次。正常山羊血清 37℃封闭 30 min，滴加 1∶50 稀释的一抗 4℃过夜，0.1mol/L PBS 冲洗 5min，共 3 次。滴加 1∶100 稀释的生物素化羊抗兔抗体，37℃孵育 20min，0.1mol/L PBS 冲洗 5min，共 3 次，滴加 SP，37℃孵育 20min，0.1mol/L PBS 冲洗，5min，共 3 次，DAB 显色，蒸馏水冲洗，终止显色。苏木精复染，梯度乙醇脱水，二甲苯透明，中性树脂封固，阳性部位呈棕黄色。

4. 流式细胞术检测肾皮质 MMP-2 蛋白表达 将标本用网搓法制成单细胞悬液，采用间接免疫荧光标记法，在细胞悬液中分别加入 1∶100 稀释的兔抗 MMP-2 多克隆抗体，37℃温浴 30min 后洗涤，加入羊抗兔或鼠 FITC-IgG，温浴洗涤后进行流式细胞仪检测，测量的数据输入计算机，应用相应的程序进行资料处理，测定前以鸡红细胞作为标准细胞样品调整仪器的 CV 值在 5% 以内。流式细胞术 MMP-2 表达的定量分析：按照 Morkve 等方法，以荧光指数（FI）表示 MMP-2 的相对含量 FI=（样品的平均荧光强度-对照样品平均荧光强度）/正常组织平均荧光强度。

5. 原位杂交检测肾皮质 MMP-2 mRNA 的表达 切片厚 6μm，常规脱蜡水化，双氧水处理，胃蛋白酶消化，42℃杂交过夜，洗涤后依次加入兔抗地高辛和生物素化羊抗兔，显色后，显微镜观察。操作步骤：切片常规脱蜡入水，3% H_2O_2 室温处理 7min，0.5mol/L PBS 冲洗，5min，共 3 次，滴加 3% 枸橼酸新鲜稀释的胃蛋白酶，37℃消化 40min，0.5mol/L PBS 冲洗，5min，共 3 次，滴加预杂交液 37℃ 4h，加入探针杂交液 42℃过夜，杂交后洗涤，37℃左右水温的 2×SSC 5min，共 2 次，0.5×SSC 15min1 次，0.2×SSC 15min，共 2 次，牛血清白蛋白封闭 37℃封闭 30 min，生物素化鼠抗地高辛抗体，37℃ 60min，0.5mol/L PBS 冲洗，5min，共 4 次，滴加 SABC37℃，20min，0.5mol/L PBS 冲洗，5min，共 3 次，滴加生物素化过氧化物酶，37℃，20min，0.5mol/L PBS 冲洗，5min，共 4 次，DAB 显色，光镜观察。

6. 肾皮质 MMP-2 酶活性分析

（1）蛋白提取液的制备：取肾皮质，加适量组织提取液（20mmol/L NaCl，100mmol/L Tris-Hcl pH7.8）冰浴匀浆，补加 1/10 体积的 10% SDS 充分裂解细胞后，4℃ 12 000 r/min 离心 20min，取上清。用 Bradford 法测定蛋白含量。

（2）MMP-2 活性检测：取提取物（各含 50μg 蛋白）上样于 8% SDS-聚丙烯酰胺凝胶（胶中含 2mg/mL 的明胶，明胶是Ⅳ型胶原酶底物），120V 恒压电泳，电泳后，将凝胶于 2.5% Triton-X100 液内振摇 37℃，1h；酶缓冲液（50mmol/L Tris、pH7.5，200mmol/L NaCl，10mmol/L $CaCl_2$，0.02% Brij-35）内孵育 37℃，16h；0.5% 考马斯亮蓝染色 1.5~2.0h，30% 甲醇、10% 乙酸脱色，干燥保存。72 000Ⅳ型胶原酶呈现为蓝色背景下的透明条带，酶原型 72 000Ⅳ型胶原酶位于 72 000 处，而活化型 72 000Ⅳ型胶原酶在 62 000 位置。

7. 治疗方法 药材粉碎后，于多功能提取罐内乙醇热回流提取 2 次，减压浓缩至稠膏（相对密度为 1.35~1.40，85℃热测），出膏率 32%。

8. 统计学处理 实验数据均以 $x±s$ 表示，实验结果统计采用重复测定设计资料的方差分析和直线相关分析，应用 SPSS13.0 统计软件完成。

二、结　　果

1. 免疫组化观察 MMP-2 蛋白在肾脏组织中的定位和定量检测 免疫组化染色显示阳性颗粒均主要定位于肾小球和肾小管，模型组较对照组 MMP-2 表达减少，而药物干预组较模型组表达减少程度轻。流式细胞仪检测显示，模型组 MMP-2 的相对值较对照组降低，而补肾活血法药物治疗组较模型组表达相对值升高（图7，图8）。

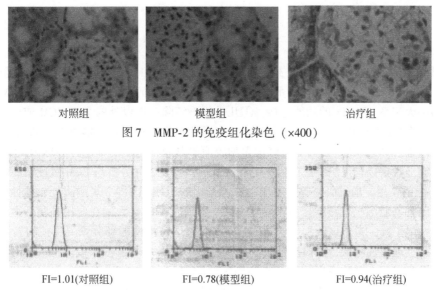

图 7　MMP-2 的免疫组化染色（×400）

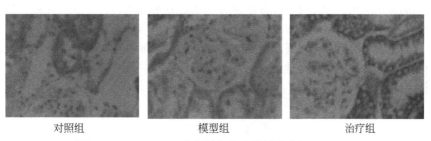

图 8　流氏细胞仪检测大鼠肾脏中 MMP-2 蛋白的表达

2. MMP-2mRNA 在肾组织中的表达　阳性染色主要表达在肾小球系膜细胞、肾小管上皮细胞胞质内。正常对照组肾组织中 MMP-2 mRNA 表达，模型组与对照组相比表达降低，随病程进展 MMP-2 mRNA 表达降低。用药组较模型组相比 MMP-2mRNA 升高（图 9）。

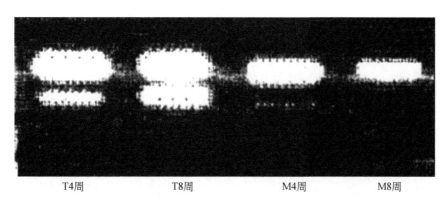

图 9　MMP-2 mRNA 在肾脏组织中的蛋白印记（×400）

3. MMP-2 活性的变化　MMP-2 在 72kD 和 62kD 处有 2 条透明带，72kD 为非活性形式而 62KD 为酶的活性形式，活性的 MMP-2 在模型组组 2 周时较正常对照组略升高，而在 4 周和 8 周时，活性的 MMP-2 较对照组明显降低，同时非活性的 MMP-2 较正常对照组亦减少；并且随病程进展，MMP-2 活性减低，而补肾活血法治疗后 72kD MMP-2 增高，活性部分恢复（图 10）。

图 10　模型组和治疗组肾组织中 MMP-2 活性的改变

三、讨 论

ECM 降解机制的研究近年来已引起广泛重视。其中，MMPs/ TIMPs 的作用越来越受到关注。MMPs 是一组能降解 ECM 的锌依赖性蛋白酶，对 ECM 有广泛的降解作用，是调节 ECM 动态平衡的最重要的一大酶系。MMPs 的功能包括：①几乎能降解除多糖以外的全部 ECM 成分。②使别的 MMPs 激活，形成瀑布效应。MMPs 表达下调和酶活性过度受抑，则可能参与了许多表现为 ECM 堆积的病理过程。其中 MMP-2 可通过降解Ⅳ型胶原等基膜样基质而抑制肾小球内 ECM 的局部沉积。笔者系统地观察鼠肾组织中这一因子的表达及活性变化，并分析与 ECM 过度沉积的关系，在 MsPGN 发病中的作用。通过研究笔者发现，MsPGN 时肾组织 MMP-2 表达降低、活性减弱，是导致肾小球细胞外基质沉积，乃至肾小球硬化的重要原因。MsPGN 大鼠在应用补肾活血法药物治疗后，尿蛋白明显下降，考虑该药物能上调 MMP-2 的表达及活性的部分恢复，使得肾小球细胞外基质沉积减少，通透性降低，蛋白滤过减少，尿蛋白降低。张大宁在总结肾病及老年病的实验与统计结果时发现，绝大多数患者均存在着不同程度的"肾虚与血瘀"，符合古人"久病及肾、久病多瘀"的观点，于此张大宁提出了"补肾活血法"。肾小球硬化是各种慢性肾小球疾病发生肾衰竭的主要病理基础。目前已证实肾小球硬化是由于 ECM 包括胶原蛋白、粘连性糖蛋白及蛋白多糖大量沉积所致，ECM 大量沉积是 ECM 合成与降解失衡的结果，但其发生机制十分复杂，是一个多种机制共同介导的复杂的生物学过程，必须从这个靶点、多个环节进行综合调控方能奏效，而中药复方正是通过这种途径达到治疗效应的。笔者认为肾小球 MC 的增殖、ECM 的积聚，属于久病肾虚、久病血瘀所至，治疗应以补肾活血为大法。方剂由大黄、丹参、黄芪、茵陈等药物组成，为临床治疗慢性肾脏病的验方。该研究以 MsPGN 动物模型为研究对象，观察补肾活血中药抗肾小球硬化、延缓慢性肾衰竭进展的治疗效果，拟从现代医学角度阐明其作用机制，推进中医药在临床中的应用。为中医治疗慢性进行性肾小球疾病开辟一条新途径，也为中药治疗脏器硬化提供一个新思路。

（张勉之　张大宁　赵　松　张艳秋　刘淑霞　王丽敏）

肾阳虚与血瘀关系的实验研究

补肾活血法自1978年提出后，在临床广泛地应用于多种疾病，尤其是老年病、慢性病及抗衰老。该研究通过实验，观察肾虚与血瘀之间的发展变化规律，为补肾活血法提供依据，现将研究情况报道如下。

一、材料与方法

1. 动物 Wistar大鼠，雄性，体重230~270g，合格号0024986，中国医学科学院实验动物研究所繁育场提供，二级动物。

2. 试剂及仪器 睾酮试剂实验盒由北京北兔车雅士生物技术研究所提供，按说明书进行测定。血常规测定用MKE-6318全自动血细胞计数器，日本光电公司产品；血液流变检测用日立7060型全自动生化分析仪。

3. 药物 补肾液主要药物为：西洋参、黄芪、冬虫夏草、鹿茸、淫羊藿等；活血化瘀饮主要药物为：三七、川芎、丹参、三棱、莪术等。将药物放入多功能提取罐中，用65%乙醇热回流提取2次，第1次加8倍量65%乙醇，提取3h，放出药液；第2次加6倍量65%乙醇，提取2h，放净药液。两次药液一并滤出，70~75℃回收乙醇，回收后再减压浓缩（70℃，-0.06mPa）至相对密度为1.35~1.40（85℃热测）的稠膏，出膏率为10%。

4. 分组及给药 将Wistar大鼠37只随机分为对照组（10只）、模型组（肾阳虚组14只）、治疗组（13只）。对照组正常饲养，模型组和治疗组肌内注射醋酸可的松30mg/kg，每日4次。注射8日后，对照组、模型组给予蒸馏水4.5mL，治疗组给予补肾活血液2.5g/kg，然后除对照组外，其余各组继续肌内注射醋酸可的松23日。共计31日，实际给药时间21日。

5. 测定指标 一般状态：每日观察动物外观变化，包括皮毛色泽、疏密、粪便形态、精神状态、实验前后体重变化、体温变化等。实验结束后，测定各组大鼠的爪力，再测微循环、血流变、睾酮水平，再测定在0℃冰水中的游泳时间，最后解剖动物，取肝、脾、肾、肾上腺、睾丸、精囊，称重计算脏器系数。

二、结　　果

1. 一般状况 实验结束时，治疗组与对照组比较无显著性差异，模型组精神委靡、懒动、毛发稀松、大便溏稀、舌质紫暗。

2. 体重变化 结果见表94。

表94　实验动物的体重变化（$\bar{x}\pm s$，g）

组别	给药前	给药后		
		1周	2周	3周
对照组	249±9.0	284±11	320±16	327±24

205

续表

组别	给药前	给药后		
		1 周	2 周	3 周
模型组	246±6.0	268±9	292±14	288±20
治疗组	250±9.0	280±14	314±22	300±23

3. 体温变化 结果见表95。

表95 实验动物的体温改变 ($\bar{x}±s$, ℃)

组别	给药前	给药后 2 周	给药后 3 周
对照组	37.7±0.2	37.9±0.5	37.5±0.2
模型组	37.9±0.5	37.8±0.7	36.7±0.4 *
治疗组	37.4±0.3	37.6±0.6	36.9±0.5 *

与给药前比较，*$P<0.01$

4. 爪力的改变 爪力的测定，参考徐淑云主编的《药理学实验方法学》所载的方法进行。结果见表96。

表96 实验动物的爪力测定 ($\bar{x}±s$, s)

组别	爪力（杠上悬垂时间，3次平均值）
对照组	5.26±1.34
模型组	3.29±0.59 **
治疗组	4.77±1.80 *

与对照组比较，*$P<0.05$，**$P<0.01$

5. 游泳能力的改变 结果见表97。

表97 实验动物游泳能力的测定 ($\bar{x}±s$, min)

组别	游泳时间
对照组	5.58±0.83 **
模型组	2.45±0.90
治疗组	4.10±0.87 **

与模型组比较，*$P<0.05$，**$P<0.01$

6. 对脏器系数的影响 结果见表98。

表98 实验动物脏器系数的改变 ($\bar{x}±s$)

组别	肝	脾	肾上腺	睾丸	精囊
对照组	3.90±0.37	1.06±0.27	0.030±0.01	1.15±0.19	0.43±10
模型组	3.89±0.36	0.52±0.10	0.024±0.01	1.22±0.09	0.32±0.10
治疗组	4.28±0.36	0.67±0.11	0.034±0.01 **	1.25±0.12	0.39±0.05 *

与模型组比较，*$P<0.05$，**$P<0.01$

7. 对血清睾酮水平的影响　结果见表99。

表99　实验动物血清睾丸酮水平的检测

组别	睾酮（ng%）	t	p
对照组	241.0±85.0		
模型组	84.3±10.3		
治疗组	321.0±32.5*	2.19	<0.05

与模型组比较，*P<0.05，**P<0.01

8. 血常规的变化　结果见表100。

表100　实验动物血常规的变化

组别	WBC（×10⁹/L）	RBC（×10¹²/L）	Hb（g/L）	PLT（×10⁹/L）
对照组	20.29±3.56	8.19±0.48	158.8±9.05	813.0±158.67
模型组	19.16±3.58	8.32±0.80	158.9±13.21	879.79±168.0
治疗组	18.64±4.24	8.13±0.46	160.54±8.18	822.15±103.6

9. 血脂的变化　结果见表101。

表101　实验动物血脂的检测（$\bar{x}±s$）

组别	TC	TG	HDLC	LDLC
对照组	1.42±0.28**	1.61±0.41**	0.69±0.21**	2.12±0.14**
模型组	10.90±0.85	12.02±2.11	0.22±0.09	11.59±1.56
治疗组	3.35±0.45*	9.48±2.30	0.49±0.13**	4.27±0.33**

与模型组比较，*P<0.05，**P<0.01

三、讨　论

　　肾阳虚大鼠模型的复制一般采用肌内注射醋酸可的松的方法，也有采用连续交配或单侧肾切除加多柔比星的方法。肾阳虚大鼠一般出现体重下降、畏寒喜暖、大便稀溏，性功能下降、活动减少、血浆睾丸酮水平、尿-17羟皮质类固醇含量降低等客观指标；血瘀证大鼠耳色暗红、爪尾部紫暗、微循环流速减慢，呈粒型；血液流变学、血脂、胆固醇增高，低密度脂蛋白增高，高密度脂蛋白降低等。我们在实验中采用肌内注射醋酸可的松复制肾阳虚模型，从测定的指标来看，动物体重增长速度变慢、运动能力下降、体温降低、血清睾酮水平降低、精囊重量减低，符合肾阳虚证。同时观察了大鼠的耳色、爪尾部，均呈紫暗色，模型组的微循环呈粒流，治疗组呈线粒流，血液流变学的改变也符合血瘀证。说明肾阳虚同时伴有血瘀证。用补肾活血方治疗后的治疗组，肾虚与血瘀的症状都得到了改善。

　　肾阳的温煦、肾阴的化生是血液化生、循行、津液输出的重要保证。肾精不足可致肾气亏虚，无力温煦、激发推动其他脏器。精不化血或阴血不充，诸脏腑四肢百骸失其濡养，从而出现三焦气化不利，气机升降失常，脏腑功能失调，血失通畅，脉道涩滞而致血瘀。血瘀又进一步影响气血运行，如此肾虚导致血瘀，血瘀加重肾虚，形成恶性循环，使脏腑组织器官发生各种疾患。肾虚和血瘀不是孤立存在的，而是相互并存的，肾虚必兼血瘀，血瘀加重肾虚，往往肾虚是本，血瘀是标，肾虚为阴，血瘀为果；反过来，瘀血又构成新的致病因素，从多方面加重肾虚的程度，形成恶性循环。

　　该实验依据中医经典理论，结合课题组多年的临床研究，运用补肾活血药，提高了大鼠的应激能力，改善了大鼠的微循环障碍，降低了血黏度。实验证实了肾阳虚同时兼有血瘀的理论，为补肾活血法提供了科学依据。

（张大宁　多秀瀛　张勉之　王士贤）

五味子醇提液对阿霉素损伤足细胞中 nephrin 和 desmin 表达的影响

　　肾小球足细胞是一种高度分化的细胞，在体内足细胞伸出足突包绕在基膜上，形成的裂孔隔膜在肾小球滤过屏障中起重要作用；细胞骨架对维持足细胞的正常形态有重要的作用。因此足细胞损伤是肾脏疾病进行性病变的基本特征。五味子作为传统中药，有敛肺滋肾的作用，大剂量的五味子可使肾脏病变程度明显改善，减少尿蛋白、改善肾脏功能及免疫学指标。该研究借助小鼠足细胞系，通过采用体外多柔比星（ADR）导致足细胞损伤，观察五味子醇提液（SE）对足细胞中裂孔膜蛋白 nephrin 和骨架蛋白 desmin 表达的影响，探讨 SE 对足细胞损伤的干预保护作用。

一、材料与方法

1. 材料

　　（1）药品：ADR 用灭菌生理盐水配制成 5g/L 的储存液，储存于 -20℃ 冰箱，实验前应用时，用新鲜培养基稀释成所需浓度。五味子由天津市药物研究院制备。

　　（2）试剂：RPMI-1640 培养液中，含 10% 特级胎牛血清，青、链霉素各 100 U/ml，重组小鼠 γ 干扰素（IFN-γ）10U/ml，Trizol 试剂盒及电泳琼脂糖，所用抗体均由美国生产。

2. 方法

　　（1）SE 的制备：将五味子 300g 用 95% 乙醇加热回流 3 h，提取 2 次，合并提取液，静置过滤，减压回收乙醇浓缩成浸膏，-20℃ 保存。

　　（2）足细胞培养：小鼠足细胞系 MPC5 由南开大学医学院杨卓教授惠赠。培养方法参照文献：足细胞于 33℃ 在重组小鼠 IFN-γ 诱导下增殖；继而接种到涂有 10mg/L I 型胶原的 25 cm² 培养瓶中，置于 37℃ 不含 IFN-γ 的培养基中培养 10～14 日，足细胞停止增殖，获得分化表型，达 80% 左右融合时进行下一步实验。

　　（3）实验分组及刺激 ADR：以 0.25mg/L 加入培养的足细胞，作用 24h，造成足细胞明显损伤后，再加入含有 250mg/L SE 的培养基，继续培养 24h。分为对照组（0 mg/L ADR）、模型组（0.25mg/L ADR）、SE 干预组（250mg/L SE+0.25mg/LADR）、SE 组（250mg/L SE）。

　　（4）免疫荧光染色：用间接免疫荧光法检测各组细胞 nephrin 的表达。弃去各组细胞培养液，磷酸盐缓冲液（PBS）清洗后，4% 多聚甲醛室温固定 20min；继而 0.2% 聚乙二醇辛基苯基醚（Triton-X100）处理 5min。PBS 液清洗后用 3% 胎牛血清蛋白（BSA）室温封闭 1h，一抗孵育 4℃ 过夜。PBS 清洗 5min，共 3 次，然后加入荧光素标记的二抗，避光室温孵育 1h。PBS 清洗 5min，6-二脒基-2-苯基吲哚（DAPI）染核，PBS 洗 5min，共 3 次。最后用水溶性封片剂封固，荧光显微镜下观察 nephrin 表达。

　　（5）Western Blot 检测：检测 nephrin 和 desmin 蛋白表达接种于 6 孔板中的各组细胞以预冷 PBS 液洗 2 次，加入 50μl 预冷蛋白裂解液，冰上裂解 30min，细胞刮刀收集样本。2，2-联喹啉-4，4-二甲酸二钠（BCA）法蛋白定量、配样，100℃、10min 变性后上样。经 10% 聚丙烯酰氨凝胶电泳（SDS-PAGE）分离，将目的蛋白转移至硝酸纤维素膜上，5% 脱脂奶粉封闭 1h。用等渗盐溶液加 Tris-Hcl 缓冲液（TBST）冲洗后加 nephrin、desmin 及 β-actin 的一抗，4 ℃ 孵育过夜。TBST 液冲洗，加标记辣根过氧化物酶的二抗孵育。洗膜后 ECL 显色，X 线片曝光，冲洗，扫描。以 β-actin 为内参，检测 nephrin 和 desmin 蛋白的表达。

（6）RT-PCR 检测　nephrin 和 desmin mRNA 的表达采用 Trizol 试剂盒从接种到 6 孔板中的各组细胞提取总 RNA。紫外分光光度仪检测 mRNA 的含量和纯度。用逆转录试剂盒将其逆转录成 cDNA，然后在琼脂凝胶中电泳，凝胶成像系统成像后以 GAPDH 为内参，用 Image J 数码图像分析软件进行分析，以扩增片段与 GAPDH 的灰度比值进行半定量分析。nephrin 引物上游 5′-TCCT-GCTGCGATGGTGGTTG -3′，下游 5′-GTCTGGGTTGCCTCCGATGG -3′，扩增片段 311 bp；desmin 引物上游 5′-GCTTCGCCAACTACTTCGAG-3′，下游 5′-GTGAGGTCTGGCTTGGACAT-3′，扩增片段 441 bp；GAPDH 引物上游 5′-AAGAACAGGCTCTTAGCA-3′，下游 5′-CCAG-TAGACTCCACGACAT-3′，扩增产物片段 134 bp。逆转录采用两步反转法：70℃ 10min，冰上 2 min；加入 Rnase 及 MMLV 后 42℃ 1h，70℃ 10min，置于冰上。反应条件：94℃ 变性 30s，58℃ 退火 30s，72℃ 延伸 5min。

3. 统计学方法用　SPSS 17.0 统计软件分析数据，计量资料采用 $\bar{x}\pm s$ 表示，组间比较采用单因素方差分析，多重比较采用 LSD-t 检验，$P<0.05$ 为差异有统计学意义。

二、结　　果

1. 免疫荧光结果　对照组与 SE 组足细胞 nephrin 以颗粒状或线性分布于细胞膜，并有聚集中心团块在核周分布，呈连续性表达；模型组表达量明显减弱，部分区域未见表达或缺失；SE 干预组较模型组表达量增强，见图 11。

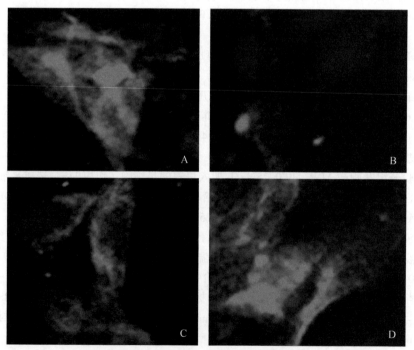

图 11　4 组 nephrin 表达情况（免疫荧光×200）
A：对照组；B：模型组；C：SE 干预组；D：SE 组

2. Western Blot 结果　模型组 nephrin 表达低于对照组、SE 干预组和 SE 组，模型组 desmin 表达高于对照组、SE 干预组和 SE 组（均 $P<0.05$）；对照组和 SE 组、对照组和 SE 干预组中 nephrin 和 desmin 蛋白表达水平差异均无统计学意义，见图 12、表 102。

3. RT-PCR 结果　模型组 nephrin mRNA 表达水平低于对照组、SE 干预组和 SE 组，模型组 desminmRNA 表达水平高于对照组、SE 干预组和 SE 组（$P<0.05$）；对照组和 SE 组、对照组和 SE 干预组中 nephrin 和 desmin mRNA 表达水平差异均无统计学意义，见图 13、表 103。

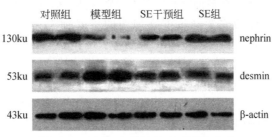

图 12　4 组 nephrin 和 desmin 蛋白表达

表 102　4 组 nephrin 和 desmin 蛋白表达水平比较（$n=6$，$\bar{x}\pm s$）

组别	nephrin/β-actin	desmin/β-actin
对照组（1）	0.964±0.030[a]	0.818±0.113[a]
模型组（2）	0.525±0.128	1.244±0.116
SE 干预组（3）	0.896±0.029[a]	0.853±0.118[a]
SE 组（4）	0.978±0.021[a]	0.828±0.046[a]
F	59.021**	21.422**

**$P<0.01$；a 与（2）组比较，$P<0.05$

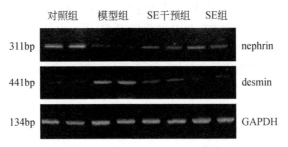

图 13　4 组 nephrin mRNA 表达

表 103　4 组 nephrin 和 desmin mRNA 表达水平比较（$n=6$，$\bar{x}\pm s$）

组别	nephrin/GAPDH	desmin/GADPH
对照组（1）	0.540±0.050[a]	0.276±0.061[a]
模型组（2）	0.358±0.111	0.437±0.078
SE 干预组（3）	0.478±0.025[a]	0.323±0.080[a]
SE 组（4）	0.585±0.043[a]	0.270±0.083[a]
F	13.539**	6.301**

**$P<0.01$；a 与（2）组比较，$P<0.05$

三、讨 论

1. nephrin 在肾小球足细胞中的表达及意义　足细胞是肾脏固有细胞，有支持血管球参与基膜合成、调控肾小球选择通透性的作用。裂孔膜上某些蛋白表达或分布异常可致足突融合、足细胞损伤和脱落。nephrin 是裂孔膜上发现的第一种似黏附分子的跨膜蛋白，属于免疫球蛋白超家族，是公认的足细胞损伤相关分子，在多种肾脏疾病中异常表达。研究证实 nephrin 的表达减少与蛋白尿的发生有关，nephrin 表达的改变是足细胞损伤的重要标志。局灶性节段性肾小球硬化症（FSGS）患者表达最低，在足突融合区 nephrin 几乎不表达。该课题组前期研究显示，多柔比星肾病小鼠模型中 nephrin 表达下降，随着病情进展，足细胞损伤持续加重，逐渐从肾小球基膜上分离脱落，肾小球滤过屏障完整性遭到破坏，从而形成大量蛋白尿。该实验采用体外 ADR 诱导足细胞损伤模型，也证实了足细胞损伤后，nephrin 的表达减少，与前期动物实验结论一致。

2. desmin 在肾小球足细胞中的表达及意义　desmin 是足细胞骨架中间丝蛋白的一员，正常情况下，足细胞中较少表达，当各种原因导致足细胞损伤时，可大量表达。Henderson 等研究发现，在大鼠各种类型的足细胞损伤肾病模型中，肾小球 desmin 的表达显著增高，认为 desmin 是足细胞损伤的标志性蛋白之一。足细胞损伤时 desmin 表达增加可能与足细胞肥大有关，desmin 表达上调可以增加细胞对抗机械张力的能力。该实验通过 ADR 对体外培养足细胞的损伤发现，desmin 蛋白水平和 mRNA 水平增加是足细胞损伤的敏感指标。

3. 五味子在肾脏疾病中的应用　五味子，五味俱备，具有收敛固涩、补肾宁心之效，是一种开发前景广阔的药食兼用的传统中药。现代药理研究表明，五味子有抗炎、抗氧化、清除氧自由基的作用。其提取物的保护作用已经被证实用于各种器官如肝脏、心脏、肾脏的损伤。动物实验证实，以五味子为君药的中药组方能有效减少糖尿病肾病和局灶性节段性肾小球硬化等模型的蛋白尿，减轻肾脏病变程度。五味子提取物在干预大鼠肾的缺血再灌注模型中，可使血尿素氮、肌酐水平下降，提示五味子能清除氧自由基，抑制过氧化物产生，使肾组织细胞超微结构及功能免遭破坏，对肾缺血再灌注损伤有保护作用。该研究显示，SE 可以拮抗 ADR 对足细胞造成的损伤，通过比较免疫荧光、Western Blot 和 RT-PCR 结果发现 SE 干预组足细胞 nephrin 的表达较模型组增多，desmin 的表达减少；其保护足细胞的具体机制尚未十分清楚，可能与 SE 通过上调 nephrin 和下调 desmin 的表达从而保护足细胞的完整性，进而保护肾脏功能有关。

（艾　辰　谭小月　张勉之　张大宁）

Influence of Bushenhuoxue on Podocytes of Focal Segmental Glo-merulosclerosis Mice

1. Introduction Focal segmental glomerulous sclerosis (FSGS) is a common, difficult to treat glomerular disease that can eventually lead to end-stage renal disease (ESRD). Its pathogenesis is not entirely clear, and treatment methods remain controversial. Many studies have shown that podocyte injury at different stages is a key event of FSGS pathology. Consequently, protecting injured podocytes has become a key aspect of current FSGS treatments. The podocyte is an intrinsic, highly specialized kidney cell with limited regenerative ability. It is difficult for the podocyte to repair itself and proliferate when it is damaged or reduced. Podocyte mutations, and changes in their numbers and distribution can cause structural changes and induce albuminuria and glomerular sclerosis. Treatment of FSGS using western medicine does not result in a cure, it is expensive, and there are serious side effects. Traditional Chinese medicine could offer an effective way to treat FSGS. Daningused Bushenhuoxue to treat and cure renal diseases; Bushenhuoxue comprises greater than ten kinds of Chinese herbal medicines that promote blood circulation and Qi, remove blood stasis, and tonify the kidney. We focused on desmin, nephrin and wt1 expression in podocytes of FSGS mice, and their regulation by Bushenhuoxue. We also sought to elucidate the protective mechanisms of Bushenhuoxue on injured podocytes.

2. Materials and Methods

2. 1   Animals   We purchased 24 male BALB/c mice weighing 22 ~ 26 g, (6 ~ 8 weeks old) that were negative for albuminuria from the experimental animal center of the Academy of Military Medical Science [Certificate No. SCXK (jun) 2012 – 004] . Mice were randomly divided into three groups according to random number tabal method: control ($n=5$) ; FSGS ($n=10$) ; and Bushenhuoxue ($n=9$) . Our animal experiment was approved by the experimental animal ethics committee and we sought to reduce the suffering of animals as much as possible.

2. 2   Reagents and drug preparations   Adriamycin (ADR) (St Louis, MO, USA) was mixed with physiological saline to a final concentration of 1mg/mL. Bushenhuoxue was prepared by the Tianjin Institute of Pharmaceutical Research. Huangqi (*Radix Astragali Mongolici*), Wuweizi (*Fructus Schisandrae Chinensis*), Dahuang (*Radix Et Rhizoma Rhei Palmati*), Dahuang (*Radix Et Rhizoma Rhei Palmati*) (stir–frying to scorch), Yinchen (*Herba Artemisia Capillaris*), Danshen (*Radix Salviae Miltiorrhizae*), Chuanxiong (*Rhizoma Chuanxiong*), Wulingzhi (*Faeces Trogopteri*), Banzhilian (*Herba ScutellariaeBarbatae*), Jicai (*Herba Capsellae*) and Shengma (*Rhizoma Cimicifugae Foetidae*) . (Tai Ping Pharmacy, Tianjin, China) were concentrated into an extract with 90% (v/v) ethanol (Tianjin Baishi Chemical Co. , Ltd. Tianjin, China) and preserved at −20℃. For immunofluorescence, wt1 and nephrin antibodies were purchased from Santa Cruz Biotechnology (Santa Cruz, CA, USA) . A total RNA extraction kit, M−MLV reverse transcriptase, and an agarose gel electrophoresis kit was purchased from Takara (Tokyo, Japan) . Thermal cyclers, a gel imaging system and a desktop high – speed

centrifuge were purchased from Bio - Rad (Ontario, Canada) . Primers were synthesized by Sango Biotech (Shanghai, China) .

2.3 *FSGS animal model* After 1 week of adaptive feeding, mice in the FSGS and Bushenhuoxue groups were injected with ADR in the tail vein (10 mg/kg body weight) . Mice in the control group were only once administeredsaline (10 ml/ kg) . We administered 10 μl of Boushenhuoxue via the intragastric route to each mouse in the Bushenhuoxue. Mice in the FSGS and control groups were then administered water (10 ml/kg) . This treatment occurred every day for 6 weeks. By the end of the experimental period, there were six mice left in each of the FSGS and Bushenhuoxue groups.

2.4 *Sample collection and processing* The body mass of each mouse was evaluated with an electronic balance before the end of the experiment. ALB, urinary albumin and urine creatinine concentration in collected blood and urine samples were assessed by high efficiency liquid chromatography. UACR was calculated using the following equation: UACR = urinary albumin (mg/L) × urine volume (ml) / [urinary creatinine (mm) × urine volume (ml)] . Mice were intraperitoneally injected with pentobarbital sodium anesthesia and the left kidney removed. The renal cortex was separated, with one third fixed in neutral buffered formalin for 24 h followed by dehydration, embedding, and slicing (3 - μm thickness) . Sections were stained with hematoxylin and eosin (HE) and periodic Acid Schiff-methe-namine (PASM) . Another third of the renal cortex was embedded in optimum cutting temperature (OCT) compound for use in immunofluorescence assays. The remaining left kidney was placed in liquid nitrogen and stored at −80 ℃ for use in PCR assays. The right kidney was removed and weighed using an electronic balance, then placed in liquid nitrogen and stored at −80 ℃ .

2.5 *Renal morphology* Sections were dewaxed and stained with HE and PASM. Morphological changes was observed using a light microscope.

2.6 *Immunofluorescence staining* Renal tissue sections (3 μm thickness) were left at room temperature for 15 min after removing from −80 ℃ , then fixed with cold formaldehyde for 10 min followed by two washes with Tris-buffered saline with Tween (TBST) . Sections were blocked with 2% bovine serum albumin (BSA) at room temperature for 1 h, then incubated with the appropriate primary antibody at 4 ℃ overnight. Sectionswere washed with Tris-buffered saline (TBS) three times (10 min each wash) and incubated with the appropriate secondary antibody at room temperature for 1 h in the dark. Nuclei were stained with DAPI and then washed three times with TBST (10 min each wash) . Sections were mounted in water-soluble mounting medium and observed using a fluorescence microscope.

2.7 *Reverse transcription polymerase chain reaction (RT-PCR) assays* A Trizol kit was used to extract total RNA from kidney tissue. We used a UVspectrophotometer to assess the content and purity of each sample. Samples were also assessed by agarose gel electrophoresis. Areverse tran-scription kit was used to transcribe total RNA into cD-NA. Reactions were incubated at 70 ℃ for 10 min, then placed on ice for 2 min, and incubated at 42 ℃ for 1 h after the addition of Rnase and M-MLV reverse transcriptase, incubated at 70 ℃ for a further 10 min, then placed on ice. Sequences of primers used in PCRs are listed in Table 1. Thermal cycling conditions for PCRs involved denaturation at 94 ℃ for 30 s, annealing at 60 ℃ for 30 s, and extension at 72 ℃ for 1 min, and total of 35 cycles. Glyceraldehyde 3-phosphae de-hydrogenase (GAPDH) was used as a reference gene.

2.8 *Statistical analysis* All values are presented as the mean ± standard devia-tion ($\bar{x} \pm s$) . We used SPSS 17.0 (vers 17.0, SPSS Inc. , Chicago, IL, USA) to analyze the data. One-way analysis of variance (ANOVA) was used to determine statistically significant differences among the groups followed by Fisher´s least significant difference t-test. A P of 0.05 or less was considered significant.

3. Results

3.1 *General observations* Mice in the FSGS and Bushenhuoxue groups appeared to lose their appetite over the course of the experiment. Urine output was also decreased. Mice were apathetic with signs of edema, and had dull hair and lower activity levels.

3.2 *Comparison of general data* Body mass and plasma ALB levels in Bushenhuoxue mice were significantly higher than those in FSGS mice ($P<0.01$). Urinary protein and UACR in Bushenhuoxuetreated mice were significantly increased compared with control group mice ($P<0.01$, Table 104 ~ Table 105).

Table 104　Oliganudeatideprimer requences used in this study

Gene	Upstream primer sequence (5′-3′)	Downstream primer sequence (5′-3′)	Amplicon lemght (bp)
GAPDH	AAG AAC AGG CTCTTA GGA	CCA GTA GAC TCC ACG ACAT	134
Desmin	GCTTCG CCAACT ACTTCGAG	GTG AGG TCT GGC TTG GAC AT	441
wt1	GGC ATC TGA GAC CAG TGA GAA	GAG AGT CAG ACT TGA AAG CAGT	400
Nephrin	CCA AGG TAC AGC CTG GAA GG	GAG ACATCCTCT ACC GTG CG	311

Note GAPDH: glyceraldehyde 3-phosp rae dehydrogenase.

Table 105　Comparison of boody mass, right renal weight ALB level, urinary protein and UACR ($\bar{x}\pm s$)

Croap	n	Bodymass (g)	Right renal weight (g	ALB (g/L)	Urinary protein (mg)	UACR (μg/mol)
Control	5	30.982±1.316	0.184±0.018	26.728±0.518	5.048±1.092	1.238±0.159
FSCS	6	24.640±4.306[a]	0.181±0.125	20.160±0.625[a]	30.547±1.531[a]	15.128±1.178[a]
Bushenhuoxue	6	28.917±0.668[b]	0.183±0.006	26.167±0.594[b]	13.976±1.548[b]	1.794±0.441[b]
F	–	6.306[c]	3.520	27.362[c]	195.163	626.976[c]

Notes: FSGS and contro groups were administered water (10 mL/kg) once a day for 6 weeks. Boushenhuoxue group was administered 10μl of Boushenhuoxue via the intragastric route once a day for 6 weeks FSGS: focal segmantal glomerulous sclerosis; ALB: albumin; UACR: urinary protein and albumin creatinine ratio, Compared with the control group, a$P<0.01$; compared with the FSGS group, b$P<0.01$ Statistically significant differences among the groups by One-way analysis of variance (ANOVA) determine, c$P<0.01$.

3.3 *Morphological changes in renal tissue* Staining with HE revealed that renal tissue morphology in the control group was normal. Proliferated mesangial matrix with fibrosis could be seen in the renal tissue from FSGS mice. Mesangial matrix with fibrosis in Bushenhuoxue – treated mice was significantly reduced compared with that in FSGS mice (Figure14).

Staining with PASM showed that glomerular morphology and structure in control mice was normal. Glomerular basement membrane incrassation and segmentalsclerosis was observed in FSGS mice and improved in Bushenhuoxue mice (Figure 15).

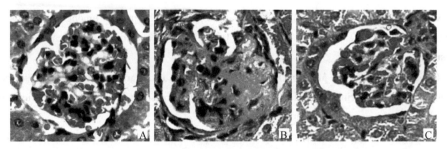

Figure 14　Photomicrographs of HE-stained sections among different groups（×400）

Note：A：control group；B：FSGS group；C：Bushenhuoxue group. FSGS and control groups were administered water（10 ml/kg）once a day for 6 weeks. Boushenhuoxue group was administered 10 µl of Boushenhuoxue via the intragastric route once a day for 6 weeks. FSGS：focal segmental glomerulous sclerosis；HE：hematoxylin and eosin-stained

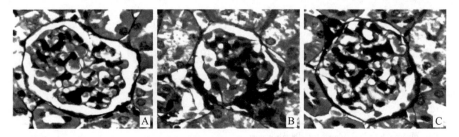

Figure15　Photomicrographs of PASM-stained sections among different groups（×400）

Note：A：control group；B：FSGS group；C：Bushenhuoxue group. FSGS and control groups were administered water（10 ml/kg）once a day for 6 weeks. Boushenhuoxue group was administered 10 µl of Boushenhuoxue via the intragastric route once a day for 6 weeks. FSGS：focal segmental glomerulous sclerosis；PASM：periodic acid silver methanamine-stained

3.4　*Immunofluorescence*　We observed wt1 expression with normal distribution in the glomerular capillary of control group mice. wt1 expression was significantly down-regulated with seg-mental deletion in FSGS mice, and up-regulated in Bushenhuoxue-treated mice（Figure 16）.

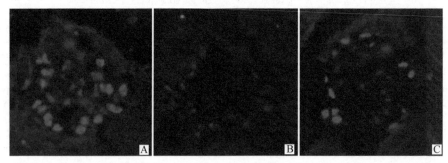

Figure 16　Immunofluorescence for wt1 expression changes expression among different groups（×200）

Note：A：control group；B：FSGS group；C：Bushenhuoxue group. FSGS and control groups were administered water（10 ml/kg）once a day for 6 weeks. Boushenhuoxue group was administered 10 µl of Boushenhuoxue via the intragastric route once a day for 6 weeks. FSGS：focal segmental glomerulous sclerosis；wt1：wilms tumor 1 protein

Nephrin expression in podocytes was distributed along the capillary in control group mice. For FSGS mice, nephrin expression was down-regulated and unevenly distributed. In the Bushenhuoxue-treated mice neph-rin expression in the glomerular capillary was up-regulated compared with that seen in FSGS mice（Figure 17）.

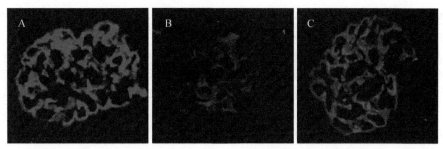

Figure 17   Immunofluorescence for nephrin expression changes expression amongdifferent groups (×200)

Note: A: control group; B: FSGS group; C: Bushenhuoxue group. FSGS and control groupswere administered water (10 ml/kg) once a day for 6 weeks. Boushenhuoxue group was administered 10 μl of Boushenhuoxue via the intragastric route once aday for 6 weeks. FSGS: focal segmental glomerulous sclerosis

3.5   RT-PCR   Wt1 and nephrin mRNA expression levels in FSGS mice were lower compared with those in the control and Bushenhuoxue groups. Desmin mRNA expression in FSGS mice was significantly increased compared with control group and Bushenhuoxue mice ($P < 0.01$; Figure 18) . Relative mRNA expression levels of desmin, wt1 and nephrin compared with that for GAPDH are presented in Table 106.

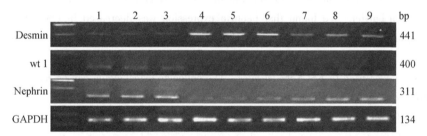

Figure 18   Changes in desmin, wt1 and nephrin mRNA expression levels

Note: 1 ~ 3: control group; 4 ~ 6: FSGS group; 7 ~ 9: Bushenhuoxue group. FSGS and control groups were administered water (10 ml/kg) once a day for 6 weeks. Boushenhuoxue group was administered 10 μl of Boushenhuoxue via the intragastric route once a day for 6 weeks. FSGS: focal segmental glomerulous sclerosis; wt1: wilms tumor 1 protein; GAPDH: glyceraldehyde 3-phosphae dehydrogenase

Table 106   Comparison of desmin, wt1 and nephrin expression levels

Group	n	Desmin: GAPDH	wt1: GAPDH	Nephrin: GAPDH
Control (1)	5	0.115±0.014	1.328±0.041	1.497±0.310
FSGS (2)	6	1.896±0.102[a]	0.743±0.061[a]	0.204±0.143[a]
Bushenhuoxue (3)	6	0.892±0.319[b]	1.075±0.024[b]	1.157±0.418[b]
F	–	135.898[c]	209.247[c]	309.464[c]
P (1) : (2)	–	–	<0.005	<0.01
(2) : (3)	–	–	<0.005	<0.01
(1) : (3)	–	0.374	0.142	0.582

Notes: FSGS and control groups were administered water (10 ml/kg) once a day for 6 weeks. Boushenhuoxue group was administered 10 μl of Boushenhuoxue *via* the intragastric route once a day for 6 weeks. FSGS: focal segmental glomerulous sclerosis; wt1: wilms tumor 1 protein; GAPDH: glyceraldehyde 3 - phosphae dehydrogenase. Compared with the FSGS group, aP < 0.01; compared with control group, bP < 0.008; statistically significant differences among the groups by One - way analysis of variance (ANOVA) determine, cP<0.01

4. Discussion   We used ADR to induce nephropathy in a classic animal model; nephropathy was characterized by massive proteinuria because of injury to podocytes. ADR damages the membrane integrity of glomerular filtration and adversely affects normal physiological function, this results in proteinuria and formation of glomerular sclerosis, similar to that seen in human FSGS.

4. 1   *Wt1 expression in FSGS model mice*   Wt1 is expressed at multiple stages during kidney development, but is restricted to podocytes following kidney formation and might indirectly reflect podocyte number. Ohtaka *et al* showed that during FSGS, wt1 expression in injured podocytes was low. Our results indicated hyperplasia of the glomerular matrix and fibrosis in FSGS mice. We also showed that wt1 expression was downregulated in FSGS mice by immunofluorescence and RT−PCR, suggesting a close relationship between wt1 deletion and FSGS.

4. 2   *Nephrin expression in FSGS model mice*   Nephrin is mainly expressed in renal tissue. Patrakka *et al* showed that slit membrane defects and macroalbu−minuria could be observed in mice where nephrin was downregulated. Nephrin expression was downregulated in FSGS, with high levels of urinary protein but lower levels of nephrin expression. Our results show that urinary albumin excretion and UACR in FSGS mice were increased, while ALB levels were decreased compared with those in control group mice. This likely contributes to decreased nephrin expression following podocyte injury, which leads to issues with the structural integrity of the glomerular slit diaphragm. A consequence of this is serious damage to the glomerular filtration barrier. We found that nephrin expression was decreased in FSGS model mice. The degree of hyperplasia in the glomerular matrix with fibrosis in FSGS mice was more serious than that in normal mice.

4. 3   *Desmin expression in FSGS model mice*   The podocyte cytoskeleton can be rearranged and desmin expression induced after podocyte injury. Previous studies have shown that desmin expression is increased in FSGS patients. These results indicate that the degree of podocyte injury is positively correlated to urinary protein levels and negatively correlated to endogenous creatinine clearance rate. Podocyte injury plays an important role in the pathogenesis of proteinuria and renal hypofunction. Our results showed that desmin mRNA expression levels and urinary protein levels in FSGS mice were increased compared with those in control mice, indicating that podocytes in FSGS mice were severely damaged. This can lead to destruction of glomerular filtration barrier integrity and large amounts of protein in the urine.

4. 4   *Bushenhuoxue treatment of FSGS*   A Bushenhuoxue prescription provides a warming Yang and nourishing Yin, tonifies the kidney, activates blood, and promotes Qi to strengthen body resistance, cultivate the base, promote blood circulation and eliminate pathogens based on "kidney deficiency and blood stasis syndrome". Previous studies have shown that large doses of astragalus and schisandra improve kid−ney damage and decrease urinary protein levels. Oriental wormwood and scutellaria barbata have antiinflammatory and antiviral effects, and inhibit the gen−eration of antigen−antibody complexes. Salvia, ligusticum wallichii, trogopterus dung and other medicines inhibit platelet aggregation, improve microcirculation, and have anticoagulation, antiallergy and antiinflammatory effects. Bushenhuoxue can improve the environment, enhance immune function and assist with re−pairing injured renal tissue.

We have demonstrated that Bushenhuoxue treatment of FSGS model mice for 6 weeks resulted in an improvement in their spirit, appetite and activity. This was also accompanied by an improvement in body mass, increase in ALB levels, and a decrease in UACR. Staining with HE and PASM demonstrated that fibrous depositions in FSGS mice treated with Bushenhuoxue were significantly reduced. Presence of wt1 and nephrin proteins in glomerular areas were increased. Expression levels of wt1 and nephrin mRNA in

Bushenhuoxuetreated FSGS mice were upregulated, while desmin mRNA were downregulated in our PCR data. Our results suggest that Bushenhuoxue treatment of FSGS model mice regulates desmin, nephrin and wt1 expression in podocytes, protects injured podocytes, improves the integrity of podocyte structures, reduces urinary protein level and delays the development of FSGS.

（张勉之　张大宁）

Inhibition Mechanism of Compound Ethanol Extracts from Wuweizi (Fructus Schisandrae Chinensis) on Renal Interstitial Fibrosis in Diabetic Nephropathy Model Mice

1. Introduction   Diabetic nephropathy (DN), one of the major microvascular complications of diabetes mellitus, is the larg-est single cause of end-stage renal failure worldwide. Glomerular and tubular basement membranes, increased deposition of extracellular matrix (ECM) and interstitial fibrosis are the key morphological features of DN. The pathogenesis of the DN is complex and conventional treatments including strict diet, blood pressure control by taking antihypertensive drugs, and blood sugar control by antidiabetic drugs and insulin, play an effective role in reducing leakage of urine protein and protecting renal function. However, as of now, no specific treatments can be taken for inhibiting and reversing the fibrosis in the clinic.

Wuweizi (*Fructus Schisandrae Chinensis*), sour in flavor, warm in nature, and attributive to the lung, heart and kidney meridians, can astringe the lung to treat cough and asthma and nourish the kidney, promote the production of body fluid and constrain perspiration, astringe the essence and stop diarrhea, and nourish the heart and calm the mind. Modern pharmacological studies indicate that it has the effects of anti-inflammation, anti-oxidation, scavenging oxygen free radicals, increasing glucose uptake, and preventing and protecting renal ischemiareperfusion injury. Chuanxiong (*Rhizoma Chuanxiong*), a kind of bloodactivating and stasisremoving drugs used in Traditional Chinese Medicine, can promote the circulation of the blood and Qi, inhibit platelet aggregation and abnormal proliferation, and produce anti-fibrosis, anti-oxidation and anti-apoptosis effects as well. Muli (*Cocha Ostreae*), which has properties that calm the liver, suppress the hyperactive Yang, soften hardness and disperse the stagnated mass, invigorate the kidney to preserve essence, and reduce glomerular capillary vessel permeability and protein leakage, has been clinically used to treat hyperactive *Yang* due to Yin deficiency syndrome. The major components of these drugs were all fatsoluble.

In the present study, we evaluated the efficiency and mechanism of the compound ethanol extracts from Wuweizi (*Fructus Schisandrae Chinensis*), Chuanxiong (*Rhizoma Chuanxiong*) and Muli (*Cocha Ostreae*) (FRC) in treating streptozocin (STZ) -induced DN model mice.

2. Material and Methods

2. 1   *Animal model preparation*   Studies were performed on male C57Bl/6 mice (6 ~ 7 weeks, 20 ~ 25 g), which obtained from Laboratory Animal Center, the College of Life Sciences, Nankai University. After feeding highfat diet for 4 weeks, the mice were given a single intraperitoneal injection of 25 mg/kg STZ. The diabetic mice were selected when the blood glucose reading of above 7. 0 mmol/ L and 11. 0 mmol/L at 0 and 120 min respectively, using the oral glucose tolerance test by 2 weeks after STZ. Diabetes model was generated in the diabetic mice after a fat diet for 4 weeks.

2. 2   *Experimental groups and methods*   The male C57Bl/6 mice were housed in a temperatureand hu-

midity controlled environment（22 ~ 24℃，50% ~ 70% ）on a normal 12 h lightdark cycle from 7 AM to 7 PM and maintained on regular chow and water ad libitum. The mice were divided randomly into 3 groups: nondibetic（ND），STZ-induced diabetic（D），and STZ-induced diabetic that were treated with 5 g/（kg · d）of FRC by oral gavage（DFRC），with 9 in each group. Nondiabetic and untreated diabetic animals were orally gavaged daily with equivalent volumes of distilled water. The oral gavage was taken once per day at 4 PM for 9 weeks. All experiments were approved by the Institutional Animal Care and Use Committee.

2. 3　*Reagents and antibodies*　FRC contains Fructus Schisandrae Chinensis, Rhizoma Chuanxiong and Cocha Ostreae at the ratio of 3：2：1. The mixture was extracted twice by refluxing it with 90% ethanol for 3 h, and then the extract was precipitated, filtered, evaporated into extractum, and preserved at -20℃. STZ, bovine serum albumin（BSA, chromatographically pure），padioimmunoprecipitation buffer, periodic acid silver methanamine, sodium dodecyl sulfate（SDS），and creatinine（chromatographically pure）were obtained from Sigma（St Louis, MO, USA）；phenobarbital sodium was from Beijing Da Tian Feng Tuo Chem-istry Technology Co. Ltd, Na_2HPO_4（chromatographi-cally and analytically pure）；KH_2PO_4 and citric acid（analytically pure），NaCl, and HCl were all from Tian-jin Bei Fang Tian Yi Chemical Regent Factory；Trizma HCl and Tween20 were from Tianjin Fine Chemical institute, absolute methanol and 40% formaldehyde solution were from Tianjin Chemical Reagent Co. Ltd；Glycerin ethanol ClearMount was from Beijing Zhong Shan Golden Bridge biotechnology Co. Ltd；protease inhibitor, calcineurin inhibitor, bicinchoninic acid protein assay kit were from Thermo Fisher Scien-tific（Waltham, Massachusetts, USA）；3-amino-9-ethy-l-carbozole Chromogenic（AEC）kit were from Vector laboratories（Burlingame, CA, USA）；Tris, glycine, acrylamide, methylene bisacrylamide Ammonium persulfate and etramethyl ethylene diamine were from Bio basic inc（Ontario, Canada）.

Antibodies used in this study were：mouse anti-mouse fibronectin（FN）（sc-71113，Santa Cruz Bio-technologies Inc, Santa Cruz, CA, USA）；mouse anti-mouse E-cadherin（5296S, cell signal Technology, Beverly, MA, USA）；mouse anti-mouse α-SMA（A2547，Sigam, St. Louis, MO, USA）；mouse anti-mouse β-actin（sc-81178，Santa Cruz Biotechnologies Inc, Santa Cruz, CA, USA）；and goat anti-mouse immunoglobulin G（IgG）-horseradish peroxidase（sc-2005，Santa Cruz Biotechnologies Inc, Santa Cruz, CA, USA）.

2. 4　*Sample collection*　The mice were anesthetized with intraperitoneal injec-tions of pentobarbital（250 μg /kg），then the kidneys were dissected and the cortexes were scraped off. One third of one kidney was fixed in a paraformaldehyde solution for further paraffin imbedding；one third was inflated with optimum cutting temperature（OCT）medium, embedded in OCT, and stored in a refrigerator at -70° C for slice frosting；and the rest third and the other kidney was snapfrozen in liquid nitrogen at -70° C for Western blotting.

2. 5　*Quantitative evaluation of fibrosis*　After fixation, kidneys were embedded in paraffin, sec-tioned at 2 μm and 3 μm, stained on separate glass slides with Gomori Periodic Acid Silver Methanamine and Masson's trichrome, and observe the histological structure of kidney under a light microscope.

2. 6　*Immunohistochemistry analysis*　Dewaxed formalinfixed kidney paraffin sections（3 μm）were incubated with 0. 6% hydrogen peroxide for 20 min each to block nonspecific immunolabeling. The sections were under microwave antigen retrieval for 20 min and blocked in 2% bovine serum albumin（BSA）for 1 h. The sections were incubated with primary antibody（FN polyclonal antibody）at4°C over-night. After being washed with Tris Buffered Saline with Tween（TBST）for three times（10 min per time）the next day, sections were incubated with secondary biotinylated antibody goal anti-mouse（dilution 1：100 in

2% BSA), and subsequently subjected to incubation with the Avidin–Biotin Peroxidase Complex for 1 h at room temperature. After being colorated with AEC, sections were slightly smeared with hematoxylin, rinsed with tap water or PBS, dehydrated and mounted. The expression of FN was observed under a microscope.

2. 7 *Double Immunofluorescence* The frozen sections were transferred at$-20°C$ for 15 min, then at room temperature for 15 min. Sections were fixed in formaldehyde for 10 min, then blocked in 2% bovine serum albumin (BSA) at room temperature for 1 h, and incubated with primary antibodies including mouse anti–α–SMA and mouse anti–CD31 at 4°C over–night, followed with incubation with fluorescein iso–thiocyanate–labeled secondary antibodies [α– SMA (green), CD31 (red); dilution, 1 : 100]. 4, 6–diamidi–no–2–phenylindole (DAPI) was used as a nuclear stain. The expressions of α–SMA and CD31 were observed under a fluorescence microscopy.

2. 8 *Western blotting* The kidney tissues stored at$-70°C$ were selected from all the groups, chopped into small pieces, gently homogenized, washed by centrifugation (1 2000 rpm×15 min) at 4° C, and determined protein concentrations. Aliquots of protein were treated with doubledistilled water and SDS, then heated at 100°C for 8 min and fractionated in a 10% SDSpolyacrylamide gel. The proteins were then transferred to nitrocellulose membrane and blocked with 5% skim milk for 1 h. After blocking, blots were incubated with α–SMA (dilution, 1 : 2000) over–night at 4°C, and then added secondary antibodies conjugated to horseradish peroxidas for 1 h. The membranes were washed thoroughly with TBST and visualized by electrochemiluminescence detection system.

2. 9 *Statistical analysis* Statistical analysis was performed using the SPSS 17. 0 statistical analysis program. One – way analysis of variance was used to determine statistical differences between multiple groups. Data were recorded as the means ± SD unless specified and values of $P<0. 05$ were considered significant.

3. Results

3. 1 *Histological evaluation* PASM staining of renal tissues showed thickening of the glomerular basementmembrane, tubular dilation and cast formation in glomeruli in the D group at week 9 compared with the ND group. The severity of hepatic fibrosis in the DFRC mice was significantly lessened compared with the ND group. Glomeruli and tubule in the ND mice were normal in structure and morphology (Figure 19). Masson's trichrome staining of renal tissues showed that blue fibrosis deposition was found in the D group, but not in the ND and DFRC groups (Figure 20).

3. 2 *FN expression by Immunohistochemistry analysis* Immunohistochemistry showed that in the ND mice, FN presented a liner expression in the tubular basement membrane and glomeruli, and no positive expres–sion in the renal interstitium. In the D mice, FN expression increased obviously in glomeruli and tubulointerstitium, especially in the renal interstitium around the tubules and glomerular mesangium. After the FRC treatment, FN expression in the DFRC mice was greatly decreased (Figure 21).

3. 3 *CD31 and α – SMA Expressions by double immunofluorescence* In the ND group, CD31 expression was observed in the glomeruli and great vessels, while α –SMA expression only in the great vessels. Both CD31 and α–SMA expressions were observed in the great vessels but not other regions in the composite graph. In the D group, a large amount of α–SMA was observed in the glomeruli at week 9, and the glomeruli and great vessels coexpressed CD31 and α–SMA in the composite graph. In the DFRC group, a small amount of α–SMA was observed in the glomeruli, and in the composite graph noco–expressions could be found (Figure 22).

3. 4 *PAI–1, E–cadherin and α-SMA protein expressions by Western blotting* Western blotting showed

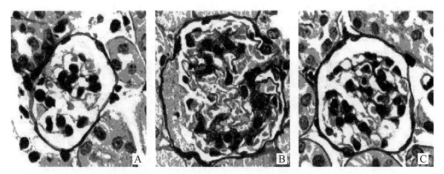

Figure 19　Photomicrographs of Gomori Periodic Acid Silver Methanamine-stained sections
among different groups（Original magnification×1000）

Note：A：ND group，B：D group，C：DFRC group. ND：nondibetic，D：STZ induced diabetcic，DFRC：STZ induced
diabetic treated with FRC，FRC：compound ethanol extracts from Wuweizi（Fructus Schisandrae Chinensis），
Cuanxiong（Rhizoma Chuanxiong）and Muli（Cocha Ostreae）

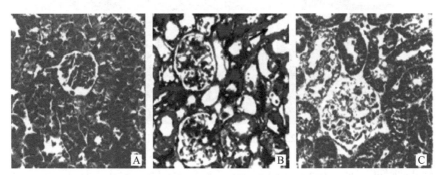

Figure 20　Photomicrographs of Masson's trichrome-stained sections among
different groups（Original magnification×400）

Note：A：ND group，B：D group，C：DFRC group. ND：nondibetic. D：STZ induced diabetcic，DFRC：STZ
induced diabetic treated with FRC，FRC：compound ethanol extracts from Wuweizi（Fructus Schisandrae Chinensis），
Cuanxiong（Rhizoma Chuanxiong）and Muli（Cocha Ostreae）

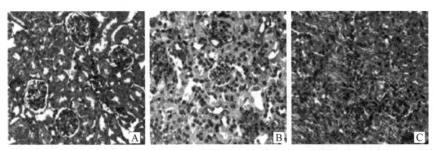

Figure 21　Immunohistochemistry for FN expression changes

Note：A：ND group，B：D group，C：DFRC group；ND：nondibetic. D：STZ induced diabetcic，DFRC：STZ induced
diabetic treated with FRC，FRC：compound ethanol extracts from Wuweizi（Fructus Schisandrae Chinensis），
Cuanxiong（Rhizoma Chuanxiong）and Muli（Cocha Ostreae）

that expressions of PAI-1 and α-SMA in the D groupwere higher than these in the ND and DFRC groups
（all $P<0.05$），whereas E-cadherin expression was lower（all $P<0.05$）. Treatment with FRC resulted in

a decreased expression of α−SMA compared with the D group（$P=0.019$）and it showed no significantly difference with the ND group（$P=0.041$）（Table 107, Figure 23）.

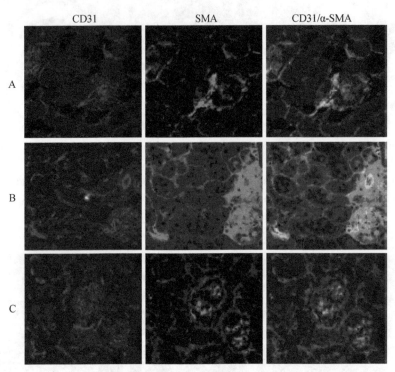

Figure 22　α−SMA and CD31double labeling

Note：A：ND group, B：D group, C：DFRC group; ND：nondibetic. D：STZ induced diabetic, DFRC：STZ induced diabetic treated with FRC, FRC：compound ethanol extracts from Wuweizi（Fructus Schisandrae Chinensis）, Chuanxiong（Rhizoma Chuanxiong）and Muli（Cocha Ostreae）; Kidney sections were double stainedwith antibodies to α−SMA（green）and CD31（red）; Yellow color in the merged panel indicates coexpression of α−SMA and CD31

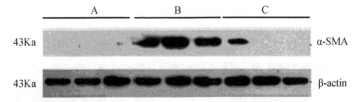

Figure 23　Representative protein expression of α−SMA among different groups

Note：A：ND group, B：D group, C：DFRC group; ND：non−dibetic. D：STZ induced diabetic, DFRC：STZ induced diabetic treated with FRC, FRC：compound ethanol extracts from Wuweizi（Fructus Schisandrae Chinensis）, Chuanxiong（Rhizoma Chuanxiong）and Muli（Cocha Ostreae）, α−SMA：α−smooth muscle actin; β−actin was used as an equal loading control

Table 107　PA I −1, E−cadherin and α−SMA protein exeressionsamorng different groups（$\bar{x}\pm s$）

Group	n	PAI−1, β actin	E−cadherin/β−actin	α−SMA/β−actin
ND	9	0.0142±0.0031	0.7825±0.0883	0.0471±0.0616
D	9	0.2712±0.0780	0.2241±0.0831	1.2221±0.1418
D$_{FRC}$	9	0.0188±0.0024	0.5565±0.0100	0.5515±0.2003
F	−	19.672[b]	32.002[b]	32.560[b]

Group	n	PAI-1，β actin	E-cadherin/β-actin	α-SMA/β-actin
P （ND vs D）	—	0.012	0.004	0.004
P （ND vs D_{FRC}）	—	0.028	0.049	0.041
P （D vs D_{FRC}）	—	0.013	0.018	0.019

Notes: ND: nondibetic, D STZ induced diabetic, DFRC STZ induced diabetic treated with FRC, FRC: compound ethanol extracts from Wuweizi (Fructus Schisandrac Chinensis), Chuanxiong (Rhizoma Chuanxiong) and Muli (Cocha Ostreas), α-SMA: α-smooth muscle action, PAI-1: Plasminogen Activator lnhibiror-1; S gnificant difference among the groups in the same row by one-way ANOVA at a $P<0.05$, b $P<0.01$

4. Discussion Currently, little is known about the mechanism of the DN, and in modern medicine, the symptomatic treatments such as blood glucose and blood pressure control could not ameliorate the kidney function. The deposition of the ECM can induce the fibrosis of glomer-ui and tubulointerstitium, which is another DN symbolic feature besides urinary albumin. Myofibroblast (MF) secretes the precursor components of the ECM, and FN is one of major proteins of ECM. Primary pathological manifestations of renal interstitial fibrosis are deposition of ECM, tubular atrophy and increment of interstitial MF levels. Interstitial MF mainly developed from bone marrow stem cells, transformed from renal tubular epithelial cells and activated from partial fibroblasts of renal interstitium. Studies have found that the MF from epithelial to mesenchymal transdifferentiation (EMT) makes up about 36% of overall newly increased MF in renal interstitium , which indicate that EMT may be an important mechanism of renal interstitial fibrosis.

The present study showed that the marker protein of epithelial cells E-cadherin level in the D group is lower than that in the DN group, and unregulated after 9 weeks of treatments. The marker protein of MF α-SMA level in the D mice was higher than the DN and DFRC mice. Compared with the D group, the expressions of α-SMA and FN in the DFRC group were obviously decreased, and less fibrosis deposition was observed according to Masson staining. These suggested that FRC can inhibit the transformation of the epithelial cells to MF, reduce the ECM, and thereby prevent renal interstitial fibrosis.

PAI-1 can inhibit the plasminogen activation, decrease the ECM degradation, and promote the ECM tissue accumulation. Previous studies have showed that the PAI-1 gene exprssion was elevated in the renal fibrosis Zhang YQ et al. Compound ethanol extracts from Wuweizi on RIF in diabetic nephropathy region, which decreased the progression of the fibrosis. The result of the present study found that PAI-1 expression in the DFRC group was lower than the D group, and showed no significantly difference as compared with the ND group, which indicated FRC could inhibit the PAI-1 expression, increase the ECM degradation, and sequentially improve the DN.

In summary, in this study, we used the DN mice model based on the study by professor Zhang. and found that after the mice oral gavaged the FRC, the severity of renal fibrosis was lessened markedly, the levels of E-cadherin and CD31 upregulated, and the expressions of PAI-1, α-SMA and FN downregulated. These strongly indicated that FRC could ameliorate the progression of DN in C57BL/6 mice, and its mechanism may relate to reducing the ECM generation through inhibiting the proliferation of glomeruli mesangial cells, activating the MF and differentiating the EndMT, promoting the ECM degradation, and inhibiting the EMT and the PAI-1 expression.

（张大宁　张勉之）

补肾活血法对顺铂诱导急性肾损伤小鼠的治疗作用

急性肾损伤（AKI）是临床常见的急危重症之一，表现为肾功能突然下降，血肌酐（Scr）上升或尿量减少。AKI 的临床表现与体内代谢产物、水钠潴留、容量超负荷有关，临床症状可有少尿或无尿、水肿、腹胀、恶心呕吐、食欲下降等。KDIGO 指南的 AKI 标准是：48h 内 Scr 增高 ≥ 26.5μmol/L；或 Scr 增高至基础值的 1.5 倍以上；或尿量减少［尿量<0.5 L/（kg·h），持续 6h 以上］。目前根据不同病因、不同类型的 AKI，治疗方法也有所不同。但总的治疗原则是：尽早识别并纠正可逆性病因，及时采取有效干预措施避免肾脏受到进一步损伤，维持水、电解质和酸碱平衡，适当的营养支持治疗，积极防治并发症，适时进行肾脏替治疗。目前常用的药物有多巴胺、甘露醇、利尿剂、心钠素、钙离子拮抗剂等。但这些治疗方法临床效果并不理想。该研究采用补肾活血法组方治疗顺铂诱导的小鼠 AKI，以探讨中西医结合治疗 AKI 的效果。

一、材料与方法

1. 主要仪器及试剂　顺铂、补肾活血法组方、多聚甲醛、组织脱水机、石蜡包埋机、手动切片机、冷冻离心机、光学显微镜。

2. 实验动物与分组　清洁级（SPF）雄性 BALB/c 小鼠 21 只，6~8 周龄，体质量 20 g 左右。实验小鼠在南开大学生命科学学院实验动物中心饲养，饲养条件：普通级，07：00/19：00 亮/暗周期，室温 22~24℃，湿度 50%~70%，自由进食、饮水。按随机数字表法将小鼠分为对照组、AKI 模型组、补肾活血法组方治疗组，每组 7 只。

3. 给药方法　将小鼠适应性喂养 1 周后禁食 15 h，治疗组给予补肾活血法组方 10μl（60kg 成人五味子的用量为 90g，按体表面积换算成小鼠单位体质量的等效剂量约为人的 9.1 倍），AKI 模型组、对照组给予等体积生理盐水灌胃，连续给药 6 日。给药第 3 日，AKI 模型组和治疗组单次腹腔注射顺铂 20 mg/kg，对照组腹腔注射等体积生理盐水。

该实验中动物处置方法符合动物伦理学标准。

4. 观察指标及方法　实验第 7 日观察小鼠体质量的变化，收集各组小鼠静脉血检测 Scr；取肾组织称重；观察肾质量变化；用 10% 甲醛水溶液固定，石蜡包埋，切片，苏木素-伊红（HE）染色及过碘酸六胺银（PASM）染色，光镜下观察肾组织病理学改变。用急性肾小管坏死（ATN）评分评价小鼠肾小管坏死情况，评分标准：每张切片（中倍镜下）取肾皮质 10 个视野，0 分为正常，1 分为轻微损伤（受损肾小管<5%），2 分为轻度损伤（受损肾小管 5%~25%），3 分为中度损伤（受损肾小管 25%~75%），4 分为重度损伤（受损肾小管>75%），进行半定量分析并计算其均值，作为评价肾小管坏死程度的指数。

5. 统计学方法　使用 SPSS 17.0 统计软件处理数据，计量数据以均数 ± 标准差（$\bar{x}\pm s$）表示，资料符合正态分布时采用单因素方差分析，两两比较采用 LSD-t 检验；$P<0.05$ 为差异有统计学意义。

二、结　果

1. 一般情况　整个实验期过程中，对照组动物反应灵敏，活动良好，精神及进食正常；其余两组均有不同程度的精神不振，活动减少，进食不佳，营养不良，体毛光度欠佳，活动迟缓等现象，尤以 AKI 模型组动物表现明显。

2. 各组小鼠体质量、肾质量及 Scr 比较　与对照组比较，AKI 模型组小鼠体质量、肾质量显著降低，Scr 显著升高，差异有统计学意义（$P<0.01$）；与 AKI 模型组比较，治疗组小鼠体质量、肾质量升高，Scr 下降，差异均有统计学意义（均 $P<0.01$）（表 108）。

表 108　各组体质量、肾质量、Scr、ATN 评分比较（$\bar{x}\pm s$）

组别	动物数（只）	体质量（g）	肾质量（g）	Scr（μmol/L）	ATN 评分（分）
对照组	7	19.33±1.43	0.32±0.11	14.37±0.81	0.17±0.41
AKI 模型组	7	17.18±0.29[a]	0.28±0.01[a]	86.77±10.97[a]	3.33±0.52[a]
治疗组	7	18.70±0.28[b]	0.31±0.01[b]	21.98±5.52[b]	2.00±0.63[b]

与对照组比较，a $P<0.01$；与 AKI 模型组比较，b $P<0.01$

3. 肾组织病理学改变　HE 和 PASM 染色可见：对照组小鼠肾组织形态大致正常；AKI 模型组小鼠肾小管上皮细胞水肿、坏死，肾间质有炎性细胞浸润，肾小球形态大致正常；治疗组肾小管坏死程度较 AKI 模型组明显减轻，肾小球大致正常（图 24，图 25）。

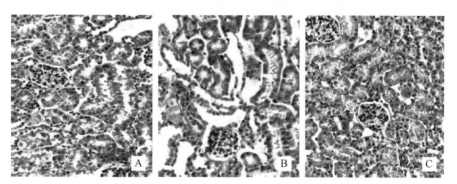

图 24　光镜下观察 3 组肾组织病理学改变（HE 高倍放大）
A. 对照组；B. AKI 模型组；C. 治疗组

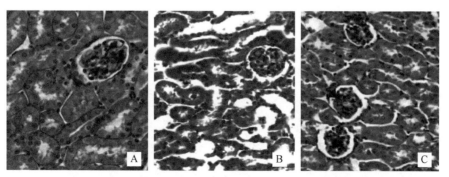

图 25　光镜下观察 3 组肾组织病理学改变（PASM 高倍放大）
A. 对照组；B. AKI 模型组；C. 治疗组

4. ATN 评分比较   与对照组比较，AKI 模型组 ATN 评分显著升高（$P<0.01$）；与 AKI 模型组比较，治疗组 ATN 评分显著下降，差异有统计学意义（$P<0.01$）。

三、讨　论

AKI 是临床常见的急危重症，近来对 AKI 病理生理及发病机制的研究已经有了很大进展，但 AKI 的病死率仍居高不下，临床研究显示，肾功能轻度损伤即可导致 AKI 发病率及病死率增加。

该实验采用顺铂诱导复制 AKI 模型，结果显示，模型组小鼠体质量、肾质量均出现了明显下降，Scr 也呈明显升高，肾组织病理学有明显改变，说明制模成功。而应用补肾活血法组方治疗的小鼠体质量、肾质量均较模型组小鼠明显升高，Scr 则明显下降，肾组织病理学改变也明显减轻，说明补肾活血法组方能有效改善 AKI 的症状。

补肾活血法组方由生黄芪、五味子、丹参、川芎、大黄、大黄炭、半枝莲、茵陈蒿、青蒿、草决明、蒲黄炭、五灵脂等药物组成。现代药理学研究证实，生黄芪、五味子具有增强机体免疫力、抗炎、抗氧化、清除氧自由基、抑制过氧化物产生的作用，可以使氧自由基酶清除系统和肾组织超微结构及功能免遭破坏，明显改善肾脏损害的临床症状，减少尿蛋白，改善肾功能及免疫学指标。丹参、川芎通过改善微循环，使毛细血管血流速度加快，对受损伤的毛细血管起保护作用，并能抑制白细胞的游出；还可以显著增加肾脏的血流量，保护肾组织结构的完整性，减轻近端肾小管损伤。茵陈蒿、五灵脂具有抗炎、抗病毒作用，可抑制抗原抗体复合物的形成，还可提高机体组织超氧化物歧化酶（SOD）活性，加快体内自由基清除，减轻自由基对细胞造成的损伤。半枝莲具有免疫抑制作用，能显著抑制渗出性、增生性炎症。大黄、大黄炭具有排毒破瘀、祛浊降逆的功效，可以通过抑制肾小球及肾小管的炎症细胞因子表达水平，减轻炎症反应，加速受损细胞及肾功能的恢复，从而发挥治疗 AKI 的作用。综上所述，补肾活血法组方中诸药能从不同方面治疗 AKI，有明显的治疗效果。

（高嘉妍　张大宁　张勉之）

其 他 论 文

张大宁教授作为全国政协常委，天津市政协副主席，积极参加讨论国家大政方针的制定和天津市地方重大事务的决策，积极推动我国社会主义市场经济体制改革的不断深化，参政议政，献计献策，充分发表自己卓有成就的各种意见。2005年3月在全国政协会议上张大宁教授代表农工党天津市委会、代表天津市人民提出的关于"支持天津市滨海新区发展战略的建议"为制定国家发展战略总体规划及打造我国经济新的增长极，努力发展天津市为中心的环渤海经济圈，加速升级改造，为天津市、华北地区，乃至全国的经济健康有序快速发展做出自己的贡献。作为中医药界领军人物，积极参与中医药发展和文化建设，为中医药发展及文化建设做出突出贡献。作为医务界代表，张大宁教授积极参与加快推进基本医疗保障制度建设、初步建立国家基本药物制度、健全基层医疗卫生服务体系、促进基本公共卫生服务均等化、推进公立医院改革试点。

　　2006年秋，他率领的由来自国家发展改革委员会、劳动和社会保障部各省物价和社会保障厅负责药品价格与医疗保险管理的专家计组成的专家组，对有关北欧国家特别是瑞典进行了考察，并亲自撰写了考察报告，为推进我国基本医疗保障制度建设、初步建立国家基本药物制度、健全基层医疗卫生服务体系、促进基本公共卫生服务均等化、推进公立医院改革试点等献计献策。

北欧医疗保障制度的启示

一、瑞典社会保障制度的基本情况

瑞典位于欧洲北部斯堪的纳维亚半岛的东部，东北毗邻芬兰，西部与挪威接壤，南部与丹麦海相望，东邻波罗的海，面积约 45 万平方公里，人口已超过 900 万人，是北部欧洲的重要国家。

瑞典的社会保障制度本着为每个公民提供经济"安全网"的指导思想，实行普通性和统一性的原则，所有公民都有权利获得基本的社会保障，并由国家承担各种风险。社会保障的内容除养老、医疗、失业、伤残、生育保险外，还有儿童津贴、遗属津贴、单亲家庭津贴、住房津贴和接受教育培训的津贴。除现金津贴外，还提供医疗等照料服务，瑞典的社会保障制度使广大国民解除了生、老、病、死、伤残、失业等后顾之忧。

在瑞典政府为支付高昂的社会保障费用除了要从国家税收中拨款外，还向雇主、雇员征缴社会保障税。一般雇主要按雇员工资收入的 31.26% 缴纳社会保障税，雇员仅负担 1% 的失业保险和 2.95% 的医疗保险税及 1% 的年金税。自谋职业者根据收入情况，要缴纳 17.69% ~ 29.55% 的社会保障税。

瑞典社会保障目前采取的是现收现付的基金模式，但专门的社会保险税已不能满足支付，还必须靠政府从国家税收等其他方面给予补充。2001 年，瑞典全国用于社会福利、社会保险和社会服务的总开支相当于 GDP 的 36%，其中用于社会保障的总支出（不含失业保险）约 3610 亿克朗，相当于 GDP 的 16%。社会保障支出的具体情况是：养老金支出 1740 亿克朗，占 48%；医疗保险 1140 亿克朗，占 32%；家庭和儿童福利支出 540 亿克朗，占 15%；其他保险支出 94 亿克朗，占 2.6%；管理费支出 85 亿克朗，占 2.4%。

瑞典社会保障的管理体制比较统一，社会保障从立法到各项待遇的支付，涉及国会、卫生和社会事务部、劳动部等部门。国会在瑞典社会保障立法中起着十分重要的作用。国会中有专门的社会保险立法委员会，社会保障的每一个法案在国会讨论表决之前，先由社会保险立法委员会议论。委员会的成员由各党派人士、专家组成。由于委员会和议会中执政党占多数席位。所以，一般来讲在委员会中获得通过并取得一致意见的法案，在议会中会获得通过。

瑞典的社会保险管理机构包括卫生和社会事务部、劳动部。卫生和社会事务部是社会保险的主管部门，它的职责范围包括养老保险、医疗保险、儿童津贴和家庭、遗属补助等政策的制定。劳动部负责失业保险政策、就业政策和再培训等工作。卫生和社会事务部实行"小部大事业机构"的管理体制。下设 15 个局，其中之一是国家社会保险局，是社会保险经办机构。它在地方设有 21 个分支机构，共有 230 个基层办公室，有工作人员 14 500 多人。这些地方社会保险经办机构负责除失业保险以外的缴费、登记和待遇的具体审核发放。

二、瑞典医疗保险（亦称健康保险）的有关情况

瑞典的医疗保险制度始于 1955 年，经过多年发展日臻完善。1982 年瑞典通过卫生立法，规定本国公民在患病（或生育）时均有资格领取由地区社会保险局支付的"医疗费用补助"。16 岁以下的未成年人随其父母参加医疗保险。

瑞典的医疗事业主要由地方政府举办，私人开业医生只占全国医生人数的 5%。公民生病均

按规定到相应的医疗单位就医，一家人只要有收入的成员将收入的 2.8% 交医疗保险税，全家即可享受以下公费医疗待遇：①医疗保健费用，包括医生治疗费、住院费、药费、往返医院的路费等，这些费用先由投保人支付，然后到医疗保险机构按规定的标准报销。②疾病津贴。投保人生病期间的收入损失，从病后的第 4 日起可以享受疾病津贴。疾病津贴一般无时间限制，但在 3 个月后，需要进行检查，以确定能否改做其他工作。如确定可以改做其他工作，则接受再就业的职业培训；如确定不能重新工作，失去劳动能力，疾病津贴便由残疾年金来代替。③产妇津贴。产妇除享受一身医疗保健待遇外，还可领取一份产妇津贴。根据 1974 年的立法，产妇津贴称为父母津贴，按 1982 ~ 1983 年的规定，父母津贴在 180 日内每日发 37 克朗，如父母雇佣人员，这期间可获得一份相当于每天劳动收入的 90+ 的现金津贴。

瑞典医疗保险制度的参加者主要是年收入达到一定标准以上，1995 年规定的收入标准为 6000 克朗的在职者或已经登记的失业者，到外国工作不超过 1 年的瑞典人也可以参加医疗保险制度。在瑞典受雇于外国雇主的外籍人，如果有意在瑞典工作 1 年以上，同样可以参加医疗保险制度。

瑞典医疗保险基金来源于雇主、雇员和政府三方分担的费用。1995 年，雇员缴纳的医疗保险费的标准为其工资的 2.95+，自营就业者的缴费标准为个人收入的 9.12+；雇主承担费用的标准为雇员工资总额的 6.23+；政府承担全部医疗保险所需费用的 15+。

三、几点思考和启示

瑞典社会保障制度开始于 19 世纪初，至今已经历了一百多年的发展历程。在这百余年的发展中，瑞典社会保障制度表现出以下特点。

一是遵循现代社会保障制度发展的普遍原则与坚持本国特色相结合。在社会保障财政来源方面，瑞典政府财政资助和雇主缴费所占比例最大，被保险人个人缴费所占比例很小；在社会保障制度管理方面，中央政府和地方政府是瑞典社会保障制度管理的主要机构，主要社会保障项目由中央政府管理，地方政府则在社会救济和社会服务方面发挥作用，一些社会保障项目，如失业保险，实行自愿性保险原则，这些自愿性社会保险项目主要由各种自愿性社会保险组织管理，中央政府相关部门仅对其进行监督。

二是在社会保障制度建立和发展过程中，政府的主动努力与公民的广泛参与相结合。瑞典社会各阶层不仅能积极参与社会保障制度、政策的制定，而且可以参与社会保障措施的实施和管理，使瑞典各项社会保障政策基本上能够为民所谋，为民所知，为民所行，这有利于瑞典各项社会保障制度和政策措施更好地贯彻实施。如瑞典 20 世纪 80 年代以来颁布的保健法、病假工资法案、提高健康保险津贴标准等法案，都是经过广泛征求国民意见，经国会多次讨论后施行的。

三是在社会保障的责任和权利的关系方面，瑞典经历了一个比较强调政府责任，到逐步强调雇主责任，最后发展到争取实现政府责任、雇主责任与个人责任的协调和平衡的过程。在 20 世纪 80 年代以前，政府财政补助在瑞典社会保障财政来源中所占比例最大，雇主缴纳的社会保障费所占比例居第二位，雇员缴费所占比例处于第三位。这反映出瑞典政府在社会保障中承担主要责任，这种过度的国家责任成为瑞典"福利病"的重要原因。20 世纪 80 年代以后，瑞典开始社会保障改革，政府财政补助在社会保障财政来源中所占比例稳中有降，雇员个人几乎不再缴纳社会保障费，而雇主缴费所占比例呈现不断增长的趋势。到 90 年代中期，瑞典试图通过激进的改革措施改变长期以来社会保障制度责权利方面的偏差，通过调整社会保障筹资模式，增加个人缴费比例，谋求政府、雇主和雇员个人在社会保障制度中的责权关系的基本协调，消除瑞典"福利病"的根源，收到了初步效果。

多党合作的光辉照耀着纪念改革开放 30 年

1978 年 12 月 18 日～22 日，中共十一届三中全会胜利召开，中国踏上了改革开放的伟大征程。30 年春华秋实，我们沐浴着改革开放的春风，中华大地焕发出了更新更强大的活力，取得了举世瞩目的伟大成就。30 年来，中国共产党领导的多党合作和政治协商制度不断完善，在国家民主政治建设中贡献显著。

同样是 30 年的历程，天津市的统一战线事业蓬勃发展，呈现出前所未有的团结、振奋、求实、创新的大好局面。统一战线广大成员的政治地位日益提高，在民主政治建设中的作用日益凸显。我是 1985 年 6 月加入农工民主党的，作为一名老的民主党派成员，我从一个普通的肾科医生，到农工党天津市委会主委、农工党中央副主席，亲眼见证了这一光辉的历程。统一战线为广大民主党派成员的发展提供了广阔的空间，搭建起展示的舞台，使我们受益匪浅。多党合作的光芒始终照耀着我。

作为学者出访台湾，见证了海峡两岸共盼统一的热切期望。

1990 年 8 月，在有关部门的努力下，我作为首位大陆医学专家，登上祖国宝岛台湾。那时候的台湾还没有现在这样的政治气候，我出访的十几日中分别到高校、医院举行演讲和会诊，我感觉到台湾民众对祖国大陆的了解得太少了，各方面的信息也不通畅。

当时我想，这次出行台湾不仅要展示祖国传统中医的巨大魅力，还要把大陆改革开放后取得的重大成就宣传出去。于是我充分利用为台湾知名人士看病的机会，尽可能多接触台湾各界有影响的人士，与他们进行交流沟通，广泛宣传大陆的发展变化和各方面的成就，宣传"和平统一、一国两制"的政治主张，赢得了台湾医务界同行和民众的赞许。特别是我与 92 岁高龄的国民党元老陈立夫先生见面，更是产生了强烈的社会影响。台湾《中央日报》、《台湾日报》、《联合报》、《民生报》、《中国新闻社》等各大媒体都进行了报道。那些天我总是处在无比的激动和兴奋中，许多台湾民众对祖国大陆翘首以待，急切地盼望海峡两岸早日统一的心情，令人难忘。炎黄子孙一脉相承的血肉亲情永远不能被分割。

作为代表在全国政协大会上发言，见证了全国人民对发展滨海新区的急切盼望。

2005 年 3 月召开的全国政协会议，对我来说异乎寻常的重要。公文包里的那份农工党天津市委会《关于支持天津市滨海新区发展战略的建议》，我认真阅读了好几遍，我深知党派的重托，更是全市人民对自己的重托，一定要争取天津的这份提案在大会上发言。

天津人民在市委、市政府的领导下，埋头苦干 20 年，才取得滨海新区今日的建设成就。如果中央和国务院能将开发开放滨海新区纳入国家发展战略总体规划，那将极大地拉动天津的现代化建设，同时还将带动环渤海地区的经济发展。按照政协会议的程序，政协大会上的发言是从分组会发言中遴选出来的，为此，我在小组讨论时就下了很大功夫。那天，时任中共中央副主席的曾庆红同志参加我们小组讨论，我详细汇报了滨海新区的情况。当讲到滨海新区有一半面积都是滩涂地，既不能种粮食，又不能搞其他产业时，曾副主席打断了我，说："我非常同意你的意见。有这么多的荒地，我们为什么不把它用起来呢？天津市的地理位置很好，又有非常强的科技能力和经济实力，完全可以搞出一个滨海新区来，辐射'三北'地区以至东北亚地区。我非常同意这样一个意见。"我听后既激动又高兴。

3 月 7 日，我带着那份有 46 位在津全国政协委员签名的提案，走上人民大会堂的讲台。当我两怀激情，用清晰洪亮的声音讲完那份提案后，台下响起了热烈的掌声。掌声响起的那一刻，我有一种自豪感，我知道这热烈的掌声表达了全国人民对环渤海地区发展的迫切愿望，代表了全国人民对天津发展的美好祝愿，同时我也感到了作为高层党外代表人物的特殊作用，能为家乡天津争取更大更高的腾飞机遇，我感到无比的欣慰。

作为主委，我对农工党的未来充满希望。

农工党天津市地方组织成立于1956年10月，改革开放以来，伴随着统一战线事业的发展，我们的组织不断壮大。

记得我1985年加入农工党时只有几百名党员，活动也很不规范，目前农工党天津组织已有区级委员会7个，区工委4个，高校和医卫工委2个，基层组织102个，党员2300余名，其中大多数是高级知识分子。多年来，我们坚持中国共产党领导的多党合作和政治协商制度，坚定不移地走中国特色社会主义道路，围绕中央和天津市各个时期的中心工作，认真履行参政议政、民主监督职能，为天津的经济建设、政治建设、文化建设和社会建设做出了积极贡献。

我们坚持思想建设常抓不懈，通过组织专题讲座、形势报告、理论研讨及举行各种纪念活动等多种形式，组织党员认真学习政治理论，提高了党员的政治素质和思想素质。我们积极开展参政议政，始终围绕中心，关注社会的热点和难点问题，向各级党委、政府和有关部门反映情况，提出意见和建议，有多项调研成果获得奖励。我们持之以恒地开展社会服务工作，受到国务院、农工党中央和天津市政府的表彰。我们加大领导班子建设力度，制定完善全委会议、主委会议的集体议事和决策制度、领导班子成员述职制度、中心组学习制度等，推进了市委会各项工作的规范化、程序化和科学化。

回顾这些成绩，我感到精神振奋，信心满怀。我坚信在中共天津市委的正确领导下，农工党天津市委会的未来一定大有希望。

重温30年来多党合作和统战事业的风雨历程，深感肩上的责任重大。我将继承传统、牢记使命，继续在统一战线这片沃土上，不遗余力，辛勤耕耘。

非典后的思考

抗击非典的战斗已取得了阶段性胜利，作为直接参与了这场惊心动魄战斗的我，在前前后后两个多月的日子里，有紧张、有激动、有骄傲、有喜悦，错综复杂，感触颇深。现在非典已经过去，静下心来，缕缕头绪，总结一下哪些是成功的，哪些是需要改进的，我想应该是有益的。

1. 充分体现了社会主义的优越性 一种制度的好与坏，既体现在日常风和日丽的工作与生活中，更体现在暴风骤雨的突发事件中。在非典这种烈性传染病面前，大陆与台湾两种不同的社会制度形成了鲜明的对照。一边是从中央到地方各级领导极度重视，胡锦涛主席等亲临疫区，统一指挥，统一调配，协同作战，效果卓著，充分表现了以胡锦涛为总书记的中央领导集体临危不乱、指挥若定的领导水平。另一边是口头喊着非典，内涵大搞台独，秩序混乱，一盘散沙。从根本上讲，这是两种不同制度的结果。举天津市的例子来看，市委书记、市长亲自挂帅，主管市领导每晚亲临指挥部，参加会议，直接与患者接触，询问病情，不惜一切代价抢救每个患者。全社会大力支持，社会秩序井然有序。请问除了社会主义制度之外，还有哪种制度能做到这些呢？回想新中国成立以来，在各种大事及突发事件面前，不都是体现了社会主义制度的优越性吗？

此外，改革开放以来，积累的雄厚的人才及物质基础，也是这次战胜非典的重要保证。

2. 充分体现了共产党的先进性 这次抗击非典的战斗，对各级党组织和党员都是一次严峻的考验和洗礼。人所共知的大量事实证明，我们的各级党组织和共产党员，在以胡锦涛为总书记的党中央领导下经受住了考验，充分体现了共产党的先进性。党组织领头，党员冲锋在前，已经成为抗击非典斗争的主旋律。中共天津市委在突发的非典疫情面前首先成立的是三个临时党委，这样就把不同系统、不同单位的党员和医务工作者紧密地联合起来，统一指挥，这是这次战胜非典的重要因素。不少共产党员舍小家、顾大家，不怕牺牲，冲锋在前，使共产党员的先锋模范作用得到了最充分的体现，使三个代表"重要思想在全社会得到最广泛的宣传，并真正落到了实处。

3. 充分体现了医务人员的精湛技术和高尚品德 这次抗击非典战斗中，我们的医务人员，从领导到群众、从老专家到年轻护士、从前勤到后勤，表现了极高的思想素质、人格素质和医疗水平。可以说这是新中国成立后，从抗美援朝、支援边疆、抗震救灾，到抗洪救灾以来，又一次最集中的体现。这是党教育的结果，也 是三个代表"的具体体现。

一声令下，不知前面的生与死，舍弃小家，立即奔赴第一线；身穿数层隔离服，口戴数层口罩，手带数层手套，炎热的天气憋得人根本喘不上气来；几个小时的工作中，不能吃饭喝水，不能大小便，一切听其自然；穿一次隔离服要二十多分钟，脱一次隔离服要半个小时，稍不留意，就有被传染上的危险；为一个生存希望仅百分之几的患者插管，有时要搭上几名医务人员被感染的危险……这一切，医务人员们没有怨言，没有意见，默默地工作，沉着地迎接着一次又一次的危险与考验。

在这次战斗中，不少医务人员用自己的生命和身体，换取了患者的健康，换取了宝贵的临床经验。联想台湾某医院医务人员的大辞职，不能不说明我们的医务人员在党的多年教育下的崇高素质和品质。

4. 要强化大卫生的观念 卫生不仅是卫生系统本身的事，也是全社会的事、全民的事。卫生应该有个大卫生的观念，这次从抗击非典的战斗中，就得到了有力的证明。据悉，这次抗击非典，单从政府上下就拿出110亿元，如果再加上社会各界的捐赠，再加上由此带来的经济损失，几个月的时间，我们损失了不少。从这点来讲也可以看出，卫生是个"大卫生"，全社会、全民的大事，由此我们衷心希望各级政府能给予充分的理解和支持。

5. 要研究"非典"的立法工作 这次非典疫情带来诸多的社会问题。前一时期非典猖獗，人们无暇顾及，但日后稍一稳定，这个问题将会越来越突出，所以要加紧"非典"立法。

譬如，一个患者因为心脏疾病到一所医院就诊，住院时被传染上非典，感染后死亡或留下后遗症，怎么处理；到医院看门诊，排队、挂 号、看病、取药、打针，全过程中某一环节被感染上非典，怎么处理；探视患者的亲友，陪伴患者的家庭被传染，怎么处理；医务人员工作时间被感染上非典，算工伤哪一级？待遇如何……这一切法律问题，都将随着非典的稳定而逐渐出现。

我建议能否将这次非典定为不可抗力。因为这种烈性传染病是首次出现，人们尚未认识，这就如同地震、战争 一样是不可抗力。具体的说，不可抗力的传染病概念 能否定为"首次"、"甲类"两项，如果以后第二次再流行就不算不可抗力，如果乙类传染病首次流行也不算不可抗力。

6. 强化行业管理 这次抗击非典的战斗，虽然仅仅几个月，但需要强化"行业管理"的问题显得越来越突出。

卫生行业历来存在"多头管理"，除了卫生部门以外，还有教育系统、军队、武警及各部委的多头管理，使得卫生部门的管理往往不得力。我建议，要强化卫生部门在卫生管理中的领导作用，卫生部门代表各级政府行使卫生管理职能。严格地讲，凡事有卫生行为的部门和个人，都应当属于卫生行政管理部门的管理权限，这样统起来就比较规范、顺理成章了。

关于中医药国际标准化的探索

一、国际化、标准化、国际标准化

张大宁（农工党中央副主席、中国中医药协会副会长、天津市中医药研究院院长、教授）对"国际标准化"的提法有三层理解。一是国际化，就是中医药走向世界；二是标准化，中药的标准化比较好理解，如 GAP、GMP，从种植到生产，都有规范的要求，这叫标准化。但是中医标准化不是太好理解，中医现在就是标准化，肾虚有肾虚的标准，肾阳虚有肾阳虚的标准，肾阴虚有肾阴虚的标准，各种病症都有标准，没有标准中医学就不能构成一门学科。第三层理解，把这两个词联系起来，即国际标准化。这就不是标准化的问题，也不是国际化的问题，而是国际的标准化，就是国际上公认的一种标准。现有的中医、中药标准，能不能符合国际上的公认，这个就是国际标准化的问题了。用补肾来讲，现在定出一个肾阳虚的标准，这是中国人的标准，但是外国人不接受，就不够国际标准化。中医、中药的标准，不是单单中国人承认的标准，而是要国际上都能接受的标准，这才叫国际标准化。中医药国际标准化是一个宏大的工程包括很多内涵。

二、特色与优势—疗效才是硬道理

张大宁自从新中国成立以来，实行党的中医政策，历来讲"发挥中医药特色"，这是对于各级领导部门，各级卫生领导部门，各级医院，尤其是中医大夫的一个要求，发挥中医特色是一个重要内容。比如卫生部、国家中医药管理局检查中医院的时候，其中一条就是中药使用率是多少。到目前为止，对于中医院引进现代化设备，依然是医学界争论的一个问题。有的人主张中医院应当大量引进现代化设备，应当开展西医院能开展的手术；有的人认为中医院必须保持它本来的面貌，发挥中医的特色。我认为，就现在来讲，特色不是主要的，特色固然也要讲，更重要的是发挥中医药的优势而不是特色，或者把这两个词连起来用也可以，把优势放到一个很重要的位置，而不要把特色放在一个重要的位置。

医学的根本宗旨与归宿有两条，一条就是治病，把病治好；一条就是延长寿命。我国人口的平均寿命由新中国成立之初的 38 岁左右提高到现在的 70 多岁，社会制度改变和生活条件改善固然是重要原因，但最重要的一条是烈性甲级传染病被消灭，所以人的寿命一下飞跃上来了，而主要威胁人类生命的由传染病改为心脑血管病和肿瘤，还有其他的慢性病。所以人的寿命延长，是医学对人类的重大贡献。医学的根本宗旨与归宿是治疗疾病和延长寿命，中医学也是如此。中医药学属于自然科学，也属于应用科学的范畴。但是中医药学如果讲到它的特色，应当加这么一条，就是中医药学属于自然科学的范畴，但是它带有非常深厚的传统文化的色彩和底蕴。这是它不同于现代医学的地方，这既是它的特色，更是它的优势。因为在两千多年前中医药学形成的时候，有两个背景，一是大量临床经验的积累，一是当时古代哲学思想的影响。有大量的经验不等于中医学，构成一个"学"字，必须有完整的体系。大量的经验形成后，古代的哲学思想，主要是阴阳学说、五行学说、气化学说这三大学说，加上老子的各种辩证法，对经验进行了一种哲学的处理和升华，而行成了一套完整的中医学体系，体系形成的标志就是《黄帝内经》的产生。这样一个体系的形成，就具有一种传统文化的色彩与底蕴，而这是不同于现代医学的，现代医学没有这种哲学的内容，它完全是建立在自然科学的基础上，建立在数理化的基础上。也正因为如此，现代科学每向前推进一步，现代医学就向前推进一步，自然科学的每一个发展，不但给现代医学许多新的方法，而且对它的理论也产生动摇，所以它不断地更迭，近几十年来发展速度非常快，可以说过目不暇，让人感觉到咄咄逼人的气势。因此，中医药学面临着严峻的考验。中医药学如何能发展，我认为，就是要发挥中医药的优势。

医学是以疗效左右市场经济的，政策左右不了，哪个医院有效，患者就往哪跑。喝汤药是中医的特色，但不是优势。别说外国人不喝中药，现在中国人也不愿意喝中药。但是如果能治病，疗效比西药好，外国人也照样喝汤药。所以，中医学的优势是什么！就是现代医学不具备的！现代医学有好多问题，刚才讲的是它飞速发展的一面，但是不等于它解决了所有的问题，它有很多问题没解决，它有好多治不了的病。中医学走向世界，国际化，关键是发挥优势。西医治不了的病中医能治；西医治得不完整的中医可以补充；西医药花钱多的中医药花钱少，这都叫优势，这也是走向世界的一个很重要的因素。

加快构建环渤海经济圈

环渤海经济圈不但在我国经济发展的格局中起着举足轻重的作用，而且在东北亚乃至亚太地区国际经济分工协作中也具有重要地位。但与长三角、珠三角地区相比，环渤海地区近年来发展速度缓慢，经济实力降低，区域优势没有得到应有的发挥。为此，建议国家采取积极有效的措施，加快环渤海经济圈的建设，打造我国经济新的增长极。面临新的发展机遇，环渤海区域需要一个完善的战略规划，形成合理的区域发展结构。北京可进一步强化政治、文化、金融、信息、高科技产业基地等功能，天津在保持已经形成的电子通讯、石油开采及加工、海洋化工、机械制造、食品加工等优势产业的同时，若能进一步发挥天津滨海新区及其所含港口的作用，不仅可以促进京津唐都市带的发展，而且还能协调北京市区的部分功能，拉动环渤海经济圈的持续发展。在加快环渤海经济圈发展的战略中，天津沿海新区具有独特优势。

1. 区域优势 滨海新区地处东北亚地区的中心位置，拥有"三北"辽阔的辐射空间，是京津城市带和环渤海湾城市带中的重要城市。天津港跻身世界深水大港 20 强，是我国中西部 20 个省市自治区国际贸易的海上大通道。滨海国际机场是北方重要的航空货运中心。

2. 资源优势 滨海新区拥有大片可开发的土地资源，现有 1199 平方公里可供开发建设的荒地、盐田、滩涂和非基本农田。渤海海域石油资源总量 98 亿吨，已探明石油地质储量 32 亿吨、天然气 1937 亿立方米。原盐年生产 240 多万吨。

3. 工业基础优势 天津作为我国重要的工商业城市，具有坚实的工业基础。滨海新区形成了 15 大门类具有新区特色的产业体系，对环渤海及北方地区具有很强的产业传递和带动服务作用。

4. 人才优势 天津滨海新区周边的京津冀地区拥有众多的著名高等院校和科研机构，为该地区的发展提供了强有力的人才和科技支撑。滨海新区相继成立了国家干细胞研究中心、国家纳米技术研究中心等 41 家科研机构，摩托罗拉等 39 家大型企业研发中心，每年开发上百种具有自主知识产权的新产品。

5. 体制创新优势 滨海新区汇集了国家级开发区、保税区、高新技术产业园区、出口加工区等一批功能经济区，已基本建立起与国际经济接轨的市场经济运行机制。

天津滨海新区的经济发展一年一个新台阶，10 年来，国内生产总值每年以 20.8% 的速度快速增长。2003 年，新区实现国内生产总值 977 亿元，外贸出口 89 亿美元。滨海新区以其特有的优势和十年发展所积蓄的能量和经验，可起到集聚和带动环渤海地区及中国北方经济发展的作用。为此，我们建议国家把加速天津滨海新区的发展作为推进环渤海经济圈建设和发展的重中之重，给予更大的政策支持。建议国家在北方建立自由贸易区问题上，优先考虑天津滨海新区。

加快环渤海经济圈建设，打造新的经济增长极

经济圈一般是指一个国家经济发展的重心区和增长极。在我国，具有这种意义的经济圈，主要有长三角、珠三角和环渤海经济圈。环渤海经济圈处于日渐活跃的东北亚经济圈的中心地带，不但在我国沿海经济发展的格局中起着举足轻重的作用，在东北亚乃至亚太地区国际经济分工协作中也具有重要的地位。但是近年来，与长三角、珠三角地区相比，环渤海地区经济发展速度缓慢，经济实力降低，区域优势没有得到应有的发挥。

未来 5~7 年，我国三大经济圈都将进入新一轮发展机遇期，它们对我国总体经济实力的贡献将会进一步增大。同时，环渤海经济圈尤其是京津冀北地区在中国经济发展中的份量将日显重要。从区域投资情况看，投资回报率递减规律正使资本逐步向我国北部地区转移；从潜在竞争力比较看，随着振兴东北老工业基地战略的实施，环渤海地区将会有更明显的区位优势和更广阔的发展空间。为此，我们建议国家采取积极有效的措施，加快环渤海经济圈的建设，打造我国经济新的增长极。面临新的发展机遇，环渤海区域需要一个较完善的战略规划，形成科学合理的区域发展结构，并充分运用市场的力量，为其起飞及持续发展提供动源。考虑到环渤海地区面积比较大，以及当前这一区域内经济发展不平衡和联系较松散的现状，在区域战略上应鼓励京津冀北地区先行发展。同时，区域经济的发展，也需要靠若干中心城市的带动。从环渤海区域的城市构成来看，在加快环渤海经济圈的建设和发展中，北京和天津的地位举足轻重。从区域的角度出发，北京与天津可组成双城，扬长避短，优势互补，共同发挥中心城市的核心作用。北京可进一步强化政治、文化、金融、信息、高科技产业基地等功能；天津在保持已经形成的电子通讯、石油开采及加工、海洋化工、机械制造、食品加工等优势产业的同时，若能进一步发挥天津滨海新区及其所含港口的作用，不仅可以促进京津唐都市带发展，而且还能协调北京市区的部分功能，拉动环渤海经济圈的持续发展。

1986 年，邓小平同志视察天津开发区时指出："你们在港口和市区之间有这么多荒地，这是个很大的优势，我看你们潜力很大，可以胆子大点，发展快点。"天津滨海新区，就是天津人民为落实邓小平同志的指示，在天津东部临海地区设立的。在加快环渤海经济圈发展的战略中，天津滨海新区具有独特的优势。

1. 区域优势　滨海新区地处东北亚地区的中心位置，拥有"三北"辽阔的辐射空间，是京津城市带和环渤海湾城市带中的重要城市。天津港跻身世界深水大港 20 强，是我国中西部 20 个省市自治区国际贸易的海上大通道。滨海国际机场是北方重要的航空货运中心。

2. 资源优势　滨海新区拥有大片可开发的土地资源，现有 1199 平方公里可供开发建设的荒地、盐田、滩涂和非基本农田。渤海海域石油资源总量 98 亿吨，已探明石油地质储量 32 亿吨、天然气 1937 亿立方米。原盐年生产 240 多万吨。

3. 工业基础优势　天津作为我国重要的工商业城市，具有坚实的工业基础。滨海新区形成了 15 大门类具有新区特色的产业体系，对环渤海及北方地区具有很强的产业传递和带动服务作用。

4. 人才优势　天津滨海新区周边的京津冀地区拥有众多的著名高等院校和科研机构，为该地区的发展提供了强有力的人才和科技支撑。滨海新区相继成立了国家干细胞研究中心、国家纳米技术研究中心等 41 家科研机构，摩托罗拉等 39 家大型企业研发中心，每年开发上百种具有自主知识产权的新产品。

5. 体制创新优势　滨海新区汇集了国家级开发区、保税区、高新技术产业园区、出口加工区

等一批功能经济区，已基本建立起与国 际经济接轨的市场经济运行机制。

6. 发展势头强劲优势 天津滨海新区的经济发展一年一个新台阶，10 年来，国内生产总值每年以 20.8% 的速度快速增长。2003 年，新区实现国内生产总值 977 亿元，外贸出口 89 亿美元。滨海新区以其特有的优势和十年发展所积蓄的能量和经验，可起到集聚和带动环渤海地区及中国北方经济发展的作用。大力实施天津滨海新区发展战略，有利于形成我国东部沿海地区"南有深圳特区、中有浦东新区、北有滨海新区"的开发开放格局；有利于使其立足天津，辐射"三北"，服务全国，面向东北亚；有利于拉动环渤海经济圈乃至我国北方经济的快速增长，促进南北经济均衡发展。

为此，我们建议国家把加速天津滨海新区的发展作为推进环渤海经济圈建设和发展的重中之重，给予更大的政策支持。

天津滨海新区的农用土地盐渍化严重，不适宜农作物的生长，建议国家有关部门进行土壤鉴定后，将滨海新区内的相应土地批准作为建设用地。中华人民共和国国家发展和改革委员会尽快编制、完善天津滨海新区整体开发规划，报国务院批准后纳入国家区域总体发展规划。

按照批准的国家规划，使天津滨海新区在中共天津市委、市政府领导下成为实权机构，实施国有资源管理的决策者、经营者和保护者职能；实施土地资源保护与开发、海港建设、生态建设、环境保护、旅游和经济开发等多目标管理。

天津是北方最大的综合贸易口岸、首都的门户，发展现代物流业前景广阔，具有较强的国际竞争能力。建议国家在北方建立自由贸易区问题上，优先考虑天津滨海新区。

优先建设京津快速交通线，并发展沿线小城镇，逐步实现京津一体化的"大北京"，实现优势互补双赢支持天津建设津溏、津沪公路和铁路交通网络，进一步加强天津与各省市区的互联关系，打造国际性综合中心城市。

加快精神卫生立法，促进社会和谐发展

精神卫生问题既是一个全球性的重大公共卫生问题，更是一个十分突出的社会问题。尤其是在我们这样一个人口众多、发展不平衡的国家里，精神卫生问题已经成为一个影响我国人口素质提高、经济健康平稳发展、社会和谐稳定的重大的问题。主要有以下几方面原因。

一是精神疾病患病人数多，发病率逐年上升。精神疾病主要涉及重性精神病和精神障碍两大类。调查显示，我国的精神病发病率接近 1.4%，现有患者约 1600 多万人。而我国精神障碍问题者人数占人口总数的 12% 左右，估算总人数有数千万之多。在当前我们国家正处于体制转轨、经济转型、利益格局发生重大变化的背景下，生活节奏不断加快，各种社会压力不断增大，教育、婚姻、贫困、就业等各种社会矛盾集中突显，加之人口和家庭结构等因素的影响，我国重性精神病与精神障碍的发病率呈现逐年大幅上升的趋势。

二是精神疾病患者社会危害性大。目前，精神疾病在我国疾病总负担中排名首位，并且精神疾病治愈率低、病残率高，部分精神疾病患者还可能因病出现难以预料的自杀、自伤或伤人毁物的情况。近年来连续发生了多起精神病患者杀害无辜群众甚至儿童、毁损公私财物等情况，造成了严重的经济损失和极为恶劣的社会影响。如此庞大的精神疾病患病人群，更是涉及数千万的家庭，这既是经济社会发展的沉重负担，更是影响社会和谐稳定的十分危险的因素。

三是精神卫生工作的任务十分艰巨复杂。一方面，精神疾病的预防、诊断、治疗、康复等环节都具有不同于其他医疗卫生服务的特殊性，特别是一些精神疾病的病因和发病机理不明，缺乏针对性的有效防治措施，同时精神疾病患者的行为不可预期性也使得广大精神卫生工作者面临着很大的人身安全风险；另一方面，精神卫生工作不仅仅是一项涉及医学专业领域的工作，更是一项涉及国家政治、经济、文化、医疗卫生、人权保障、法律制度和社会保障等多方面的系统工程，工作任务艰巨复杂；加之缺乏足够的宣传教育，使得社会公众对精神疾病缺乏正确的认识，这些因素更进一步加剧了精神卫生工作的艰巨性和复杂性。

目前，我们国家正处于全面建设小康社会的关键时期，积极加强精神卫生工作力度，对于提高人口素质、保障基本人权、建设社会公平与和谐、促进经济社会可持续发展，具有十分重要的战略意义。

鉴于精神卫生工作的特殊性、复杂性和重要性，世界各国都予以了高度重视。在接受世界卫生组织调查的 160 个成员国中，已有 3/4 以上的国家制定了精神卫生法，其中一半国家是在近十年内制定的，欧洲、美洲各国基本都已立法，即使在非洲和中东地区也有 59% 的国家制定了精神卫生法。

目前，我们的精神卫生工作既面临财力相对有限与人群数量庞大的挑战，同时还存在精神卫生法律制度建设滞后，政府职能不明确，多部门合作协调机制尚未形成，投入不足、资源配置不合理，精神疾病患者权益保护程度低，全社会缺乏正确认识等问题，精神卫生工作的任务十分艰巨。因此，必须从我国实际国情出发，合理借鉴国外的成功经验，把精神卫生工作上升到国家经济社会发展重要任务的战略地位，积极探索精神卫生工作的新思路和新举措。下面，结合大家的发言和我们了解到的 一些情况，我重点谈有关精神卫生立法的问题。

第一，把精神卫生工作纳入法制化轨道，能够有效地处理好两个关系。一是处理好精神疾病患者与社会其他群体的关系，既要保障患者的人身财产权利，又要保障患者合法利益和保护社会其他群体不受患者病态行为影响之间取得适当平衡；二是处理好不同类型精神疾病患者之间的关系，既要保证应该治疗的重症患者享有住院权、治疗权，又要保护那些症状轻微、没有社会危害性的患者不接受治疗的权利，更应着力防止没有精神障碍的正常人因各种原因被强制住院治疗的现象，依法促进和维护社会的公平与和谐。

第二，制定《精神卫生法》，并在立法过程中做好与《刑法》、《刑事诉讼法》、《民法通则》、《民事诉讼法》等相关法律的衔接，从而为我国精神卫生事业提供法律依据和保障。一是要明确界定政府各部门的职能，建立多部门合作、社会团体参与的统筹协调工作机制；二是要将精神卫生工作纳入国民经济社会发展计划，加强资源整合力度，建立统一的财政管理制度，提供足够的资金和物质保障；三是要根据精神疾病的医学原理和规律，对精神疾病的预防、诊断、治疗、康复和司法鉴定等规范做出明确的规定；四是要加强精神卫生服务体系建设，既包括对精神卫生机构、心理咨询和心理治疗机构、社区服务机构的运营、管理、监督等相关制度建设，也包括相应的硬件基础设施建设和从业人员的人才培养；五是加强对精神类疾病患者的合法权益的保护，依法杜绝侵害患者人身自由、财产、隐私等事件的发生，保障患者的合法权益。

第三，通过立法来鼓励和规范精神卫生的科学研究。由于大多数精神障碍至今病因和发病机理不明，不仅客观诊断的理化指标少，而且病因不明，危险因素不清，难以提出针对性的预防措施，以防治为主的原则也难以实现。目前，采取的防治措施，严格来说只是第三级预防，即通过对患者的及时治疗，防止出现病残等结果，而不算是真正预防精神障碍的发生。因此，要加强精神障碍的预防工作，国家必须加大科研投入，鼓励和支持精神疾病病因学和发病机理的基础研究，从而为精神类疾病的防治提供科学依据。同时规范针对精神病患者的科研行为，从制度上保护精神病患者的合法权益不受侵犯。

第四，规范和加大科普宣传力度，提高全社会对精神卫生的认识，树立正确的精神疾病防治观念。各种都应科学地普及精神疾病有关知识，增强人们对精神疾病的正确认识，提高公众的自我保健、自我调节意识，建立科学健康的生活方式，鼓励和动员全社会共同参与精神类疾病的预防和治疗，最大程度减少精神类疾病对我国人民健康的危害，保障经济社会的和谐、稳定、健康发展。

据了解，我国早在 1985 年就已经开始起草精神卫生立法工作，草案修改了几十稿。但时间已经过去 25 年，这部直接关乎人民健康、社会稳定的法律未能颁布实施，十分令人遗憾。可以说，目前暴露出来的精神卫生问题，与无法可依有直接的关系。因此，促请有关部门能够以全民的健康和社会和谐发展为重，加速精神卫生立法工作。

建设学习型参政党的几点认识

中共十七届四中全会，提出了建设马克思主义学习型政党的重大战略任务，这是中国共产党从全面推进中国特色社会主义伟大事业和党的建设新的伟大工程的全局出发，做出的一项重要决策。作为同共产党通力合作的各民主党派，也必须要把建设学习型参政党作为首要任务，切实抓紧抓好，这样才能更好地适应时代发展的要求，切实担负起历史赋予我们的改革和建设的神圣使命。

一、深刻认识建设学习型参政党的重大意义

首先，建设学习型参政党是多党合作可持续发展的必然要求。在我国，各民主党派是接受中国共产党领导，同共产党通力合作，共同致力于建设中国特色社会主义伟大事业的亲密友党，是参政党。中国共产党与各民主党派的关系，既是政治上领导与被领导的关系，也是亲密合作的友党关系。这种关系是在我国革命和建设的长期过程中形成的，是有中国特色社会主义的新型政党关系。民主党派的这种政党性质，决定了她在执政党建设学习型政党的过程中，也要首先把自己建设成为学习型的参政党。多党合作是以民主党派的存在和发展为前提的，民主党派自身建设水平影响和决定着多党合作的水平。进入新的历史阶段，多党合作面临新的形势和任务，给民主党派自身建设提出许多新的课题，民主党派的自身建设显得日趋重要而迫切。《中共中央关于加强统一战线工作的决定》强调，民主党派加强自身建设，对于民主党派在开放性、多样性的社会环境中，坚持正确的政治方向，更好地履行参政党的职能，从政治上、思想上、组织上巩固和发展与中国共产党在新世纪的长期合作，具有重要的意义。因此，多党合作的长期生存和发展，从理论到实践都要求参政党必须把自己建设成为学习型政党。

其次，建设学习型参政党是参政党不断保持生机和活力的需要。任何政党都要不断地优化和完善自己，才能保持生机和活力。新世纪新阶段，中国共产党提出了建设学习型政党的历史任务，解决了中国共产党在新世纪新阶段面临的"建设什么样的执政党，怎样建设执政党"的历史性课题，保持了自己旺盛的生命力。各民主党派作为参政党，同样面临着"建设什么样的参政党，怎样建设参政党"的历史性课题。应该看到，新世纪新阶段，参政党面临着多方面的考验：从国际形势看，敌对势力对我进行"西化"、"分化"的图谋就一直没有停止过，国际政治领域里斗争错综复杂；从国内形势看，全面建设小康社会和构建社会主义和谐社会成为新世纪新阶段的奋斗目标，对参政党充分发挥作用提出了新的任务；从参政党自身来看，民主党派面临着成员数量的增加、结构的变化和思想状况多样的新情况，使参政党的建设状况出现与所肩负的历史使命和政治责任不太适应、与履行参政党职能的能力和水平不太适应、与参政党地位和形势发展的要求不太适应等问题。所有这些，都凸显出参政党建设在新世纪新阶段的现实紧迫性。参政党要想继续保持自身地位，发挥自身作用，就必须要加强政党建设，努力使自己成为学习型政党。

第三，建设学习型参政党是民主党派进步性和广泛性的现实体现。经济社会的发展离不开人的发展。民主党派成员来自社会各个领域，反映所联系群众的意见和要求，代表界别成员的合法权益，同时也要做到既体现了人民群众的根本利益与所联系群众具体利益的统一。民主党派具有人才荟萃、智力雄厚、代表性广的特点，能不能起到"人才库"的作用，是要看他们言行能否有利于促进社会生产力的发展和社会进步，能否有利于保持国家政局的稳定和社会安定团结，能否从实现和维护广大人民的根本利益出发。民主党派像不像"智囊团"，检验的标准就是看议政是否议到点子上，立论献策水平如何。因此，民主党派成员必须要加强学习，用科学发展的理念来指导建言立论，开阔视野，在贯彻落实科学发展观过程中，不断增强贯彻基本路线和基本纲领的自觉性，深化对参政党地位、性质和历史使命的认识，努力做到想人民之所想、急人民之所急、谋人民之所求、解人民之所忧，真正代表人民行驶好参政议政权利，做到立党派为公，参政议政为民。

二、深刻理解建设学习型参政党的科学内涵

建设学习型参政党所讲的学习是一种全面的学习。建设学习型参政党所讲的学习既是获取知识、增长本领的过程，又是促进党员思想道德素质、科学文化业务素质和身体健康素质全面发展需要的学习。由此可以看出，建设学习参型政党所倡导的学习，是一种完整意义上的学习提升。它不仅重视认知与求知，而且重视内省与修养，特别重视行为与实践。建设学习型参政党与学习型组织建设密不可分。胡锦涛同志强调，各级领导干部要"努力在建设学习型政党和学习型社会中走在前列"。各级党组织都应该成为学习型组织，各级领导班子都应该成为学习型团队。"学习型"指的是，以学习创新为动力的社会和组织发展模式与机制，如学习型社会，是以促进人的全面发展，拥有全民学习、终身学习服务体系的社会发展模式。学习型组织是善于学习、持续创新的组织发展模式。学习型政党的命题告诉我们，学习型政党不仅是对中华民族优良学习教育传统的继承，更是对政党理论的学习教育理念的创新。学习型政党不是一般地倡导个人学习、组织学习、团队学习，而是把政党推进到学习型组织的境界。建设学习型组织是建设学习型参政党的基础工程，也是建设学习型参政党的根本保证。因此，各级领导干部要起表率作用，要把自己所在的领导班子建设成学习型的领导班子，带领一班人和组织内的全体党员认真开展学习，做到坚持学习、善于学习、学用结合，努力把基层组织的学习提高到一个新的水平。建设学习型参政党重在落实。建设学习型政党指的是为实现某一目标而展开的一种认识与实践活动。如贯彻落实十七届四中全会提出的建设学习型政党的四项任务：即推进马克思主义中国化、时代化、大众化；用中国特色社会主义理论武装全党；开展社会主义核心价值观体系学习教育；建设学习型党组织就是建设马克思主义学习型政党的实践活动。我们平时坚持集体学习制度，开展了多层面的党员骨干的培训，都是建设学习型参政党的实践活动。近年来，我党持续开展了政治交接学习教育活动，广大党员的思想政治素质明显提高。我们要看到，这种教育活动不是临时性的、更不是阶段性的，我们要以建设学习型参政党为契机，提出新的要求，规划学习内容、创新学习方式、落实学习成效，进一步深化和巩固政治交接学习教育活动的成果。

三、准确把握建设学习型参政党的重要内容

第一，用中国特色社会主义理论体系武装全党。善于运用理论创新成果武装党员，不断提高参政党的思想理论素养，是农工党推进各项事业发展的一条重要经验。中国特色社会主义理论体系是马克思主义中国化最新成果，她是包括邓小平理论、"三个代表"重要思想及科学发展观等

重大战略思想在内的科学理论体系，必须全面系统、完整准确地学习掌握中国特色社会主义理论体系，深刻领会其重大意义、时代背景、实践基础和历史地位，深刻领会其在中国特色社会主义的思想路线、发展道路、发展阶段、发展战略、根本任务、发展动力、依靠力量、国际战略、领导力量和根本目的等问题上形成的独创性的理论观点。要把学习中国特色社会主义理论体系同研读马列著作、毛泽东著作和当代中国的政党理论结合起来，同认真总结新中国成立60年来多党合作的成功经验结合起来，同纪念农工党建立80周年结合起来，从理论和实践上加深理解，进一步增强坚持中国特色社会主义旗帜，坚持共产党的领导的自觉性和坚定性，努力在思想认识上达到新高度，思想上有新收获。

第二，把开展社会主义核心价值体系作为首要任务。社会主义核心价值体系是社会主义意识形态的本质体现和主体内容。建设学习型参政党，一个重要任务就是教育引导广大成员模范学习践行社会主义核心价值体系，增强贯彻基本理论、基本路线、基本纲领、基本经验的自觉性和坚定性。我们要在认知、认同上下功夫，使社会主义核心价值体系转化为广大农工党员的精神信仰和基本价值取向。要从历史与现实、理论与实践的结合上，深入阐释社会主义核心价值体系的基本内容和实践要求，努力在思想上形成共识。同时，我们还要在融入上下功夫，切实把社会主义核心价值体系体现到党员思想教育的全过程，把社会主义核心价值体系作为党员教育培训的重要内容，使广大党员在学习实践中感受责任、领悟崇高、体验光荣。要建立健全有效的激励约束机制，搭建弘扬社会主义核心价值体系的平台，形成有利于社会主义核心价值体系建设的浓厚氛围，使符合核心价值体系的行为得到鼓励，违背核心价值体系的行为受到制约。通过学习要使广大党员自觉用社会主义核心价值体系指导主观世界的改造，加强个人思想品德修养，带头弘扬以爱国主义为核心的民族精神和以改革创新为核心的时代精神，树立正确的世界观、人生观、价值观，自觉践行社会主义荣辱观，培养高尚道德情操理论建设是一个对参政党自身变化、发展规律所作的抽象概括的学说进行不断地构建、创新、丰富和完善的政治行为，而且这种政治行为必须也必然是运用正确世界观和价值观对自身实践经验进行概括和创新的一项政治行为。参政党理论建设涵盖了参政党实践的各个方面，是在参政党实践基础上产生并经过实践检验和证明的理论。因此，参政党理论建设自然成为建设学习型参政党不可或缺的重要部分。参政党的理论建设，不仅在于指导实践，还在于帮助人们预见未来，为人们提供理想、信念和价值导向，从而升华人的境界、开阔人的视野，以及改善人的思维方式、指导人的行为，有助于人们透过复杂的现象明确地抓住事物的本质，有助于把握事物发展的规律和方向，有助于创造性、战略性地做出行为上的选择。从这个意义讲，建设学习型参政党，必须要与开展参政党理论研究紧密结合起来，做到相互弥补，相互促进，推动参政党的理论建设迈上新台阶。

学习是文明传承之途、政党巩固之基、国家兴盛之要。建设学习型参政党是社会发展的必然要求，是中国共产党领导下多党合作的必然要求，也是社会主义民主政治建设的发展方向，这是一个长期而艰巨的过程。建设学习型参政党的必须以科学发展观为根本指针，才能保证学习型参政党的方向不变，性质不变，如何深入落实科学发展观，进一步加强参政党建设，这是一个崭新的课题，需要我们不断的深入思考和探索。

进一步加强公共卫生体系建设

目前，公共卫生仍然是普遍关注的焦点和热点问题。在此，我代表农工党中央建议。

第一，加强对公共卫生工作重要性的认识，加大投入力度。各级政府应在地方经济建设和社会事业发展布局和规划过程中，着重考虑加大对公共卫生的投入，中央政府还应当对中西部地区，特别是少数民族地区、地方病多发区，给予相应的政策倾斜。

第二，完善法律体系，加强监督执法。加快《公民健康保障法》或《初级卫生保健法》等卫生基本法的制定。针对重点疾病的控制，制定专门法规。加强执法监督，使公共卫生管理工作做到"依法行政"。

第三，认真贯彻"预防为主"，加强公共卫生策略的制定及实施力度。

第四，坚持城乡统筹，加快推进城市社区和农村卫生服务体系建设。在健全县、乡、村三级农村卫生服务体系和网络的规划上，要着重把公共卫生体系建设引进到偏远地区。

第五，发挥社会中介组织的作用，实现社会的广泛参与。特别是在一些高危行为控制和干预工作中，社会中介组织和感染者自身的参与可以起到政府起不到的作用。

第六，加紧制定配套政策，完善计划免疫经费保障。中央财政只负责疫苗费用，有些地方财政根本负担不起应承担的费用，这给基层医疗单位增加了沉重的负担。建议不断完善配套机制，使工作真正落到实处。

第七，坚持对外开放，充分利用国际资源，加强公共卫生领域的国际合作，学习和借鉴发达国家的成功经验和体系机制，推进我国公共卫生事业的发展。

关于促进中医药事业发展的建议

第一，健全中医药管理体系，强化中医药管理职能。现行的中医药管理体制在机构设置、人员配置、管理模式、管理方法上难以适应当前中医药工作的需要，这也是中医药政策不能切实得到贯彻落实的一个重要原因。因此，建议进一步理顺中医药管理体制。首先，在国家层面上，根据需要，增加国家中医药管理局机构设置和人员编制，强化其管理职能。其次，尽快理顺地方层面的中医药管理体制。

第二，加强立法工作，强化中医药法制化建设。中医药法制建设滞后，是制约中医药健康、持续、稳定发展的重要原因。中医药法制建设，要充分尊重中医药的特点，反映中医药的自身规律。对现行法律法规中不符合中医药特点与规律的内容，抓紧予以修订。

第三，在建立国家基本卫生保健制度中充分发挥中医药的作用。中医药有着"简、便、验、廉"的特点和优势，有着广泛、深厚的群众和社会基础，在解决群众"看病难、看病贵"的问题上大有作为。国家应在建立国家基本卫生保健制度中，为充分发挥中医药优势与作用，创造良好的政策环境和物质保障。

社会事业投入要切实惠及广大基层群众

前不久，人民日报、中央电视台报道了云南省福贡县拉马底村乡村医生邓前堆，28 年溜索横跨怒江为两岸村民解除病痛的感人事迹。这位乡村医生 28 年来有一个朴实的心愿，就是"希望村子里修一条能通车的桥"。这朴实的心愿也代表着怒江两岸村民们的愿望。

28 年过去了，当地领导及有关方面不可能不知晓拉马底村的情况，仍然没建起一座能通车的桥，以解决两岸群众在求医看病及生产、生活方面的困难。从这里，我们可以看到一些地方基层民生的艰难。

在网络上，网民们就此发表了许多意见，希望当地政府能够多一些民生意识和百姓情怀，积极主动地为民众解决实际问题，而不是等媒体报道了、披露了或等上级领导批示了，才消极被动地去做。

这样的故事不是个别现象。长期以来，我国社会事业相对滞后于经济建设，形成了经济建设与社会事业"一条腿长、一条腿短"的不协调现象，一个重要原因是政府财政投入不足。目前，我国用于教育、医疗、社保的公共服务支出占财政总支出的比重尽管已经达到了 30% 左右，但与世界上人均 GDP3000 美元和 GDP3000~6000 美元的国家相比，仍分别低 13 个百分点和 24 个百分点，差距依然很大。另据卫生部财务统计，政府给各级医院的投入占整个医院收入的比例不足14%，一般都在 7%~10%，远远不能满足医院的需要。

我们在调研中还发现，社会事业发展一方面是投入不足，而另一方面是发展不平衡，提供的服务质量也不高。以文化投入为例，过去的十年间，我国文化事业费占国家财政支出总额的比重从未超过 0.5%，低于世界上一般国家 1% 左右的水平。就这些有限的资金，70% 以上用于城市文化建设。投入城市的资金被一些地方政府用于建设大型文化设施，有的成了地方政府的形象工程、面子工程，老百姓很难从中得到实惠。而投入农村文化建设的钱本来就少得可怜，提供的服务和产品往往脱离农村基层实际。有些文化下基层活动，群众常常是"被服务"、"被娱乐"，送去的一些电影不受欢迎，送去的图书也常常不对路子，少人问津。因此，如何把钱花对、把钱花好、把钱花在刀刃上，成为一个亟需解决的问题。为此，建议。

第一，完善公共财政体制，调整财政支出结构，把更多的资金投向基本公共服务和公共产品的供给，逐步提高政府对基本公共服务的保障能力。在"十二五"期间及以后更长一段时间，对于政府公共支出占财政支出的比例及逐年增长的幅度，应做出刚性规定，为社会事业发展和实现"保基本"提供强有力的财力支撑。

第二，加强社会事业和公共服务的管理，改变"管钱"、"管项目"的做法，把工作重点放在科学规划、制定规则、完善政策，为社会事业的发展营造公平、顺畅的环境。

第三，改革公共服务和公共产品供给模式，通过政府招标采购、特许经营、合约出租、政府参股等形式，将原来由政府承担的部分公共服务职能分由市场主体承担。

第四，开放经营性公共服务市场，清除社会资本进入障碍，营造有利于各类投资主体公平、有序竞争的环境，打破传统公共产品生产、供给的垄断状态。

第五，建立政府与社会组织的合作关系，积极探索政府购买服务的方式，通过税费减收、财政转移支付等多种形式，推动和引导社会组织广泛参与基本公共服务。

我们看到，国务院提交本次"两会"的"十二五"规划纲要，就保障和改善民生作出的安排有了新的突破。我们希望，各级政府把增加投入与改革、创新公共服务体制机制结合起来，把好事办好、实事办实，使各项社会事业在"十二五"时期有长足的进步，使人民群众得到更多的实惠。

完善社会主义市场经济体制
必须坚持全面、协调、可持续发展的重大指导方针

——学习中国共产党十六届三中全会精神的体会

十六届三中全会通过的《决定和建议》（简称《决定》），体现了以胡锦涛同志为总书记的中共中央领导集体，坚持邓小平理论和三个代表"重要思想，立党为公，执政为民，带领全国人民全面建设小康社会的雄才大略。通过初步学习，我们深深体会到：《决定》全面贯彻十六大精神，既坚持社会主义市场经济的改革方向，又注重制度建设和体制创新；《决定》体现了以人为本的

发展新思路，一切从实际出发，解放思想，实事求是，与时俱进，坚持尊重群众的首创精神，坚持统筹兼顾，协调处理好各种利益关系，促进经济社会和人的全面发展；《决定》任务明确，表达准确，提出了许多新思想、新观点、新概括。我们相信，《决定》的颁布实施，必将进一步推动我国社会主义市场经济体制改革的不断深化，必将促进我国经济社会的全面发展，必将对我国的改革开放和社会主义现代化建设产生重大而深远的影响！

只有不断深化社会主义市场经济体制改革，才能为全面建设小康社会提供最强大的动力。十年来，建立社会主义市场经济体制的伟大实践，给我国经济社会的方方面面带来了巨大而深刻的变化：多种经济成分共同发展，多种分配格局已经形成，市场机制日益完善，这些都是经济快速发展和活力增强的重要动因。但是，总的来说，我国社会主义市场经济体制只是初步建立，还不完善，改革的进展还不平衡，经济发展过程中还时常遇到体制性障碍。

完善社会主义市场经济体制，要求我们必须对当前存在的问题有准确的把握。根据专家测算，我国市场化程度大约为 69%，这表明我国正处在从不完善的市场经济体制向完善的市场经济体制过渡的阶段。我国的经济体制改革，是在传统的二元经济结构向现代经济结构转变、经济增长方式由数量扩张型向质量效益型转变的过程中展开的，各种经济问题和社会矛盾盘根错节。我们相信，只要我们按照中共中央的战略部署，从实际出发，不断完善改革的思路和方案，就一定能逐步建成完善的社会主义市场经济体制。

完善社会主义市场经济体制，应紧紧抓住四个关键环节：一是完善政府，进一步推进政府职能转换，把政府建设成为"行为规范、运转协调、公正透明、廉洁高效"的政府，全面理顺政府与企业、消费者、中介组织等市场经济相关主体的基本关系，将政府工作的着力点放到维护公平竞争环境、促进经济和社会可持续发展上来，提高决策的科学化、民主化；二是完善企业，普遍建立以公司制度为主要形态的现代 企业制度，使企业真正成为市场经济的主体，真正成为产权清晰、权责明确、政企分开、管理科学的现代企业；三是完善法规，进一步完善符合市场经济内在要求的法律、法规体系，为社会主义市场经济提供完备的法制条件，充分保护消费者、生产者和其他利益相关者的合法权益；四是完善市场，基本形成公平竞争、内外开放、规则统一、诚信为本的市场体系和市场秩序。

完善社会主义市场经济体制，必须长期坚持全面、协调、可持续发展的重大指导方针。

全面发展，就是要按照中共中央的部署，把"低水平的、不全面的、发展很不平衡的小康"，建设成为经济更加发展、民主更加健全、科教更加进步、文化更加繁荣、社会更加和谐、人民生活更加殷实"的"惠及十几亿人口的更高水平的小康社会"。这就要求我们坚定不移地推进物质文明、政治文明和精神文明三大文明建设。

协调发展，就是要着重解决经济社会发展中出现的地域、城乡、不同社会阶层和社会群体差距较大的问题，促进整个社会协调发展，共同进步。我国改革进入了综合配套、整体推进的攻坚阶段，在新的历史条件下，协调发展，特别重要！必须随时统筹兼顾各种社会利益关系，妥善解决各类重大社会问题。在继续稳步推进西部大开发的同时，实施振兴东北等老工业基地的战略，是促进区域经济协调发展的重大举措。我们认为，老工业基地的改造和发展，要摒弃单纯拯救传统工业的陈旧模式，着力解决产业的体制性和结构性矛盾，着力解决企业设备和技术老化造成的竞争力下降的问题，着力解决就业和再就业矛盾突出的问题，着力解决资源型城市主导产业衰退的问题。

可持续发展，是重大指导方针中不可或缺的一个重要组成部分。全面建设小康社会的一个重要目标就是可持续发展能力不断增强，生态环境得到改善，资源利用效率显著提高，促进人与自然的和谐，推动整个社会走上生产发展、生活富裕、生态良好的文明发展道路。可持续发展，就是更加强调，在经济社会发展的任何阶段，都要时时、处处加强对生态环境的保护，为中华民族的长远发展创造良好的、可持续的发展空间和发展条件。现在，有些非法排污企业总是在和环保部门玩老鼠戏猫的把戏，造成了某些地区污染环境、毁坏生态的恶性事件频频出现、屡禁不绝。对此，我们必须依法加大打击力度，同时，还应建立和完善一整套打防结合、监管得力的长效机制。

综上所述，以全面、协调、可持续为标志的发展，有别于以经济增长为唯一目标、经济单项突进的发展，有别于忽视资源、环境和生态代价的发展，有别于一部分人受益、一部分人受损的发展。它强调人的全面发展是整个发展问题的核心；强调人与自然的协调、人与人的协调；强调经济与社会的共同进步，经济增长量与质"的统一；强调城市与乡村的共同繁荣，发达地区与欠发达地区的共同发展；强调各阶层的共同受益，全社会的和谐共存。

中共十六届三中全会的重要决定，为我国完善社会主义市场经济体制、实现经济社会发展的新跨越指明了方向，同时也为民主党派参政议政提出了新的要求。农工民主党的同志决心，认真学习、深入领会十六届三中全会精神，充分发挥自身优势，为不断完善社会主义市场经济体制，深入调查研究，积极建言献策！

中医药是中华传统文化的智慧结晶

中医药学，是中华民族几千年来同疾病斗争中的经验总结，是中华传统文化的智慧结晶，多年来为中华民族的繁衍盛和世界医学的发展都做出了巨大的贡献。新中国成立六十年来，党和政府对中医药工作，都给予了非常的重视。毛泽东、邓小平、江泽民、胡锦涛等几代领导人都对中医药工作做出非常重要的指示。胡锦涛总书记在中央政治学习会上，曾亲自强调了大力发中医药问题。他指出："继承和发展中医药和民族医药，制定扶持中医药和民族医药发展的政策措施，推进中医药和民族医药的标准化、规范化、现代化。"国务院为此还特别制定了《国务院关于扶持和促进中医药事业发展的若干意见》，国家中医药管理局认真贯彻执行总书记和国务院的一系列重要指不，大干快上，几年来做了大量的既轰轰烈烈，又扎扎实实；既有行政推动，又有学术研究；既有面，又有点的多维的、全方位的工作，使全国中医药工作焕然一新，取得了重大的、跨越式的发展。

2007 年 3 月两会期间，我受王国强部长委托，在向胡锦涛总书记汇报发言时，曾讲过如下一段话："中医学，从学科的属性上讲，它属于自然科学当中应用科学的范畴。但由于它在形成、发展过程中的特殊历史背景和条件，使其具有浓厚的传统文化的底蕴和内涵，从而形成一整套独立于现代医学之外的完整的医学科学体系"，"她有着自己一整套对于人体、生理、病理、诊断、治疗、药物、预防、保健等方面独特的认识，有着自己一整套完整的临床分科，是世界已有科学体系中的一个重要分支"。这段汇报发言，受到总书记的首肯。所以完整地、系统地继承中医学是我们这一代中医药工作者的神圣职责，只有完整地继承，才能科学地发展。那种不谈继承地发展同不可取，同样固步自封地停留在两千年前的保守思想也是不可取的。

我们高兴地看到，本次论坛以"回顾新中国 60 年中医药发展成就，探讨中医药新发展"为主线，就我国中医药发展的现状、挑战与对策，继承、创新与合作等热点问题展开深入探讨，推进中医药事业的协调可持续发展。反映了全社会对中医药发展的关切，体现了中医药行业内外致力于促进中医药事业健康发展的决心。我相信论坛围绕这一主线，立足医疗、保健、科研、教育、产业、文化等"六位一体"的中医药科学发展思路，深入探讨，广泛交流，不仅有助于凝聚全行业共识，也有助于形成全社会合力，意义重大而深远。

众所周知，临床疗效是任何一门医学的根本宗旨与归宿，也是它存在与发展的根本与基石。

当前，随着中医学和西医学的不断发展，医疗市场的竞争日益激烈，在这场表面上看来似乎是"无声无息"的竞争中，其内涵实质是非常激烈甚至近乎残酷的。在过去的几年中，中医药学正是以期卓越的临床疗效，赢得人民，赢得社会，赢得历史。今天，有国家中医药管理局的强力领导，有我们数以几十万计的优秀中医人才，我们的中医药事业一定能"与时俱进"，发挥更 加灿烂的光芒，成为世界医学宝库中的瑰宝。

参 考 文 献

浜口荣祐. 老年病学. 祝振纲译. 北京：人民卫生出版社, 1965.

陈灏珠. 实用内科学. 第 11 版. 北京：人民卫生出版社, 2000.

陈锦海, 黄荣桂, 施亚雄. 黄芪注射液治疗糖尿病肾病的血液流变学观察. 中国微循环, 2002, 6（2）：113.

陈玲. 中西医结合治疗功能性子宫出血症疗效观察. 现代中西医结合杂志, 2003, 12（9）：936.

陈伟锦. 黄芪注射液治疗甘露醇致急性肾损伤的疗效观察. 海南医学院学报, 2011, 17（8）：1054-1056.

陈懿, 王国佐, 葛金文, 等. 川芎嗪对局灶性脑缺血大鼠血管内皮生长因子表达的影响. 中国中西医结合急救杂志, 2008, 15（6）：329-331.

陈志强, 范焕芳, 韩琳, 等. 肾络通对系膜增生性肾炎大鼠肾小球 Col-Ⅳ、FN 表达的影响. 中国老年学杂志, 2008, 28（12）：2312-2313.

成绍武. 中医对动脉粥样硬化的认识及防治研究进展. 湖南中医药导报, 2003, 9（7）：66-68.

程勇. 阿兹海默病的药物治疗. 中国临床药理学杂志, 1999, 15（4）：295-298.

丁爱国. 补肾活血法的临床应用及实验研究概述. 山东中医杂志, 1994, 18（8）：382-384.

董兴刚, 徐建国. 肾切除加阿霉素诱导"肾阳虚"动物模型的研制. 中国医药学报, 2001, 17（2）：84-85.

杜斌, 胡小芸. 与全身性感染相关急性肾损伤的诊断与治疗. 中国危重病急救医学, 2010, 22（12）：709-710.

杜秀英, 段淑兰. 辨虚治本法治疗慢性支气管炎缓解期临床观察. 医学理论与实践, 2001, 14（10）：980.

付荣国, 周琳, 聂萌, 等. 黄芪当归合剂对大鼠缺血性急性肾损伤的保护研究. 中国中西医结合急救杂志, 2006, 13（1）：9-11.

傅仁杰. 老年呆病的诊断、辨证分型及疗效评定标准. 中医杂志, 1991, 32（2）：56.

高博, 姚玉霞. 肾阳虚大鼠下丘脑神经元型 NOSmRNA 表达及补肾药调查作用. 中国中医基础医学杂志, 2001, 7（8）：23-24.

高瑞通, 郑法雷, 刘彦信, 等. 钙拮抗剂对马兜铃酸 Ⅰ 所致 LLC-PK1 细胞凋亡及细胞内钙离子浓度的作用. 肾脏病与透析肾移植杂志, 1999, 8（1）：6-9.

顾天爵, 肾虚病人尿中 17-羟皮质类固醇排出量改变的观察. 中华内科杂志, 1964, 12（4）：307.

郭向东, 王小琴. 慢性肾衰竭中医治疗思路和方法探讨. 中华中医药杂志, 2012, 27（9）：2362-2364.

郭兆安, 于春江, 李悦, 等. 芪蛭降糖胶囊治疗糖尿病肾病Ⅲ期的临床研究. 中国中西医结合急救杂志, 2013, 20（5）：261-265.

国家中医药管理局. 中药新药临床研究指导原则. 北京：中国医药科技出版社, 2002. 162.

何永成, 丁小强. 尿毒症维持性血透患者死亡原因分析及对策. 上海预防医学, 2000, 12（10）：486-488.

胡万荣. 慢性肾炎的诊治体会. 天津中医药大学学报, 1998, 17（2）：10-11.

黄殷, 徐培菊. 肾舒冲剂在小儿急性肾炎中的应用价值. 中国中西医结合肾病杂志, 2003, 4（9）：534-535.

惠宏襄. 自由基与细胞凋亡. 生物化学于生物物理进展, 1996, 23（1）：12.

贾胜琴. 补肾活血法组方对阿霉素肾病小鼠足细胞的影响. 天津：天津医科大学, 2013.

贾胜琴, 谭小月, 阎丽娜, 等. 补肾活血方对阿霉素肾病小鼠肾小球足细胞 nephrin 表达的影响. 天津医药, 2013, 41（5）：471-474.

蒋芬, 陈源汉, 梁馨苓, 等. 急性肾损伤 RIFLE 与 AKIN 标准在重症监护病房患者的应用比较. 中国危重病急救医学, 2011, 23（12）：759-762.

蒋工伟. 大黄对体外肾小球系膜细胞生成的影响. 中华肾脏病杂志, 1990, 6（3）：133.

李聪甫. 中医生理学之研究. 北京：人民卫生出版社, 1956.

李海燕, 杨楠, 林凯旋. 中药"慢性康"对血液透析患者残存肾功能的保护作用观察. 中国中西医结合急救杂志，1999，6（12）：564-565.

李恒，刘志红，裘奇，等．马兜铃酸-Ⅰ所致大鼠急性肾损伤的试验研究．中华肾脏病杂志，2002，18（1）：53-55.

李捷．五灵脂研究进．医学信息，2009，22（10）：2258-2260.

李立斌，严静．急性肾损伤的早期诊治：路在何方．中华危重病急救医学，2014，26（4）：209-211.

李青，王晓娜，丁振华，等．结肠透析配合中药灌肠治疗早、中期慢性肾衰竭疗效观察．中华中医药杂志，2010，25（11）：1908-1910.

李卫平．刘晓加．林宏川．老年痴呆患者血液和脑脊液的氧自由基反应相关指标研究．临床神经病学杂志，1996，9（4）218-220.

李艳梅．血府逐瘀丸对动脉粥样硬化血瘀征象及危险因素影响的研究．中国中西医结合杂志，1998，1（2）：79-81.

李瑜，李琳璋，王世端，等．黄芪对兔内毒素性急性肺损伤的保护作用．中国中西医结合急救杂志，2006，13（6）：348-350.

李振吉，贺兴东，王思成，等．名老中医临床经验、学术思想传承研究的战略思考．世界中医药，2012，7（1）：1-4.

梁兰青．急性肾损伤的诊断与治疗．新疆医学，2011，41（2）：81-89.

梁幼雅．补肾法治疗慢性结肠炎探讨．新中医，1998，30（3）：3.

林炳辉，方素钦，叶盈，等．中老年人脾肾虚证实质的探讨．中国中西医结合杂志，2002，22（1）：33.

刘广全，郭政新．补肾化瘀中药配合西药治疗再生障碍性贫血119例．安徽中医临床杂志，1999，11（6）：390.

刘红，高峰．中西医结合治疗慢性肾功能衰竭60例临床观察．山西中医，1999，15（2）：24-25.

刘寿山．中药研究文献摘要．北京：科学出版社，1965.

刘文军．慢性肾衰竭．北京：科学技术文献出版社，2000.

刘新，刘宝厚，李朝平．慢性肾炎辨证论治和血液流变学变化观察．中医杂志，1988，29（12）：844.

刘志红，黎磊石．IgA肾病的分型治疗．肾脏病与透析肾移植杂志，2002，11（1）：43-44.

芦存寿．地黄治疗风湿性、类风湿关节炎初步报告中华医学杂志，1965，51（5）：290-292.

罗赛华，郭赛群，孙永华．大黄对脑外伤并发急性肾衰患者近端肾小管功能的影响．中国现代药物应用，2009，3（24）：1-3.

马涤辉．刘晓亮．张昱．中枢胆碱能系统损害对脑自由基水平的影响．脑与神经疾病杂志，1996，4（1）：4-6.

马艳．益肾散瘀汤治疗慢性肾炎疗效观察．天津中医药大学学报，2003，22（3）：38.

马子密，傅延龄．历代本草药性注解．北京：中国医药科技出版社，2002.684-825.

毛卫华，林丽，夏淑芳．中西结合治疗脾肾气虚证型慢性肾小球肾炎研究．中华全科医学，2012，10（3）：426-428.

聂莉芳，于大君，余仁欢，等．IgA肾病综合临床疗效评价标准研究．中国中西医结合肾病杂志，2003，4（11）：671.

牛振华，何美清，姬光东．中药口服配合灌肠治疗慢性肾功能衰竭46例．陕西中医，2002，23（4）：296-297.

潘龙，李小会，曹彩霞，等．川芎嗪预防急性缺血性肾衰竭的实验研究．中国中西医结合肾病杂志，2004，5（2）：78-79.

秦文敬．糖尿病肾病患者与相关细胞因子水平的变化．放射免疫学杂志，2005，（18）：190-191.

邱晨波．中药新编．北京：科技卫生出版社，1959.

邱国萍，宗小玉，刘景萍．中药疗法减少血透次数．江西中医药，1998，29（3）：47.

桑栋．中西医结合治疗慢性肾功能不全患者的疗效观察．中国中西医结合急救杂志，1999，（8）：367.

沈清瑞，叶任高，余学清．血液净化与肾移植．北京：人民卫生出版社，1999.

沈自尹. 肾虚实质的研究. 天津中医, 1986, 3 (2): 23.

沈自尹. 祖国医学肾的研究. 上海: 上海科技技术出版社, 1964.

施明, 徐建. 失眠临床辨证论治探讨. 上海中医药杂志, 2003, 37 (3): 18.

司福全, 张大宁. 张大宁学术思想及诊疗经验述要. 天津中医药大学学报, 2008, 27 (3): 171-174.

孙传进, 郭兆安. 黄芪治疗肾脏病机制研究进展. 中国中西医结合肾病杂志, 2011, 12 (9): 845-846.

孙传兴. 临床疾病诊断依据治愈好转标准. 第二版. 北京: 人民军医出版社, 1998.

孙海燕, 杨明功, 刘树琴, 等. 2 型糖尿病及糖尿病肾病危险因素分析. 中国糖尿病杂志, 2002, 10 (1): 22-27.

孙建红, 孙建娣, 叶任高. 血液透析配合金水宝治疗慢性肾 30 例临床观察. 徐州医学院学报, 1999, 19 (1): 73.

孙卫, 李丽, 郑学芝. TNF 在实验性糖尿病大鼠肾损伤中的变化. 牡丹江医学院学报, 2001, (1): 4-5.

汤晓静, 梅长林. KDIGO 指南解读: 急性肾损伤的诊治. 中国实用内科杂志, 2012, 32 (12): 914-917.

陶少平. 肾虚实质的现代临床研究. 山东中医学院学报, 1995, 19 (5): 355.

王公道, 安茂竹, 朱祥兰, 等. 前列腺素 E1 联合黄芪与川芎注射液治疗急性肾衰竭的临床观察. 中国中西医结合肾病杂志, 2005, 6 (11): 664-665.

王海燕, 郑法雷, 刘玉春, 等. 原发性肾小球疾病分型与治疗及诊断标准专题座谈会纪要. 中华内科杂志, 1993, 32 (2): 131-134.

王海燕. 肾脏病学. 第 2 版. 北京: 人民卫生出版社, 1996. 697.

王海燕. 肾脏病学. 第 2 版. 北京: 人民卫生出版社, 1996. 703- 705.

王海燕. 肾脏病学. 第 2 版. 北京: 人民卫生出版社, 1996. 1385-1388.

王少平. 124 例尸检与肾虚关系的探讨. 新医药杂志, 1973, (11): 34.

王新玲, 李月彩, 侯颖香. 自由基、细胞凋亡与衰老关系研究进展. 中国老年学杂志, 1999, (4): 252-253.

王艳玲, 多秀瀛, 张大宁. 张大宁教授治疗肾衰常用药对举隅. 天津中医药, 2005, 22 (2): 98-100.

吴净. 中药灌汤加血液透析治疗慢性肾功能衰竭 16 例. 云南中医药杂志, 1999, 20 (5): 15.

吴思军, 马志梅. 肾衰汤结合血液透析治疗慢性肾功能衰竭 25 例. 浙江中医学院学报, 1999, 23 (3): 29.

武继彪. 动脉粥样硬化的研究进展. 国外医药学分册, 1990, 17 (5): 276-279.

席春生, 钟建庭, 刘丽, 等. 血液透析对血小板黏附分子表达调节的影响. 中华肾病杂志, 2001, (6): 418.

席修明. 从急性肾衰竭到急性肾损伤. 中国危重病急救医学, 2010, 22 (12): 705-706.

肖冰. 慢性支气管炎免疫状态及其与虚证的联系. 湖南中医学院学报, 1992, 12 (1): 61.

谢桂权, 刘洲. 健脾补肾中药对慢性肾衰血透患者细胞免疫功能的影响中医杂志, 1999, 40 (1): 27.

谢先龙. 试论中医肾主纳气理论的实质: 肺肾酸碱平衡调节学说. 实用西医结合杂志, 1990, 3 (5): 294.

徐爱仁, 马卫成, 应景艳. 五味子提取物对大鼠肾缺血再灌注损伤保护研究. 现代实用医学, 2010, 22 (3): 328-329.

徐大基, 吴秀清, 黄嘉德. 慢性肾功能衰竭血液透析并发症的中医治疗及饮食调理. 吉林中医药, 1998, (2): 14-15.

薛志强, 钟建玲, 叶任高. 中西医结合治疗 CRF 的临床研究. 中国现代医学杂志, 1999, 9 (2): 18-21.

阎丽娜, 张勉之, 谭小月, 等. 补肾活血法对阿霉素肾病小鼠肾组织 wt1 表达的影响. 中国慢性病预防与控制, 2013, 21 (2): 133-135.

杨人勋. 脂蛋白 (a) 与动脉粥样硬化. 心血管病学进展, 1994, 15 (4): 221-223.

姚源璋, 谢圣芳, 朱佳. 补肾活血法治疗慢性肾功能不全疗效分析. 中华中医药学刊, 2008, 26 (8): 1714-1717.

叶任高, 陈裕盛, 方敬爱. 肾脏病诊断与治疗及疗效标准专题 讨论纪要. 中国中西医结合肾病杂志, 2003, 4 (6): 355-357.

叶任高, 李幼姬, 刘冠贤. 临床肾脏病学. 北京: 人民卫生出版社, 2007. 197.

叶玉梅．中药治疗更年期功能性子宫出血 46 例．中国中医急症，2003，12（1）：85．

易育宁．上海市科学技术论文选集．上海：上海科学技术出版社，1960．

易著文，刘琳．急性肾损伤的定义、诊断及治疗．临床儿科杂志，2009，27（4）：301-306．

于黔，蒋文勇，沈清瑞．血液透析对尿毒症患者甲状腺激素的影响．中国中西医结合肾病杂志，2002，（3）：171．

余建清．半枝莲生物活性及相关化学成分研究．武汉：武汉大学，2005．

余俊文，林碧莹，刘奔流，等．147 例原发性肾小球疾病病理分型 与中医证候的相关性分析．江苏中医药，2009，41（8）：21-23．

袁发焕．复方川芎散延缓大鼠慢性肾衰进程机理的探讨．中华肾脏病杂志，1994，10（6）：335．

袁莎莎，张勉之．补肾活血法治疗糖尿病肾病 50 例疗效观察．天津中医药，2011，28（2）：110-111．

原发性肾小球疾病分型与治疗及诊断标准专题座谈会纪要．中华内科杂志，1993，32（2）：131-134．

张保东．大黄在中医治疗慢性肾衰竭中的应用简析．中医杂志，2009，（S_1）：261．

张波，叶任高．中药配合血透治疗尿毒症疗效观察．中国现代医学杂志，2000，（12）：90．

张赐安．中西医结合治疗神经衰弱 70 例．新中医，2002，34（7）：61．

张大宁，补肾活血法与肾脏疾病．北京：华文出版社，2005：67-68．

张大宁，沈伟梁，张勉之，等．"肾虚血瘀·湿热论"与港、澳地区慢性肾炎发病关系的研究．中国中医基础医学杂志，2003，9（6）：401-403．

张大宁，实用中医肾病学．北京：中国医药科技出版社，1990.1137-2186．

张大宁，张大午．补肾法对老年肾虚患者脑电及脑血流影响的观察．辽宁中医杂志，1982，9（1）：25．

张大宁．中医补肾活血法研究．北京：中国医药科技出版社，1997.156-164．

张大宁．实用中医肾病学．北京：中国医药科技出版社，1990.137-186．

张大宁．实用中医肾病学．北京：中国医药科技出版社，1990.35-38．

张大宁．中医补肾活血法的研究．北京：中国医药科技出版社，1997.25-28．

张大宁．祖国医学关于"肾"的研究．天津医药，1974，2（12）：664．

张勉之，段惠军，张大宁，等．补肾活血法组方中药防治肾间质纤维化的实验研究．中草药，2004，35（3）：302-304．

张勉之，李树茂，何璇．张大宁名老中医学术思想及思辨特点研究报告．中国中西医结合肾病杂志，2012，13（8）：662-665．

张勉之，沈伟梁，张宗礼，等．张大宁教授学术思想探讨．天津中医药，2003，20（6）：6-9．

张勉之，张大宁，刘树松，等．补肾活血法治疗难治性肾病综合征临床观察．中国实验方剂学杂志，2004，10（3）：53-55．

张勉之，张大宁．补肾活血法结合西药治疗肾功能衰竭临床 观察．上海中医药杂志，2004，38（5）：28-30．

张勉之，张大宁．补肾活血法前析．长春中医学院学报，2003，19（4）：6-7．

张勉之，张大宁．补肾活血法治疗慢性肾小球肾炎 86 例．中国中西医结合急救杂志，2002，9（5）：297．

张勉之，张大宁．论中医肾虚的辨证与治法．中国医药学报，2004，19（3）：153-156．

张勉之．补肾活血法与肾脏疾病．北京：华文出版社，2005.36-40．

张勉之．补肾活血法延缓衰老的研究．中医药学刊，2004，22（3）：454-457．

张勉之．补肾活血法在慢性肾脏病中的应用．创新技术，2010，（2）：18．

张勉之．补肾活血法组方"虫草地黄活血汤"治疗动脉粥样硬化实验研究 1．中国医药学报，2003，18（4）：204．

张勉之．肾复康治疗慢性肾小球肾炎 62 例．中国医药学报，2002，17（8）：475-479．

张勉之．应用补肾活血法延缓衰老的研究与探讨//中国中医药学会年会论文专辑．1999.264-268．

张敏英，张勉之．肾虚血瘀的流行病学调查．职业与健康，2002，18（8）：160-163．

张明园．精神科评定量表手册．长沙：湖南科学技术出版社，1998．

张培英. 原发性高血压辨治探要. 山东中医杂志, 1999, 18 (11): 483.

张蕴慧, 薛金贵. 中老年高血压与肾虚血瘀证相关性研究. 山东中医杂志, 1999, 18 (6): 266.

赵继周. 中医基本理论概说. 太原: 山西人民出版社, 1959.

赵君, 谭小月, 张勉之. 五味子合剂对糖尿病肾病小鼠肾组织 MCP-1 及 i-NOS 表达的影响. 天津医药, 2012, 40 (6): 594-597.

赵娜, 田焕焕, 李志, 等. 脓毒症并发急性肾损伤的危险因素分析与早期诊断. 中华危重病急救医学, 2013, 25 (9): 542-545.

赵平, 郑瑞. 连续性肾脏替代治疗严重感染所致急性肾损伤的研究进展. 中国中西医结合急救杂志, 2013, 20 (2): 118-120.

赵显国、邓晓明, 李素珍. 补肾生血汤治疗慢性肾衰血透患贫血症的临床观察. 中国医药学报, 1999, 11 (3): 46.

郑法雷. 与感染有关的肾脏疾病. 世界医学杂志, 2002, 6 (9): 7-8.

中华医学会糖尿病学分会糖尿病慢性并发症调查组. 全国住院糖尿病患者慢性并发症及其相关危险因素 10 年回顾性调查分析. 中国糖尿病杂志, 2003 (4): 232-237.

中华中医药学会肾病分会. 慢性肾小球肾炎的诊断、辨证分型及疗效评定. 上海中医药杂志, 2006, 40 (6): 8-9.

钟毅. 益寿调脂片防治高脂血症的研究. 中国中医基础医学杂志, 1999, 1 (1): 22-23.

重庆医学院新医药理学研究小组. 虚损之病机探讨. 新医药学杂志, 1973, 11: 34-36.

周景霞, 尤丕聪, 刘春涛, 等. 探讨急性肾损伤分期的 KDIGO 标准在选择连续性血液净化治疗介入时机中的指导意义. 中华危重病急救医学, 2013, 25 (7): 420-423.

周燕. 血清肿瘤坏死因子 α 与糖尿病肾病的相关性. 医学理论与实践, 2005, (11): 1263-1265.

周仲瑛. 中医内科学. 北京: 中国中医药出版社, 2007.

朱颜. 中药的药理与应用. 北京: 人民卫生出版社, 1958.

佐中孜, 秋叶隆, 庞宝珍. 血液透析疗法. 北京: 军事医学出版社, 2000. 110.

Aldermad EL. Regression of atherosclerosis. Atheroscler-osis. 1992, 97: 81-89.

American Diabetic Association. Report of the expert commit tee on the diagnosis and classification of diabetes mellitus. . Diabetes Care, 1998, 21 (Suppl): 5-19.

Badid C, Mounier N, Costa AM, et al. Role of myofibroblasts during normal tissue repair and excessive scarring: interest of their assessment in nephropathies. Histol Histopathol, 2000, 15 (1): 269-280.

Ballardie FW, Roberts IS. Controlled prospective trial of prednisolone and cytotoxics inprogressive IgA nephropathy. J Am Soc Nephrol, 2002, 13 (1): 142-148.

Barletta GM, Smoyer WE, Bunchman TE, et al. Use of my cophenolatemofetilinsteroid 2 dependent and 2 resistant nephrotic syndrome. Pediatric Nephrology, 2003, 18 (8): 833-837.

Barry M, Brenner M D, Floyd C, et al. The kiddy 4th, Ed. Philadelphia: Sunders, 1991. 1997-2018.

Baxter Survey Data. Global Dialysis Patientsof 1993. In 14th Annual Conference on Peritoneal Diablysis 1994. Florida. SchoolofMedicineUnivofMissouri, 1994. 111-112.

Bohle A, Muller GA, WehrmannM, et al. Pathogenesis of chronic renal failure in the primary glomerulopathies, renal vasculopathies and chronic interstitial nephritides. KidneyInt, 1996, 49 (supp 154): 2-9.

Brenner BM, Lazarus JM. Chronicrenal failure. In: Harrison TR. Harrision'principles of internal medicine. 12th ed. New York: Mc Graw 2Hill, 1991. 1150-1156.

Carew TE. Role of biologically modified low density lipoprotein in atherosclerosis. Am J Cardiol. 1989, 64 (13): 18-22.

Carraro M, Caridi G, Bruschi M, et al. Serum glomerular permeability activity in patients with podocinmutations (NPHS2) and steroid-resistant nephrotic syndrome. J Am Soc Nephrol, 2002, 13 (7): 1946-1952.

Chen MH, Chen JC, Tsai CC, et al. The role of TGF-beta 1 and cytokines in the modulation of liver fibrosis by Shosaiko-to in rat's bile duct ligated model. J Ethnopharmacol, 2005, 97 (1): 7-13.

Chiu PY, Leung HY, Ko KM. Schisandrin B enhances renal mitochondrial antioxidant status, functional and structural integrity, and protects against gentamicin- induced nephrotoxicity in rats. BiolPharm Bull, 2008, 31 (4): 602-605.

Chow FY, Nikolic- Paterson DJ, Atkins RC, et al. Macrophages in streptoz otocininduced diabetic nephropathy: potential role in renal fibrosis. Nephrol Dial Transplant, 2004, 19 (12): 2987-2996.

Cui Y G, Wang X H. The endocrinology reason of male sexual disfunction. Foreign Med Sci—Family Planning (国外医学·计划生育分册), 2002, 21 (1): 11-13.

Dai SC, Chen N. Progress of podocyte concerned proteins and podocyte concerned nephropathy. Guo Ji Mi Niao Xi Tong Za Zhi, 2005, 25: 226-230.

De Broe ME. On a nephrot oxicand carcinogenic slimming regimen. Am J Kidney Dis, 1999, 33 (6): 1171-1173.

Durvasula RV, Shankland SJ. Podocye injury and targeting therapy: an update. Curr Opin Nephrol Hypertens, 2006, 15 (1): 1-7.

Eddy AA. Molecular insights into renal interstitial fibrosis. J Am Soc NePhrol, 1996, 7 (12): 2495-2508.

Feng CX. Chemical components and pharmacological effects of salvia miltiorrhiza. Zhong Guo Min Zu Min Jian Yi Yao, 2012, 25 (2): 25-26.

Frazier KS, Paredes A, Dube P, et al. Connective tissue growth factor expression in the rat remnant kidney model andassociation with tubular epithelial cells undergoing transdifferentiation. Vet Pathol, 2000, 37 (4): 328-335.

Healy E, Hugh RB. Role of tubule epithelial cells in the pathogenesis of tubulo interstitial fibrosis induced by glomerular disease. Currop in Nephrol Hypertens, 1998, 7 (5): 525-530.

Henderson JM, Al- Waheeb S, Weins A, et al. Mice with altered alpha- actinin- 4 expression have distinct morphologic patterns of glomerular disease. Kidney Int, 2008, 73 (6): 741-750.

Herrera J, Rodriguez-Iturbe B. End-stage renal disease and acute g lomerulonephritis in Goajiro Indians. Kidney Int Suppl, 2003, (83): 22-26.

Hewitson TD, Becker GJ. Interstitial myofibroblasts in IgA glormerulonephritis. Am J Nephrol, 1995, 15 (2): 111-117.

Hotchkiss H, Chu TT, Hancock WW. Differential expression of profibrotic and growth factors in chronic allograft nephropathy. Transplantation, 2006, 81 (3): 342-349.

Jia SQ, Tan XY, Yan LN, et al. Effect of Bushenhuoxue decoction on the nephrin expression in podocyte of adriamycin nephropathy mice. Tianjin Yi Yao, 2013, 41 (5): 471-474.

Jia XQ, Zhang XL, Chen MY, et al. Correlation of chronic glomerulonephritis renal collateralsendoplasmic reticulum stress. Xian Dai Zhong Xi Yi Jie He Za Zhi, 2013, 22 (24): 2706-2707.

Jinde K, Nikolic-Paterson DJ, Huang XR, et al. Tubular Phenotypic change in progressive tubulo interstitial fibrosis in human glomerulonephritis. Am J Kidney D is, 2001, 38 (4): 761-769.

Joss N, Paterson KR, Deighan CJ, et al. Diabetic nephropathy: how effective is treatment in clinical practice. QJM, 2002, 95 (1): 41-49.

Kamgar M, Nobakhthaghighi N, Shamshirsaz AA, et al. Impaired fibrinolytic activity in type II diabetes: correlation with urinary albumin exeretion and progression of renal disease. Kidney Int, 2006, 69 (10): 1899-1903.

Kirwan RP, Leonard MO, Murphy M, et al. Transforming growth factor- beta- regulated gene transcription and proteinexpression in human GFAP-negative lamina cribrosa cells. Glia, 2005, 52 (4): 309-324.

Klahrs, Schreiner G. Ichikawal I. The progression of renal disease. N Engl J M ed, 1988, 318 (25), 1657-1666.

Kriz W. Podocyte is the major culprit accounting for the progression of chronic renal diseases. Microsc Res Tech, 2002, 57 (4): 189-195.

Lan HY. Tubular epithelial-myofibroblast transdifferentiation mechanisms in proximal tubule cells. Curr Op in Nephrol Hypertens, 2003, 12 (1): 25-29.

Lasry F, Mikou N, Oumlil M, et al. Is the age of acute post- infectious glomerulonephritis decreasing in Morocco. Arch Pediatr, 2003, 10 (5): 462.

Lassnigg A, Schmidlin D, Mouhieddine M, et al. Minimal changes of serum creatinine predict prognosis in patients after ardiothoracic surgery : a prospective cohort study. J Am Soc Nephrol, 2004, 15 (6): 1597-1605.

Lest CG, Vanholder RC, Ringoir SM, Lossofresidudlreanl functionin patientonregwlarhemodialysis. Int Jarbif Organs, 1989, 12 (3): 159.

Liu M, Zhang MZ, Tan XY, et al. Protective effect and mechanism of ethanol compound extract from Wu- weizi (*Fructus Schisandrae Chinensis*) common oyster shell on mice with diabetic nephropathy. Tianjin Yi Yao, 2011, 39 (6): 557-559.

Iiu N, Shimizu S, Ito-Ihara T, et al. Angiotensin II receptor blockade ameliorates mesangioproliferative glomeruloneph ritis in rats through suppression of CTGF and PAI- 1, indepen dently of the coagulation system. Nephron Exp Nephrol, 2007, 105 (3): 65-74.

Llorens A, Rodrigo I, Lopez - Barcons L, et al. Downregulation of E- cadherin in mouse skin carcinoma cells a migratory and invasive phenotype linked to matrix metalloproteinase-9 gelatinase expression. New York: Lab Invest, 1998, 78 (9): 1131-1142.

Lu YZ, Jiang ZH, Zhang L, et al. Correlation of kidney and blood stasis syndrome and chronic kidney disease. Zhong Guo Zhong Xi Yi Jie He Shen Bing Za Zhi, 2010, 11 (9): 832-833.

Meleko s, Naber . Complica ted urinary tract infections. Int J Antimicrob-Agents, 2000, 15 (4): 247 -256.

Meng FQ, Wu YY, Lei T, et al. Progress of pharmacological action and clinical application on oriental wormwood. Mu Dan Jiang Yi Xue Yuan Xue Bao, 2009, 130 (11): 46-48.

Mollet G, Ratelade J, Boyer O, et al. Podocin inactivation in mature kidneys causes focal segmental glomerulosclerosis and nephrotic syndrome. J Am Soc Nephrol, 2009, 20 (10): 2181-2189.

Morri T, Fujita H, Narita T, et al. Association of monocyte chemoattrac. tant protein-1 with renal tubular damage in diabetic nephropathy. J Diabetes Complications, 2003, 17 (1): 11-15.

Mundel P, Reiser J, Ziga Borja A, et al. Rearrangements of the cytoskeleton and cell contacts induce process formation during differentiation of conditionally immortalized mouse podocyte cell lines. Exp Cell Res, 1997, 236 (1): 248-258.

Nakamaki S, Satoh H, Kudoh A, et al. Adiporectin reduces proteinuria in streptozotoctininduced diabetic wistar rats. Exp Biol Med, 2011, 236 (5): 614-620.

Ng YY, Huang TP, Yang WC, et al. Tubular epithelial- myofibroblast transdifferentiation in progressive tubulointerstitial fibrosis in5/6 nephrectomized rats. KidneyInt, 1998, 54 (3): 864-876.

Nicholls AJ, Renal dysfunction. *In*: Daugirds JJ, Ing TS. Handbook of dialysis. Boston: Little Brown and Company, 1994. 673-683.

Oh SY, Kim YH, Bae DS, et al. Anti-inflammatory effects of gomisin N, gomisin J, and schisandrin C isolated from the fruit of schisandrachinensis. Biosci Biotechnol Biochem , 2010, 74 (2): 285-291.

Ohtaka A, Ootaka T, Sato H. Significance of early phenotypicchange of glomerular podocytes detected by Pax2 in primary focalsegmental glomerulosclerosis. Am J Kindey Dis, 2002, 39 (3): 475-485.

Oka Y, Tsuboi A, Fuj I, et al. "Cancer antigen WT1 pro-tein-derived peptide" based treatment of cancer-toward the further development. Curr Med Chem, 2008, 15 (29): 3052-3061.

Omary MD, Coulombe PA, McLean WHI. Intermediate filament proteins and their associated diseases. N Engl Med, 2004, 351 (20): 2087-2100.

Ono T, Liu N, Makino T, et al. Role of mesangial factor V expression in crescent formation in rat experimental mesan-gioproliferative glomerulonephritis. J Pathol, 2004, 204 (2): 229-238.

Ono T, Liu N, Makino T, et al. Suppressive mechanisms of Sairei-to on mesangial matrix expansion in rat mesangiopro-liferative glomerulonephritis. Nephron Exp Nephrol, 2005, 100 (3): 132-142.

Ovalle , Levancim . Urinary tract infections in pregnancy . Curr Opin Urol, 2001, 11 (1): 55-59.

PangbornCA , AthanasiouKA . Growthfactorsand fibrochondrocytes in scaffolds. J Orthop Res, 2005, 23 (5): 1184-1190.

Patrakka J, Tryggvason K. Molecular make- up of the glomerular filtration barrier. Biochem Biophys Res Commun, 2010, 396 (1): 164-169.

Pearse A G E. Cytochemical localization of the protein hormone of the anterior hypophysis. In: ciba fundation on endocrinology. New Yokr: Blakison Company, 1952. 1-19.

Pei YX. Pharmacological action and clinical application of rhizoma ligustici wallichii. Zhong Guo Yi Yao Zhi Nan, 2011, 9 (34): 197-198.

Pontrelli P, Raulelri E, Ursi M, et al. Jun- N- terminal kinase reglates thrombin indued PAI- 1 gene expression in prosimal tubuar epithelial cells. Kidney int, 2004, 65 (6): 2249-2261.

Ren YH, Fan DZ. From the theory of collaterals disease differentiation of chronic kidney disease. Jiangsu Zhong Yi Yao, 2011, 43 (4): 9-10.

Schena FP. IgA nephropathies. In: Cameron JS, Davison AM. Oxford Textbook of Clincal Nephrology. Oxford: Oxford University Press, 1992. 339-369.

Sebe A, Leivonen SK, Fintha A, et al. Transforming growth factorinduced alph α-smooth muscle cell actin expression in renal proximal tubular cells is regulated by P38 mitogenactivated protein kinase, extracellular signalregulated protein kinase 1, 2 and the Smad signalling during epithelialmyofibroblast transdifferentiation. Nephrol Dial Transplant, 2008, 23 (5): 1537-1545.

Seidman. Urinary tract infection guidelines questioned. Pediatrics, 2000, 105 (2): 466-467.

SFDA. 中药新药临床研究指导原则. 北京: 中国医药科技出版社, 2002. 163-167.

Sugiyama H, Kashihara K, Makino H, et al. Apoptosis in glomerular scleros is. Kidney Int. 1996, 49 (1): 103-111.

Sun XZ, Du Y, Chen W, et al. Large dose of astragalus membranaceus combined low molecular weight heparin control diabetic nephropathy Ⅲ-Ⅳ period curative effect observation of proteinuria. Zhong Guo Zhong Xi Yi Jie He Shen Bing Za Zhi, 2006, 7 (6): 348-349.

Tanaka A, Nishida R, Maeda K, et al. Chinese herb nephropathy in Japan presents adultonset Fanconi syndrome: could different components of aristolochic acid cause a different type of Chinese herb nephropathy? . Clinical Nephrology, 2000, 53 (4): 301-306.

Taneda S, Hudkins KL, Cui Y, et al. Growth factor expression in amurine model of cryoglobulinemia. Kidney Int, 2003, 63 (2): 576-590.

Tang XG, Hang WQ. Summary of pharmacology and clinical application on trogopterus dung. Zhong Guo Zhong Yi Ji Zheng, 2007, 16 (1): 101-102.

Taslipinar A, Yaman H, Yilmaz MI, et al. The relationship between inflammation, endothelial dysfunction and proteinuria in patients with diabetic nephropathy. Scand J Clin Lab Invest, 2011, 71 (7): 606-612.

Teng J, Zhang PL, Russell WJ, et al. Insights into mechanisms responsible for mesangial alterations associated with fibrogenicglomerulopathic light chains. Nephron Physiol, 2003, 94 (2): 28-38.

Van Ypersele de strihou C. Chinese herbs nephropathy or the evils of the nature. AM J Kidney Dis, 1998, 32 (3): Ⅰ-Ⅱ.

Vanherweghem JL, Abramowicz D, Tielemans C, et al. Effects of steroids on the progression of renal failure in chronic interstitial renal fibrosis: a pilot study in Chinese herbs nephropathy. Am J Kidney Dis, 1996, 27 (2): 209-215.

Vanherweghem JL, Depierreux M, Tielemans C, et al. Rapidly progressive interstitial renal fibrosis in young women: association with slimming regimen including Chinese herbs. Lancet, 1993 (341): 387-391.

Wan Y, Gu L, Suzuki K, et al. Multi- glycoside of triptery- gium wilfordii Hook f. ameliorates proteinuria and acute rnesangial injury induced by anti-Thyl. l monoclonal anti-body. Nephron Exp Nephrol, 2005, 99 (4): 121-129.

Wang XF. The treatment experience of male sexual disfunction. J Tradit Chin Med Chin Mater Med Jilin (吉林中医药), 1999, (4): 17.

Warnock DG. Towards a definition and classification of acute kidney injury. J Am Soc Nephrol, 2005, 16 (11): 3149-3150.

Wei Q, Dong G, Yang T, et al. Activation and involvement of p53 in cisplatin-induced nephrotoxicity. Am J Physiol Renal Physiol, 2007, 293 (4): 1282-1291.

Xu FS. The status quo and expectation of TCM and rology. J Nanjing Univ Tradit Chin Med (南京中医药大学学报), 1997, 13 (2): 67-70.

Yan LN, Zhang MZ, Tan XY, et al. Effect of nourishing kidney and activating blood recipe of traditional Chinese medicine on expression of wt1 in renal tissues of mice with adriamycin induced nephropathy. Zhong Guo Man Xing Bing Yu Fang Yu Kong Zhi, 2013, 21 (2): 133-135.

Yang J, Liu Y. Blockage of tubular epithelial to myofibroblast transition by hePatocyte growth factor prevents renal interstitial fibrosis. J Am SocN ephrol, 2002, 13 (1): 96-107.

Yang J, Liu Y. Delayed administration of hepatocyte growth factor reduces renal fibrosis in obstructive nephropathy. Am J Physiol Renal Physiol, 2003, 284 (2): 349-357.

Zeisberg EM, Potenta SE, Sugimoto H, et al. Fibroblasts in kidney fibrosisemerge via endothelial tomesenchymal transition. J Am Soc Nephrol, 2008, 19 (12): 2282-2287.

Zeisberg M, Maeshima Y, Mosterman B, et al. Renal fibrosis extracellular matrix microenvironment regulates migratory behavior of activated tubular epithelial cells. Am J Pathol, 2002, 160 (6): 2001-2008.

Zhang BL, Li ZJ. Investigation of the relation between desmin protein and focal segmental glomerulosclerosis. Lin Chuang Er Ke Za Zhi, 2008, 27 (1): 76-78.

Zhang DN. The study of TCM nourishing kidney and activing blood (中医补肾活血法究). Beijing: China Medico-Pharmaceutical Science and Technology Publishing House, 1997.

Zhang M, Liu M, Xiong M, et al. Schisandra chinensis fruit extract attenuates albuminuria and protects podocyte integrity in a mouse model of streptozotocin-induced diabetic nephropathy. J Ethnopharmacol, 2012, 141 (1): 111-118.

Zhang M, Zhang D, Xu Y, et al. Treatment of chronic renal failure by supplementing the kidney and invigorating blood flow. Journal of traditional Chinese medicine, 2004, 24 (4): 247-251.

Zhang MZ, Chen WL, Zhang ZL, et al. Academic ideas discussed about professor Daning Zhang. Tianjin Zhong Yi Yao, 2003, 20 (6): 6-9.

Zhang MZ, Zhang DN, Zhang DZ, et al. Professor Zhang Daning's clinical experince in treating nephropathy and his academic ideology evaluation. Zhong Guo Zhong Xi Yi Jie He Shen Bing Za Zhi, 2007, 8 (5): 252-254.

Zhang MZ, Zhang DN. Elementtary analysis of Bushen-huoxue prescription. Changchun Zhong Yi Xue Yuan Xue Bao, 2003, 19 (4): 6-7.

Zhang MZ, Zhang DN, Liu SS, et al. Treatment of chronic renal fail-ure by supplementing the kidney and invigorating blood flow. Journal of traditional Chinese medicine, 2004, 24 (4): 247-251.

Zhang Y, Lee TC, Guillemin B, et al. Enhanced IL-1 beta and tumor necrosis factor alpha release and messenger RNA expression in macrophages from idiopathic pulmonary fibrosis or after asbestos exposure. J Immunol, 1993 (150): 4188-4196.

Zou MS, Yu J, Zhou JH, et al. 1, 25-Dihydroxyvitamin D3 ameliorates podocytopenia in rats with adriamycin-induced nephropathy. Intern Med, 2010, 49 (24): 2677-2686.

Zuo CX, Zhang MZ, Tan XY. Experiment research of schisandra chinensis mixture decreases proteinuria of mice with adriamycin-induced nephropathy. Tianjin Zhong Yi Yao, 2014, 31 (1): 33-35.